中医妇科
住院医师规范化培训手册

Zhongyi Fuke Zhuyuan Yish
Guifanhua Peixun Shouce

主　编：黄　缨　旷红艺　李茂坤

副主编：胡燕燕　朱莉莉　许红英　陈　怡

编　委 (以姓氏笔画为序)

韦文双	叶　腾	朱莉莉	许红英	孙晓玮	李茂坤
李金金	杨雪娇	肖　苏	旷红艺	余　婷	张　璐
陈　怡	周　芸	胡燕燕	殷秀琴	唐玲玲	涂方为
黄　缨	彭　仙	曾若男	雷　露	蔡贻兰	

华中科技大学出版社
http://www.hustp.com
中国·武汉

内 容 简 介

本书收录了中医住院医师规范化培训基地中医妇科学临床教学及培训内容。全书分为上篇和下篇,上篇为总论,包括基础知识、临床技能、妇科方剂、常用中成药;下篇为各论,包括妇科常见疾病的诊断、鉴别诊断、治疗、诊疗思路图及名家经验。

本书不仅适用于进行住院医师规范化培训的住院医师,而且可供实习医师、西学中医师、临床青年医师参考。

图书在版编目(CIP)数据

中医妇科住院医师规范化培训手册/黄缨,旷红艺,李茂坤主编.—武汉:华中科技大学出版社,2021.7
ISBN 978-7-5680-7299-1

Ⅰ.①中… Ⅱ.①黄… ②旷… ③李… Ⅲ.①中医妇科学-岗位培训-手册 Ⅳ.①R271.1-62

中国版本图书馆 CIP 数据核字(2021)第 144246 号

中医妇科住院医师规范化培训手册 　　黄缨　旷红艺　李茂坤　主编
Zhongyi Fuke Zhuyuan Yishi Guifanhua Peixun Shouce

策划编辑:周　琳　　　　　　　　　　　责任编辑:周　琳　张　曼
封面设计:廖亚萍　　　　　　　　　　　责任校对:阮　敏
责任监印:周治超
出版发行:华中科技大学出版社(中国•武汉)　　电话:(027)81321913
　　　　　武汉市东湖新技术开发区华工科技园　　邮编:430223
录　　排:华中科技大学惠友文印中心
印　　刷:武汉开心印刷有限公司
开　　本:880mm×1230mm　1/32
印　　张:9.75
字　　数:277 千字
版　　次:2021 年 7 月第 1 版第 1 次印刷
定　　价:39.00 元

序

　　住院医师规范化培训是我国医学教育领域的一场深层次的、根本性的改革。2013年底,国务院7个部门联合印发《关于建立住院医师规范化培训制度的指导意见》,标志着我国的住院医师规范化培训(简称住培)工作实质性启动。从2015年第一批中医住院医师进入基地至今已有6年,各中医基地在教学管理、教学质量,特别是提高学员的中医思维和中医技能方面做了大量积极的探索。

　　荆州市中医医院是全国首批中医住院医师规范化培训基地和中医类别全科医生规范化培养基地(临床培养基地),荆州市中医医院妇科是国家临床重点专科,有很强的综合实力和鲜明的中医特色,其根据《中医住院医师规范化培训大纲》,结合6年多的中医住培经验,针对学员学习中的难点问题,有针对性地组织参与住培工作的妇科师承指导老师、带教老师、住培管理人员以及高年级的住培学员编写了本书。本书既有住培医师必须掌握的妇科学基础知识、基本技能,又有相应中医技术的操作规范;既有妇科常见疾病的中医诊疗方案,又有最新的诊疗指南;既有全国各大中医妇科流派、名医大家的学术观点,又有结合自身医院特点的经验方、医院制剂。全书采用文字叙述,辅以图片和诊疗思路图,紧扣临床实际,以简明、实用为特点。编写中医住培的相关指导书籍是一项创新性的工作,相信本书的出版对中医住培工作能起到很好的指导作用。

中国医师协会中国医师培训学院中医部主任

郑金福

前　言

　　住院医师规范化培训是医学生毕业后教育的重要组成部分,对培训临床高层次医师,提高医疗质量极为重要。荆州市中医医院是全国首批中医住院医师规范化培训基地和中医全科医师培训基地,妇科教学团队在学员管理、教学质量等方面不断进行探索和改进,根据《中医住院医师规范化培训大纲》,结合荆州市中医医院教学经验编写了本书。本书收录了中医住院医师规范化培训中医妇科学培训内容,涉及住院医师规范化培训医师必须掌握的中西医妇科学的基础知识、临床技能、中西医妇科常见疾病的诊疗,紧扣临床实际。全书分为上篇和下篇,上篇为总论,包括基础知识、临床技能、妇科方剂、常用中成药;下篇为各论,包括妇科常见疾病的诊断、鉴别诊断、治疗、诊疗思路图及名家经验。本书简明实用,突出中医思维,不仅适用于进行住院医师规范化培训的住院医师,而且可供实习医师、西学中医师、临床青年医师参考。

　　本书中方剂组成尽量与原方保持一致,但需关注国家重点保护野生药材的应用,此类药物在临床应用中应灵活处理,不可照搬照抄原方。

　　本书编写中,全体参编人员都付出了艰辛的劳动。限于编者的水平,书中难免存在疏漏及错误,望各位读者不吝赐教。

编者

目　录

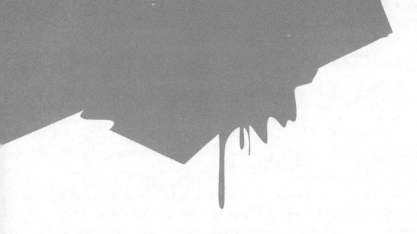

上篇

第一章　基础知识

一、中医妇科学的历史源流

1. 萌芽时期（夏商西周）　夏商西周时期，已有妇科学的萌芽。

（1）《史记·楚世家》记载了夏或夏以前的难产和剖腹产手术。

（2）《周易》在《易经·爻辞》中最早记载了不孕不育症。

（3）《诗经》和《山海经》中，分别记载了一些"食之宜子"或"使人无子"的药物。

（4）《列女传》记载了最早的"胎教"。

2. 奠基时期（春秋战国）　春秋战国时期，出现了妇科医生，为中医妇科学的形成奠定了基础。

（1）《史记·扁鹊仓公列传》记载："扁鹊，过邯郸，闻贵妇人，即为带下医。"带下医即指妇科医生。

（2）《左传·僖公十七年》中有过期妊娠和双胎诊断的最早记载。

（3）马王堆帛书《胎产书》是我国目前已知最早的以胎产命名的产科专著。

3. 雏形时期（秦汉）　秦汉时期，中医妇科学已有雏形。

（1）《史记·扁鹊仓公列传》记载，秦代太仓公淳于意首创"诊籍"，其中"韩女内寒月事不下"及"王美人怀子而不乳"的病案，是最早的妇产科病案。

（2）《神农本草经》是我国现存最早的药学专著，在该书紫石英

3

条下首见"子宫"之名,禹余粮条下首见"癥瘕"之名。

（3）《素问·腹中论》中记载了妇科第一首方"四乌鲗骨一藘茹丸"。

（4）东汉张仲景所著《金匮要略》是现存中医古籍中最早设妇科专篇的医著,开创了妇科辨证论治的先河,书中还列有用狼牙汤沥阴,蛇床子散纳药,开创了妇科病外治法的先河。

4. 发展时期（三国两晋南北朝） 三国两晋南北朝时期,出现了较多妇科专著,对月经病的研究更为深入。晋代王叔和所撰《脉经》首先提出"月经"之名,一直沿用至今。

5. 鼎盛时期（隋唐五代） 隋唐五代时期,妇科迅速发展,开始从内科分化出来,趋向专科发展。

（1）隋代巢元方所著《诸病源候论》中首次出现很多妇科病名,在"妊娠欲去胎候"中已有治疗性堕胎法。

（2）唐代昝殷所著《经效产宝》是我国现存最早的理论较完备的产科著作。

（3）唐代孙思邈在其所著《备急千金要方》中,专设"妇人方"三卷。

6. 独立分科时期（两宋） 两宋时期,最突出的成就是妇产科独立分科。

（1）宋代设"太医局"培养专门人才,在其规定设置的九科之中就有产科,这是世界医事制度上妇产科最早的独立分科。

（2）陈自明编著的《妇人大全良方》,首先提出"妇人以血为基本"的学术观点,并继承发展了《诸病源候论》突出冲任损伤的病机。

7. 争鸣时期（辽夏金元） 金元时期,刘完素、李东垣、张从正、朱丹溪四大医家的独特见解和临床体验,从不同角度丰富了妇科学内容。

（1）刘完素在学术上倡导"火热论",提出:女子不月,先泻心火,血自下也。其在《素问病机气宜保命集·妇人胎产论》中提出:妇人童幼天癸未行之间,皆属少阴;天癸既行,皆从厥阴论之;天癸已绝,乃属太阴经也。其率先提出妇人不同生理阶段应分别从肾、肝、脾论治,具有指导意义。

(2) 李东垣所创制的补中益气汤,不但多用于治疗气虚不摄、脾胃虚弱的妇科病证,而且成为治疗"子宫脱垂"的经典方剂。

(3) 朱丹溪在《格致余论》中首次明确描述了子宫形态。朱丹溪提出的痰湿论为妇科的病理复杂性探讨开辟了新的途径。

8. 专科理论完善时期(明代) 明代妇科专著较多,肾主生殖的理论在妇科领域得以发展。

(1) 万全所著《广嗣纪要·择配篇》指出"五不女"(螺、纹、鼓、角、脉)生殖器畸形不能婚配生育。

(2) 张景岳根据阴阳水火之论和阴阳互根学说创制的左归丸、右归丸,成为沿用至今的著名方剂。

(3) 赵献可所著《医贯》,是历史上第一部研究肾的专著。其提出的肾命学说对现代研究肾与生殖内分泌的关系颇有启迪。

9. 汇通时期(清代、民国) 由于西医学的影响,清代出现了中西医汇通派,开创了中医教育的新局面。

(1) 傅山《傅青主女科》认为妇人以精血为主,辨证以脏腑、气血、冲任督带立论,注重肾、肝、脾,强调七情内伤及房劳伤肾导致妇产科疾病,创制完带汤、清经散、两地汤、定经汤及生化汤加减方。

(2) 吴谦《医宗金鉴》是我国最早由政府组织编写的妇产科教科书。

(3) 张锡纯《医学衷中参西录》中防治流产的寿胎丸,治疗月经过多的安冲汤、固冲汤、理冲汤等,为后世所常用。

10. 医教研体系形成时期(现代) 中华人民共和国成立后,党和政府制订了中医政策,中医药事业成为国家卫生事业的重要组成部分,形成了现代医教研体系。

二、肾、天癸、冲任、胞宫生殖轴理论

近代中医学术界根据《黄帝内经》和历代的有关著述,认为肾气、天癸、冲任、胞宫之间的关系构成了中医学的女性生殖轴,该理论与

西医学的下丘脑-垂体-性器官(卵巢)生殖轴理论有相通之处。肾-天癸-冲任-胞宫生殖轴,以肾气为主导,由天癸来调节,通过冲任的通盛、相资,由胞宫体现经、带、胎、产的生理特点。其中任何一个环节失调都会引起生殖轴功能失调,发生崩漏、闭经、迟发或早发绝经、流产、不孕症等妇科病。而调经、种子、安胎的关键就是调整肾-天癸-冲任-胞宫生殖轴的功能及其相互间的平衡协调,其中补肾气、资天癸最为重要。所以肾-天癸-冲任-胞宫生殖轴失调又是妇科疾病的主要发病机理。

肾藏精,为先天之本,冲任之本,天癸之源,肾精促使天癸成熟。天癸促进生长、发育、生殖,天癸来源于先天肾气,随肾气盛衰而至止,天癸又通过调节冲任而司生殖,主宰月经的来潮与停止,使任脉所司的精、血、津液旺盛、通达,并使冲脉广聚脏腑之血,冲任相资,血海满溢。冲为血海,任主胞胎,在天癸作用下,任脉阴精充盛,冲脉血海满溢,精血相合,下注于胞宫。胞宫主月经与孕育,藏泄有期,血海定期满溢,月经周期来潮(图 1-1)。

三、妇科相关实验室检查

(一) 女性内分泌激素测定

1. 人绒毛膜促性腺激素

(1) 来源及生理变化:人绒毛膜促性腺激素(HCG)主要由妊娠滋养细胞产生,妊娠、妊娠滋养细胞疾病、生殖细胞肿瘤及其他恶性肿瘤如肺、肾上腺及肝脏肿瘤均可产生 HCG。正常妊娠的受精卵着床时,即排卵后的第 6 天受精卵滋养层形成时开始产生 HCG,约 1 天后能测到外周血 HCG,以后每 1.7～2 天上升 1 倍,在排卵后 14 天约达 100 U/L,妊娠 8～10 周达峰值(50000～100000 U/L),以后迅速下降,在妊娠中晚期,HCG 仅为高峰时的 10%。

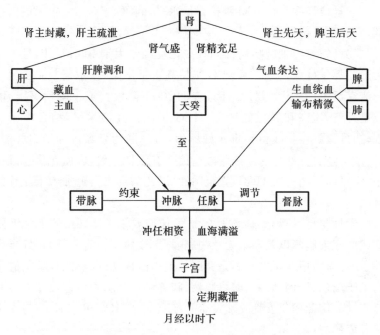

图 1-1　月经产生与调节机制示意图

（2）正常值：见表 1-1。

表 1-1　不同时期血清 HCG 浓度

测定时期	参考范围
非妊娠女性	＜3.1(U/L)
排卵后 7～10 天	＞5.0(U/L)
孕 30 天	＞100(U/L)
孕 40 天	＞2000(U/L)
妊娠滋养细胞疾病	＞100000(U/L)

（3）临床应用：

①妊娠：血 HCG＜3.1 U/L 为妊娠阴性，血 HCG＞25 U/L 为妊娠阳性。血 HCG 可用于早早孕诊断，该法迅速、简便、价廉。

②异位妊娠:血 HCG 维持在低水平,间隔 2～3 天测定无成倍上升,应怀疑异位妊娠。

③妊娠滋养细胞疾病:血 HCG 浓度经常大于 100 kU/L,且子宫大于或等于妊娠 12 周大,HCG 维持高水平不降,提示葡萄胎。葡萄胎清宫后 HCG 应大幅度下降,若 HCG 下降缓慢或下降后又上升,或足月产、流产和异位妊娠后,HCG 仍维持在高水平,结合临床表现,在排除妊娠物残留和再次妊娠后,可诊断为妊娠滋养细胞肿瘤。HCG 下降也与妊娠滋养细胞肿瘤治疗有效性一致,因此在化疗过程中,应每周检测一次 HCG,直至阴性,以此为标志再追加若干疗程的巩固化疗。

④性早熟和肿瘤:较常见的是下丘脑或松果体胚细胞的绒毛膜瘤或肝胚细胞瘤以及卵巢无性细胞瘤、未成熟畸胎瘤分泌 HCG 导致性早熟,血清甲胎蛋白升高是肝胚细胞瘤的标志。分泌 HCG 的肿瘤尚见于肠癌、肝癌、肺癌、卵巢腺癌、胰腺癌、胃癌,可引起成年女性月经紊乱。因此成年女性突然发生月经紊乱伴 HCG 升高时,应考虑上述肿瘤的异位分泌。

2. 垂体促性腺激素

(1)来源及生理作用:卵泡刺激素(FSH)和黄体生成素(LH)是促性腺激素细胞分泌的糖蛋白激素,受下丘脑 GnRH、卵巢激素和抑制素的调节。育龄期女性垂体促性腺激素随月经周期出现周期性变化。FSH 的生理作用主要是促进卵泡成熟及分泌雌激素,LH 的生理作用主要是促进卵巢排卵和黄体生成,以促使黄体分泌孕激素和雌激素。

(2)正常值:见表 1-2 和表 1-3。

表 1-2 血 FSH 参考范围(U/L)

测定时期	参考范围
卵泡期、黄体期	1～9
排卵期	6～26
绝经期	30～118

表 1-3 血 LH 参考范围(U/L)

测定时期	参考范围
卵泡期、黄体期	1～12
排卵期	16～104
绝经期	16～66

(3)临床应用:

①鉴别闭经原因:FSH 及 LH 水平低于正常值,提示闭经原因在腺垂体或下丘脑。FSH 及 LH 水平均高于正常值,提示病变在卵巢。

②监测排卵:测定 LH 峰值可以估计排卵时间了解排卵情况,有助于不孕症的诊断及研究避孕药物的作用机制。

③协助诊断多囊卵巢综合征:LH/FSH≥2～3,有助于诊断多囊卵巢综合征。

④诊断性早熟:有助于区分真性和假性性早熟。真性性早熟由促性腺激素分泌增多引起,FSH 及 LH 呈周期性变化。假性性早熟的 FSH 及 LH 水平均较低,且无周期性变化。

⑤了解卵巢功能:多次复查血清基础 FSH>10 U/L,提示卵巢储备功能减退(DOR);2 次间隔 4 周查血清基础 FSH>25 U/L,且年龄<40 岁为早发性卵巢功能不全(POI);2 次间隔 4 周查血清基础 FSH>40 U/L,且年龄<40 岁为卵巢早衰(POF)。

3. 垂体催乳素

(1)来源及生理作用:催乳素(PRL)是腺垂体催乳素细胞分泌的一种多肽蛋白激素,受下丘脑催乳素抑制激素(主要是多巴胺)和催乳素释放激素的双重调节。PRL 的主要功能是促进乳腺发育及泌乳,以及与卵巢类固醇激素共同作用促进分娩前乳腺导管及腺体发育。PRL 还参与机体的多种功能(特别是生殖功能)的调节。

(2)正常值:不同时期血 PRL 正常值范围不同,非妊娠期<1.14 mmol/L,妊娠早期<3.64 mmol/L,妊娠中期<7.28 mmol/L,妊娠晚期<18.20 mmol/L。

（3）临床应用：

①闭经、不孕及月经失调者，无论有无溢乳均应测 PRL，以排除高催乳素血症。

②垂体肿瘤患者伴 PRL 异常增高时，应考虑有垂体催乳素瘤。

③PRL 水平升高还见于性早熟、原发性甲状腺功能低下、卵巢早衰、黄体功能欠佳、长期哺乳、神经精神刺激、药物（氯丙嗪、避孕药、大量雌激素、利血平）作用因素等；PRL 水平降低多见于垂体功能减退、单纯性催乳素分泌缺乏症等。

④10％～15％的多囊卵巢综合征患者表现为轻度的高催乳素血症，其可能为雌激素持续刺激所致。

4. 雌激素

（1）来源及生理变化：育龄期女性体内雌激素主要由卵巢产生，孕妇体内雌激素主要由卵巢、胎盘产生，少量由肾上腺产生。雌激素（E）分为雌酮（E_1）、雌二醇（E_2）及雌三醇（E_3），其中 E_2 活性最强，是卵巢分泌的主要性激素之一，对维持女性生殖功能及第二性征有重要作用。绝经后女性的雌激素以 E_1 为主。妊娠期间，胎盘产生大量 E_3，测血液或尿液中的 E_3 水平可反映胎儿胎盘功能状态。雌激素在肝脏降解及灭活，经肾脏排出体外。

（2）正常值：见表 1-4。

表 1-4　血 E_2 参考范围　　　　　　　单位：pmol/L

测定时期	参考范围
青春前期	18.35～110.1
卵泡期	92.0～275.0
排卵期	734.0～2200.0
黄体期	367.0～1101.0
绝经期	＜100.0

（3）临床应用：

①监测卵巢功能：测定血 E_2 或 24 小时尿总雌激素水平。

a. 鉴别闭经原因：激素水平符合正常的周期变化，表明卵泡发育正常,应考虑为子宫性闭经;雌激素水平偏低,闭经原因可能为原发性或继发性卵巢功能低下,或药物影响而致的卵巢功能抑制,也可见于下丘脑-垂体功能失调、高催乳素血症等。

b. 监测卵泡发育:应用药物诱导排卵时,测定血中 E_2 作为监测卵泡发育、成熟的指标之一,用以指导 HCG 用药及确定取卵时间。

c. 诊断有无排卵:无排卵时雌激素无周期性变化,常见于无排卵性异常子宫出血、多囊卵巢综合征、某些绝经后子宫出血。

d. 诊断女性性早熟:临床多以 8 岁以前出现第二性征发育诊断性早熟,血 E_2 水平升高(>275 pmol/L)为诊断性早熟的激素指标之一。

e. 协助诊断多囊卵巢综合征:E_1 升高,E_2 正常或轻度升高,并恒定于早卵泡期水平,$E_1/E_2>1$。

②监测胎儿-胎盘单位功能:妊娠期 E_3 主要由胎儿-胎盘单位产生,通过测定孕妇尿 E_3 含量可判断胎儿胎盘功能状态。

5. 孕激素

(1)来源及生理作用:女性体内孕激素由卵巢、胎盘和肾上腺皮质产生。孕激素通常在雌激素的作用基础上发挥作用,主要是促进子宫内膜转为分泌期,使子宫内膜周期性脱落,形成月经;在妊娠时,利于胚胎着床,并防止子宫收缩,使子宫在分娩前处于静止状态。同时孕酮还能促进乳腺腺泡发育,为泌乳做准备。

(2)正常值:见表 1-5。

表 1-5 血孕酮参考范围　　　　　　　　单位:nmol/L

测定时间	参考范围
卵泡期	<3.2
黄体期	$9.5\sim89$
妊娠早期	$63.6\sim95.4$
妊娠中期	$159\sim318$
妊娠晚期	$318\sim1272$
绝经后	<2.2

（3）临床应用：

①监测排卵：血孕酮水平＞15.9 nmol/L,提示有排卵。使用促排卵药物时,可检测血孕酮水平观察促排卵效果。孕酮水平符合有排卵,而无其他原因的不孕患者,需配合超声检查观察卵泡发育及排卵过程,以排除未破裂卵泡黄素化综合征（LUFS）。其他因素如原发性或继发性闭经、无排卵性月经或无排卵性异常子宫出血、多囊卵巢综合征、口服避孕药或长期使用促性腺激素释放激素（GnRH）激动剂等,均可使孕酮水平下降。

②评价黄体功能：黄体期血孕酮水平低于生理值,提示黄体功能不足；月经来潮4～5天血孕酮仍高于生理水平,提示黄体萎缩不全。

③辅助诊断异位妊娠：异位妊娠时,孕酮水平较低,如孕酮水平＞78.0 nmol/L,基本可排除异位妊娠。

④辅助诊断先兆流产：孕12周内,孕酮水平低,早期流产风险高。先兆流产时,孕酮值有下降趋势表明有发生流产的可能。

⑤观察胎盘功能：妊娠期胎盘功能减退时,血孕酮水平下降。单次血孕酮水平≤15.6 nmol/L,提示为死胎。

6. 雄激素

（1）来源及生理变化：女性体内雄激素由卵巢及肾上腺皮质分泌,雄激素分为睾酮及雄烯二酮。睾酮主要由卵巢和肾上腺皮质分泌的雄烯二酮转化而来；雄烯二酮50%来自卵巢,50%来自肾上腺皮质,其生物活性介于活性很强的睾酮和活性很弱的脱氢表雄酮之间。血清中的脱氢表雄酮主要由肾上腺皮质产生。绝经前,血清中睾酮主要来源于卵巢,绝经后肾上腺皮质是产生雄激素的主要部位。

（2）正常值：见表1-6。

表1-6 血总睾酮参考范围 单位：nmol/L

测定时间	参考范围
卵泡期	＜1.4
黄体期	＜1.7
排卵期	＜2.1
绝经后	＜1.2

（3）临床应用：基础内分泌激素单位换算表见表1-7。

表 1-7　基础内分泌激素单位换算表

性激素	旧制单位	法定单位	卫生部新单位	旧→新系数
FSH	ng/mL	μg/L	IU/L	1
LH	mU/mL	U/L	IU/L	1
PRL	ng/mL	μg/L	mIU/L	ng/mL * 21.2＝mIU/L
E_2	pg/mL	pmol/L	pmol/L	pg/mL * 3.67＝pmol/L
P	ng/mL	nmol/L	nmol/L	ng/mL * 3.18＝nmol/L
T	ng/dL	nmol/L	nmol/L	ng/mL * 3.47＝nmol/L

注：1 ng＝1000 pg,1 dL＝100 mL,1 ng/mL＝1000 pg/mL

①卵巢男性化肿瘤：女性短期内出现进行性加重的雄激素过多症状及血清雄激素升高,往往提示卵巢男性化肿瘤。

②多囊卵巢综合征：睾酮水平通常不超过正常范围上限的2倍,雄烯二酮水平常升高,脱氢表雄酮水平正常或轻度升高。若治疗前雄激素水平升高,治疗后应下降,故血清雄激素水平可以作为评价疗效的指标之一。

③肾上腺皮质增生或肿瘤：血清雄激素水平异常升高。

④两性畸形：男性假两性畸形及真两性畸形者,睾酮水平在男性正常范围内;女性假两性畸形者,睾酮水平则在女性正常范围内。

⑤应用雄激素制剂或具有雄激素作用的内分泌药物：如达那唑等,用药期间有时需监测雄激素水平。

⑥女性多毛症：患者血清睾酮水平正常,多系毛囊对雄激素敏感所致。

⑦高催乳素血症：女性有雄激素过多症状和体征,但雄激素水平在正常范围者,应测定血清催乳素水平。

（二）生殖道脱落细胞学检查

女性生殖道细胞通常指阴道、子宫颈管、子宫及输卵管的上皮细胞。临床上常通过检查生殖道脱落上皮细胞来判断其生理及病理变化。检查生殖道脱落上皮细胞既可判断体内性激素水平,又可协助诊断生殖道不同部位的恶性肿瘤及观察其治疗效果,是一种简便、经济、实用的辅助诊断方法。

1. 用于妇科内分泌疾病及流产诊断 目前该方法已较少被用于诊断妇科内分泌疾病及流产,基本已被其他方法取代,但对诊断生殖道感染性疾病仍具有重要意义,如细菌性阴道病、衣原体性宫颈炎、人乳头瘤病毒(HPV)和单纯疱疹病毒Ⅱ型感染。

2. 用于妇科肿瘤诊断 宫颈/阴道细胞学诊断的报告形式推荐应用描述性诊断,即 TBS 分类法,该方法使细胞学的诊断与组织病理学术语一致并与临床处理密切结合。TBS 描述性诊断报告主要包括以下内容。

(1)未见上皮内病变或恶性病变。

病原体:①滴虫;②细菌;③假丝酵母菌;④单纯疱疹病毒;⑤衣原体。

非瘤样发现:①反应性细胞改变;②子宫切除术后的腺细胞;③萎缩。

其他:子宫内膜细胞出现在 40 岁以上女性的涂片中,未见上皮细胞异常。

(2)上皮细胞异常。

鳞状上皮细胞异常:①非典型鳞状上皮细胞(ASC),包括无明确诊断意义的非典型鳞状细胞(ASC-US)和不能排除高级别鳞状上皮内病变非典型鳞状细胞(ASC-H);②低级别鳞状上皮内病变(LSIL),与 CIN1 术语符合;③高级别鳞状上皮内病变(HSIL),包括 CIN2、CIN3 和原位癌;④鳞状细胞癌,若能明确组织类型,应按以下描述报告:角化型鳞癌,非角化型鳞癌,小细胞型鳞癌。

腺上皮细胞改变:①非典型腺上皮细胞(AGC);②腺原位癌(AIS);③腺癌。

其他恶性肿瘤:原发于宫颈和子宫体的不常见肿瘤及转移癌。

（三）宫颈脱落细胞 HPV 检测

人乳头瘤病毒（HPV）感染能够引起宫颈上皮内病变及宫颈癌的发生，高危型 HPV 的持续感染是促使宫颈癌发生的最主要因素。因此，HPV 感染的早期发现、准确分型和病毒定量对宫颈癌防治具有重要意义，将 HPV 检测作为宫颈癌及其癌前病变的常规筛查手段已逐渐在临床推广。

1. HPV 的生理特性　HPV 属于乳多空病毒科乳头瘤空泡病毒 A 属，是一种环状双链 DNA 病毒。

HPV 有多种基因型，不同基因型的 HPV 感染可导致不同临床病变。根据生物学特征和致癌潜能，HPV 被分为高危型和低危型。高危型如 HPV16、18、31、33、35、39、45、51、52、56、58、59、66、68 等主要与癌及癌前病变相关，低危型如 HPV6、11、42、43、44 等主要与轻度鳞状上皮内病变和泌尿生殖系统疣、复发性呼吸道息肉相关。HPV 的型别与宫颈癌的病理类型相关：宫颈鳞癌中 HPV16 感染率约为 56%，而宫颈腺癌中 HPV18 感染率约为 56%。HPV 的型别有一定地域差异性，HPV52、58 在东亚女性中检出率较高。

HPV 具有高度的宿主特异性，主要感染人体特异部位皮肤、黏膜的复层鳞状上皮，性接触为其主要的传播途径，其他途径如接触传播或母婴直接传播不能排除。性活跃女性的 HPV 感染率最高，感染的高峰年龄在 18～28 岁，但大部分女性的 HPV 感染期比较短，一般在 8～10 个月便可自行消失，只有 10%～15% 的 35 岁以上的女性呈持续感染状态。持续感染 HPV 的女性，患宫颈癌的风险较高。在女性的一生中可反复感染 HPV，也可同时感染多种不同型别的 HPV。

2. HPV 检测的临床应用　高危型 HPV 感染的检测对预防和早期发现宫颈癌及其癌前病变有非常重要的意义。HPV 检测主要用于宫颈癌筛查中的以下几个方面。

（1）与细胞学检查联合用于宫颈癌初筛，有效减少细胞学检查的假阴性结果。

（2）单独用于宫颈癌初筛。HPV 检测阳性的女性进一步用细胞学检查分流。鉴于 HPV 在年轻女性中感染率高且多为一过性感染,故不推荐 25 岁以下女性采用 HPV 检测进行初筛。各型别 HPV 对宫颈上皮的致病力并不相同,如 HPV16 和 HPV18 阳性的女性发生高级别病变的风险显著高于其他型别,所以 HPV16 或 HPV18 阳性者可直接转诊行阴道镜检查。

(3)用于分流细胞学初筛结果为 ASC-US 的患者,以避免因过度诊断和治疗给患者及医师造成负担。

(4)用于宫颈高度病变手术治疗后患者的疗效判断和随访监测,若术后 HPV 检测持续阳性,提示有残余病灶或复发可能,需严密随访。

3. 宫颈癌筛查策略　主要的筛查策略为细胞学与 HPV 联合筛查、细胞学初筛和 HPV 初筛三种。

(1)有性生活女性于 21 岁开始进行筛查,细胞学检查和高危型 HPV 检测均为阴性者,发病风险很低,筛查间隔为 3~5 年。

(2)细胞学检查阴性而高危型 HPV 检测阳性者发病风险增高,可于 1 年后复查。

(3)细胞学检查结果为 ASC-US 级别及以上且 HPV 检测阳性者,或 LSIL 级别及以上,或 HPV16/HPV18 阳性者转诊行阴道镜检查。

(4)65 岁以上女性,若过去 20 年有完善的阴性筛查结果、无高级别病变病史,可终止筛查。

(5)任何年龄女性,若因良性疾病已行全子宫切除,并无高级别病变史,也可终止筛查。

(四)妇科肿瘤标志物检查

1. 癌抗原 125(CA125)

(1)检测方法及正常值:CA125 检测多选用放射免疫测定方法(RIA)和酶联免疫法(ELISA),可使用标准试剂盒。血清 CA125 参考范围为小于 35 U/mL。

(2)临床意义:CA125 在胚胎时期的体腔上皮及羊膜有阳性表

达,一般表达水平低并且有一定的时限。在多数卵巢浆液性腺癌患者中表达呈阳性,阳性准确率一般可达 80% 以上。CA125 是目前世界上应用最广泛的卵巢上皮性肿瘤标志物,在临床上广泛应用于盆腔肿块的鉴别诊断、治疗后病情进展的监测以及预后判断等,其对疗效监测相当敏感。CA125 对宫颈腺癌及子宫内膜癌的诊断也有一定敏感性,对原发性宫颈腺癌的敏感性为 40%～60%,而对宫颈腺癌的复发诊断敏感性达 60%～80%。CA125 的测定值还与子宫内膜癌的分期有关,当 CA125>40 U/mL 时,肿瘤已侵及子宫浆肌层的可能性达 90%。子宫内膜异位症患者血 CA125 水平增高,但很少超过 200 U/mL。

2. 人附睾蛋白 4(HE4)

(1) 检测方法和正常值:HE4 可使用标准试剂盒检测。正常参考范围为小于 150 pmol/L。

(2) 临床意义:HE4 是继 CA125 之后被高度认可的卵巢上皮癌的又一标志物。HE4 联合 CA125 检测在卵巢上皮癌的早期诊断、病情监测和术后复发监测及与良性肿瘤的鉴别诊断中显示出优越的临床价值。HE4 对子宫内膜癌的诊断也有一定的敏感性。HE4 的测定值还与子宫内膜癌的分期、分化程度等密切相关。

3. 糖链抗原 19-9(CA19-9)

(1) 检测方法及正常值:CA19-9 测定方法有单抗或双抗 RIA 法。血清正常参考范围为小于 37 U/mL。

(2) 临床意义:CA19-9 是由直肠癌细胞系相关抗原制备的单克隆抗体,除对消化道肿瘤如胰腺癌、结直肠癌、胃癌及肝癌有标记作用外,在卵巢上皮癌中阳性表达率约为 50%,在卵巢黏液性腺癌中阳性表达率可达 76%,而在浆液性肿瘤中则为 27%,在子宫内膜癌及宫颈管腺癌中也可有阳性表达。

4. 甲胎蛋白(AFP)

(1) 检测方法及正常值:AFP 是由胚胎肝细胞及卵黄囊产生的一种糖蛋白,通常应用 RIA 或 ELISA 检测。血清正常参考范围为小于 20 $\mu g/L$。

（2）临床意义：AFP 是属于胚胎期的蛋白产物，但出生后发生恶性病变的部分器官会恢复合成 AFP 的能力，如肝癌细胞和卵巢生殖细胞肿瘤细胞都有分泌 AFP 的能力。

5. 癌胚抗原（CEA）

（1）检测方法及正常值：CEA 检测多采用 RIA 和 ELISA。血浆正常阈值因测定方法不同而有差异，一般不超过 2.5 $\mu g/L$。在测定时应设定正常曲线，一般认为，CEA>5 $\mu g/L$ 可视为异常。

（2）临床意义：CEA 属于一种肿瘤胚胎抗原，为糖蛋白。胎儿胃肠道及胰腺、肝脏有合成 CEA 的能力，出生后血浆中 CEA 含量甚微。CEA 在多种妇科恶性肿瘤（如宫颈癌、子宫内膜癌、卵巢上皮癌、阴道癌及外阴癌等）中均可有阳性表达，因此，CEA 对肿瘤类别无特异性标记功能。血 CEA 水平持续升高者常发展为复发性卵巢肿瘤，且生存时间短。CEA 测定对动态监测各种妇科肿瘤的病情变化和观察治疗效果有较高临床价值。

6. 鳞状细胞癌抗原（SCCA）

（1）检测方法及正常值：通用的 SCCA 测定方法为 RIA 和 ELISA，也可采用化学发光方法，其敏感度明显提高。血 SCCA 正常参考范围为小于 1.5 $\mu g/L$。

（2）临床意义：SCCA 是从宫颈鳞状上皮细胞癌细胞中分离制备得到的一种肿瘤糖蛋白相关抗原。SCCA 对绝大多数鳞状上皮细胞癌有较高特异性。SCCA 还可作为宫颈癌患者疗效评定的指标之一，化疗后 SCCA 水平持续上升，提示患者对此化疗方案不敏感，应更换化疗方案或改用其他治疗方法。SCCA 预示复发癌的敏感性可达 65%～85%，而且在影像学方法确定前 3 个月，SCCA 水平就开始持续升高。因此，SCCA 对肿瘤患者有判断预后、监测病情发展的作用。

第二章　临床技能

一、妇科疾病病史采集

（一）望诊

1. 形神　形态是脏腑盛衰的反映，神志是生命活动的体现。望形可以了解机体发育是否正常以及脏腑的虚实，望神可以了解精气的盛衰。形神合参，对诊断妇科疾病的性质和病情的轻重有重要参考价值。面色青白，表情痛苦，躬身抱腹，多为妇科痛证；头晕眼花，面色苍白，表情淡漠，甚至昏不识人，多为妇科血证；面赤唇红，高热烦躁或谵语，多为妇科热证；产前、产时或产后突然四肢抽搐、角弓反张、神昏口噤，多为子痫、产后痉证。

2. 面色　面色反映脏腑的虚实和气血的盛衰，对妇科疾病要结合病证和病之新久进行分析。如面色萎黄，为营血不足，可见于月经后期、月经过少、闭经等；面色潮红而颧赤者，为阴虚火旺，可见于绝经前后诸证等；面色青紫，多为瘀血内停，可见于痛经、闭经、癥瘕等；面色晦暗，或面颊有暗斑，兼眼眶黧黑者，多为肾气虚衰，可见于闭经、崩漏、滑胎、不孕等；面部痤疮，尤以经前为甚者，多属肝经郁火或肺胃湿热。

3. 唇舌　舌质反映脏腑寒热、虚实，以及邪气进退；舌苔反映邪气的性质、深浅，以及津液之盛衰。舌质红为热，舌质淡为气血两虚，舌质黯或见瘀点为血瘀；舌苔白多为寒，苔腻为痰湿，苔黄为热，苔黑而润为阳虚有寒,苔黑而燥为火炽伤津,但要结合病程之新久进行分析。新病血瘀,如异位妊娠破裂之少腹血瘀、产后胎衣滞留则未必见舌黯有瘀象,而癥瘕、子宫内膜异位症等往往病程较长,瘀结成癥,可见舌黯或有瘀点、瘀斑。故不可拘泥。

4. 毛发　肾之华在发,发为血之余。精血亏虚者,可见毛发脱落,发色枯槁;痰饮壅盛者多见体毛增多、阴毛浓密等。

5. 月经　观察月经量多少、色深浅、质稀稠的变化。经量明显增多或减少,往往是诊断月经病的依据,经色和经质改变则为辨证的依据。经量多,色深红,质黏稠者,多为阳盛实热;经量少,色鲜红,质较稀薄者,多为虚热;色淡红,质稀薄如水者,经量多则为气虚;经量少则为血虚;经量多,色黯红而有血块者,多为虚寒;经量多少不定,色紫黯有块者,多为血瘀。

6. 带下　带下量明显增多或减少,色、质、气味异常是诊断带下病的主要依据。带下量多,色白,质清稀者,多为脾虚或肾虚;带下量多,色黄,质黏稠者,多为湿热;带下量多,色赤白相兼,质稠如脓,或有臭气者,多为湿毒、热毒。

7. 恶露　产后恶露量、色、质应与月经接近。若恶露明显增多,过期不止,色淡红,质稀薄,多为气虚;恶露量少,或排出不畅,有血块,多属血瘀;若恶露紫黯如败酱,气味臭秽,伴有发热、下腹疼痛,多为感染邪毒之症。

8. 乳房和乳汁　若月经来潮后仍乳房平坦,乳头细小,多为肝肾不足,精亏血少;妊娠期乳房松弛缩小,可能是胎死不下;哺乳期以乳房胀软及乳汁清稀或浓稠辨虚实;产后乳房红肿,应警惕乳腺炎症;乳头挤出血性物或溢液,要注意乳房恶性肿瘤。

9. 阴户、阴道　主要观察阴户、阴道的形态、色泽与带下情况。若阴道如螺、纹之状,或阴户呈鼓、角之形,均属先天畸形;阴户色泽减退、变白,枯槁干涩,粗糙增厚,甚至皲裂,多为肾精亏虚,肝血不足或寒凝血瘀所致;阴户、阴道潮红,带下黄稠,多为感染湿热或诸虫而致;阴户局部肿胀,多属阴疮;阴道有物脱出,多为阴挺。

（二）闻诊

1. 听声音 听声音包括听语音、呼吸、嗳气、叹息、痰喘、咳嗽等声音。对于孕妇还要听胎心音,妊娠 20 周后用听诊器经腹壁以及妊娠 12 周使用多普勒胎心仪可听到胎心音,每分钟 110～160 次,注意胎心音的强弱、频率、节律等。

2. 嗅气味 正常之月经、带下、恶露无特殊臭气,如有秽臭,多出感染淫邪或瘀热所致;若气味腐臭秽浊,多为热毒内蕴;恶臭难闻,则要警惕宫颈癌的可能。

（三）问诊

1. 年龄 妇科疾病与年龄有密切关系。青春期常肾气不充;育龄期常因孕产伤血,致脏腑功能损伤,在生活工作中也往往承受较大的心理和社会压力,致冲任气血失调;老年期常脾肾虚衰,易生绝经前后诸证、癥瘕、阴挺等病证。

2. 主诉 促使患者就诊的主要症状（或体征）及持续时间。要求能正确反映患者的主要病情,尽量避免使用诊断术语,一般不超过 20 个字（含标点）,病历书写一律使用阿拉伯数字书写时间和日期,急性起病主诉时间应精准到小时和分钟。

3. 现病史 围绕主诉,详细记录从发病至就诊时的进展、转变及治疗经过。通常包括发病时间、起病时情况、病情进展情况、伴随症状、诊治经历等。与本次疾病虽无紧密关系,但仍需治疗的其他疾病情况,可在现病史后另起一段予以记录。

4. 月经史 应详细记录,包括初潮年龄、月经周期、经期、经量、经色、经质及气味,经期前后的症状、末次月经（LMP）情况,如 13 岁初潮,周期 28～30 天,经期 5 天,49 岁绝经,可简写为 $13\frac{5}{28～30}49$。已绝经者应了解其绝经年龄,绝经后有无阴道流血、带下异常、骨质疏松或其他不适症状。

5. 带下 包括带下的量、色、质、气味和伴随症状及出现异常的时间。

6. 婚产史 了解婚姻和性生活情况、孕育史等。包括婚育年龄、婚次、孕次及妊娠结局(如足月顺产、早产、难产、剖宫产、自然流产、人工流产、异位妊娠等,如足月产1次、无早产、人工流产1次,现存子女1人,可简写为1-0-1-1,或仅用孕2产1或G2P1表示);末次妊娠的时间和结局;孕期有无妊娠病;产后出血多少,恶露量及色、质、气味和哺乳情况等。有生殖障碍者(如不孕、反复自然流产、曾生育出生缺陷儿等),需了解其配偶年龄,是否近亲,夫妇是否同居等。此外,还需了解避孕或绝育措施及使用时间。

7. 既往史 了解与现病史有关的既往病史,尤其是妇科疾病、内分泌疾病、结核病、血液病、高血压、肝病、阑尾炎等,以及腹部、子宫、宫颈、会阴等部位的手术史以及药物过敏史。

8. 个人史 了解其生活和工作环境,出生地与居处、环境的变迁,饮食、烟酒等嗜好。

9. 家族史 了解其家族成员有无遗传病(如地中海贫血)或具有家族发病倾向的病证(如糖尿病、高血压、肿瘤等)、传染病(如结核病)等。

(四) 切诊

妇科切诊包括切脉、按肌肤及胸腹等。

1. 切脉

(1) 月经脉:脉多滑利有力。

(2) 妊娠脉:孕后六脉平和而滑疾流利,尺脉按之不绝。

(3) 临产脉:又称离经脉,指临产时六脉浮大而滑,欲产则尺脉转急,如切绳转珠,同时可扪及中指本节、中节甚至末节两侧的动脉搏动。

2. 按诊

(1) 按胸部:主要是了解乳房形态、大小、质地软硬,有无结节、肿块及其大小、性质、活动度,有无触痛,表面是否光滑等,并挤压乳房,观察有无溢乳、溢血。

（2）按腹部：主要了解腹部的软硬、温凉，是否有压痛，有无包块及其大小、部位、性质、活动度，有无疼痛，以及与周围脏器的关系。

二、妇科检查

妇科检查是初步了解患者外阴、阴道、宫颈、子宫、子宫附件及其他宫旁组织的情况，达到协助诊断女性生殖系统疾病的目的。

（一）检查前准备

1. 器械准备

（1）一次性臀部垫单。

（2）无菌手套、一次性检查手套。

（3）一次性窥阴器、干试管、长棉签、小棉签、液状石蜡、碘伏、生理盐水等。

（4）如需进行宫颈防癌涂片，根据不同的细胞学检查方法准备好制片物品：①液基细胞学检查，需准备 TCT 或 HPV 小瓶、宫颈取材毛刷；②巴氏细胞学检查，需准备玻片、刮板。

（5）生化单、标记笔、试管架。

2. 患者准备　患者在检查前应排空膀胱，取膀胱截石位，臀部紧邻检查床沿，头部稍高，双手臂自然放置于床两侧，腹部放松。

3. 检查者准备　检查者在检查前应充分了解患者的既往史及月经婚育史，做到态度和蔼、操作轻柔；应告知患者妇科检查的必要性和可能引起的不适，使之放松。检查前，检查者应洗手并擦干，戴无菌手套或一次性检查手套。

（二）操作步骤

检查者面向患者，站立在其两腿之间。

1. 外阴部检查

（1）观察外阴的发育情况、阴毛的分布和数量以及有无畸形，观察外阴皮肤颜色，有无溃疡、肿物，有无增厚、变薄或萎缩以及有无手术瘢痕。

（2）用一只手分开大小阴唇，暴露尿道口及阴道口，观察大小阴唇的颜色、黏膜是否光滑、有无新生物，尿道口及阴道口有无畸形和新生物，处女膜是否完整、有无闭锁或凸出。

（3）对老年患者或疑有子宫脱垂的患者，嘱患者屏气后观察阴道前后壁有无膨出、子宫有无脱垂，令患者咳嗽或屏气时观察有无尿液流出，了解有无压力性尿失禁。

（4）以一手的拇指与食指及中指触摸一侧前庭大腺部位，了解有无前庭大腺囊肿及其大小、质地，有无触痛，并挤压观察腺体开口是否有异常分泌物溢出，检查一侧后再查另一侧；同时触摸外阴部其他部位皮肤及黏膜，了解其质地及有无触痛，了解视诊时发现的肿物大小和质地，边界是否清晰、是否活动、有无压痛。

2. 窥阴器检查

（1）左手分开大小阴唇，暴露好阴道口，右手持窥阴器，先将其前后两叶闭合，避开尿道周围的敏感区，斜行45°沿阴道侧后壁缓缓插入阴道，边推进边顺时针旋转45°，放正窥阴器并打开前后两叶，旋转时观察阴道前、侧、后壁黏膜，最终暴露宫颈(图 2-1)。检查者应注意阴道黏膜颜色、皱襞以及有无赘生物、瘢痕、溃疡，观察阴道有无畸形，穹隆有无变浅、是否饱满。

（2）注意观察阴道分泌物的量、颜色及气味，如需留取标本，应根据检查要求进行阴道分泌物的留取。

（3）检查宫颈，暴露好宫颈后，应注意观察宫颈的大小、颜色、外口形状。注意有无糜烂样改变、出血、裂伤、颈管黏膜外翻、纳氏囊肿、溃疡及新生物。对于初诊患者或一年内未进行宫颈防癌检查或有可疑宫颈病变者，用长棉签轻轻擦拭宫颈表面黏液样分泌物后进行涂片做细胞学检查。

（4）检查完毕后，稍退出窥阴器至宫颈下方后，再使两叶闭合，旋转90°后轻轻取出。

3. 双合诊 检查者一手的食指及中指（阴道狭小者可仅用食指）放入阴道，另一手在腹部配合检查称为双合诊。检查者一手的食

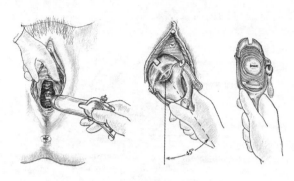

图 2-1　放置窥阴器的方式

指及中指涂润滑剂后缓慢插入阴道,另一手在腹部随患者呼吸配合检查。如患者年龄较大或有阴道狭窄,可用单指(食指)进行检查(图2-2)。目的在于扪清阴道、宫颈、宫体、双附件、子宫韧带和宫旁结缔组织以及盆腔内其他器官和组织有无异常。

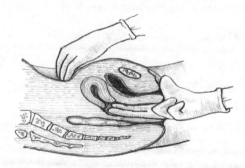

图 2-2　双合诊

4. 三合诊　三合诊是指腹部、阴道、直肠的联合检查,是双合诊检查的补充。以一手食指放入阴道,中指放入直肠以替代双合诊时阴道内的两指,其余检查步骤与双合诊检查时相同(图2-3)。三合诊的目的在于弥补双合诊的不足,通过三合诊可更进一步了解后倾或后屈子宫的大小,发现子宫后壁、直肠子宫陷凹、宫骶韧带和双侧盆腔后部病变及其与邻近器官的关系,扪清子宫主韧带及宫旁情况以估计盆腔内病变范围,特别是癌肿与盆壁间的关系,以及扪诊阴道直肠隔、骶骨前方或直肠内有无病变等。

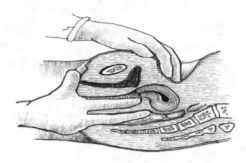

图 2-3　三合诊

5. 肛腹指诊（肛诊）　检查者戴一次性检查手套后食指蘸取润滑剂，轻轻按摩肛门周围，嘱患者像解大便样屏气的同时轻轻进入直肠，配合患者呼吸以直肠内的食指与腹部上的手配合检查，了解子宫及附件的情况（方法同双合诊）。

（三）注意事项

（1）对于无性生活的女性，禁做双合诊、三合诊及窥阴器检查，如病情所致确需进行如上检查时，须经患者及其家属同意，并签署知情同意书后进行。

（2）对于病情危重患者，除非必须立即进行妇科检查以确定诊断，应待病情稳定后再进行盆腔检查。

（3）男医师对患者进行妇科检查时必须有一名女医务人员在场，以消除患者的紧张情绪，减少不必要的误会。

（4）对于有阴道流血的患者，如确需进行妇科检查，应在外阴消毒后进行，以减少感染的发生。

三、女性生殖器活组织检查

生殖器活组织检查指在生殖器病变处或可疑病变部位取小部分组织做病理学检查，简称活检，绝大多数的活检结果可作为诊断的可靠依据。

1. 外阴活检

(1)适应证:①确定外阴色素减退性疾病的类型及排除恶变者;②外阴部赘生物或久治不愈的溃疡;③外阴特异性感染,如结核病、尖锐湿疣等。

(2)禁忌证:①外阴急性感染;②月经期;③疑恶性黑色素瘤。

(3)方法:患者取膀胱截石位,常规外阴消毒,铺盖无菌孔巾,取材部位以 0.5% 利多卡因做局部浸润麻醉。小赘生物可自蒂部剪下或用活检钳钳取,局部压迫止血。病灶面积大者行部分切除,如有局部活动出血,可创面缝合止血。病灶较小者应整块切除,并注意取材深度。标本置 4% 甲醛溶液中固定后送检。

2. 阴道活检

(1)适应证:①阴道赘生物、阴道溃疡灶;②阴道特异性感染,如尖锐湿疣等;③经阴道镜检查诊断为高级别病变。

(2)禁忌证:①急性、亚急性生殖器炎症或盆腔炎性疾病;②月经期。

(3)方法:患者取膀胱截石位,用窥阴器暴露活检部位并消毒。活检钳咬取可疑部位组织,对表面有坏死的肿物,要取至深层新鲜组织。无菌纱布压迫止血,必要时阴道内放置无菌带尾纱布压迫止血,嘱其 24 小时后自行取出。活检组织常规送病理检查。

3. 宫颈活检 诊断宫颈癌前病变和宫颈癌的必需步骤。

(1)适应证:①阴道镜检查诊断为宫颈 HSIL 或可疑癌者;②阴道镜检查诊断为宫颈 LSIL,但细胞学检查结果为 ASC-H 级别及以上或 AGC 级别及以上,或阴道镜检查不充分或检查者经验不足等;③肉眼检查可疑癌。

(2)禁忌证:①急性、亚急性生殖器炎症或盆腔炎性疾病;②月经期。

(3)方法:①患者取膀胱截石位,用窥阴器暴露宫颈,用干棉球揩净宫颈黏液及分泌物,局部消毒;②活检时,选择病变最严重区,用活检钳多点或单点取材,需注意取材深度,应钳取上皮全层及部分间质,以利于组织学评估;③当病变延伸至宫颈管或细胞学检查结果为 AGC 级别及以上或 3 型转化区时,应同时行宫颈管搔刮术(ECC);④宫颈局部填塞带尾纱布压迫止血,嘱患者 24 小时后自行取出。

4. 子宫内膜活检 可以间接反映卵巢功能,直接反映子宫内膜病变,判断子宫发育程度及有无宫颈管及宫腔粘连,故为妇科临床常用的辅助诊断方法。

(1)适应证:①确定异常子宫出血原因;②影像学检查有宫腔占位性病变;③检查不孕症病因;④宫颈脱落细胞学检查提示子宫内膜来源的不典型腺细胞。

(2)禁忌证:①急性、亚急性生殖器炎症或盆腔炎性疾病;②可疑妊娠;③急性严重全身性疾病;④体温大于 37.5 ℃者。

(3)采取时间及部位:①了解卵巢功能通常可在月经期前 1～2 天取,一般多在月经来潮 6 小时内取,自宫腔前、后壁各取一条内膜,闭经如能排除妊娠则随时可取;②若疑为子宫内膜异常增生,应于月经前 1～2 天或月经来潮 6 小时内取材;疑为子宫内膜不规则脱落时,则应于月经第 5～7 天取材;③原发性不孕者,应在月经来潮前 1～2 天取材,如为分泌期内膜,提示有排卵;内膜仍呈增殖期改变则提示无排卵;④疑有子宫内膜结核,应于经前 1 周或月经来潮 6 小时内取材。检查前 3 天及术后 4 天每天肌内注射链霉素 0.75 g 及口服异烟肼 0.3 g,以防引起结核病灶扩散;⑤疑有子宫内膜癌者随时可取。

(4)方法:①受检者排尿后,取膀胱截石位,查明子宫大小及位置;②常规消毒外阴,铺孔巾。窥阴器暴露宫颈,消毒宫颈及宫颈外口;③以宫颈钳夹持宫颈前唇或后唇,用探针探查子宫位置和宫腔深度;④对于宫腔占位病变的诊断,多在宫腔镜引导下做定点活检,若无条件,也可使用专用活检钳。为了解子宫内膜功能状态,也可用小刮匙沿宫壁刮取组织。收集全部组织固定于 4％甲醛溶液中送检。检查申请单要注明末次月经时间。

四、妇科检查中常用标本采集的操作方法

（一）阴道分泌物检查

1. 目的 通过对阴道分泌物的性状、病原学等进行检查，诊断女性生殖系统炎症。

2. 适应证

（1）凡进行阴道检查者，应常规进行阴道毛滴虫、念珠菌及清洁度检查。

（2）如受检者白带异常，应进行相应的病原体检查或培养。

3. 检查前准备

（1）器械准备：①一次性臀部垫单；②无菌手套、一次性检查手套；③窥阴器、棉签、生理盐水；④根据不同检查项目准备相应的干试管、棉签、刮板、载玻片、HPV 小瓶、宫颈取材毛刷及采样拭子等；⑤生化单、标记笔、试管架。

（2）患者准备：同妇科检查。

（3）检查者准备：同妇科检查。

4. 操作步骤

（1）阴道毛滴虫检查：阴道毛滴虫是一种极微小有鞭毛的原虫生物，用肉眼无法看到，用显微镜才可见。

悬滴法：取干燥玻片一块，在其上滴一滴生理盐水，用刮板或棉拭子（最好用刮板，以免棉纤维脱落影响视野）刮取阴道侧壁上 1/3 黏膜上附着的分泌物后，轻轻混入已制备好的玻片上的生理盐水中，悬滴后即刻放置在显微镜低倍镜下观察，如为冬季可在暖气上放置片刻后镜检。阴道毛滴虫对温度非常敏感，要注意保暖，要随取随查。

培养法：用无菌棉拭子同法取阴道分泌物后放置在肝浸液培养基或大豆蛋白胨培养基中，37 ℃孵育 48 小时后检查有无阴道毛滴虫生长。

（2）念珠菌检查：念珠菌是一种真菌，包括白假丝酵母菌、光滑假丝酵母菌、近平滑假丝酵母菌、热带假丝酵母菌等，通常引起阴道炎的是白假丝酵母菌。

悬滴法：取干燥玻片一块，在其上滴10％氢氧化钾溶液或生理盐水一滴，用刮板或棉拭子刮取阴道侧壁上 1/3 黏膜上附着的分泌物后，混入已制备好的玻片上制成悬滴后显微镜下观察有无念珠菌菌丝。由于10％氢氧化钾溶液可以溶解其他细胞成分，念珠菌菌丝的检出率高于生理盐水悬滴，阳性率为70％～80％。念珠菌的检出率与取材关系密切，应选择附着于阴道壁的分泌物以提高检出率。

涂片法：同上法法取材后，将分泌物均匀涂抹在一块干燥的玻片上，进行革兰氏染色法后在显微镜低倍镜下检查。如果为光滑念珠菌感染，悬滴法可能出现假阴性；如果分泌物的性状高度疑似念珠菌感染，则需要进一步经培养法确诊。

培养法：以无菌干燥棉拭子同法取材后，将其接种在 TTC 沙保罗培养基上，置37 ℃温箱，3～4 天后出现菌落。若菌落为白色，可能为白假丝酵母菌；若为红色、紫红色等其他颜色，可能为非白念珠菌。若进一步对白假丝酵母菌及非白念珠菌进行菌种鉴定，需在25℃玉米-吐温培养基上进一步培养72小时，显微镜下有假菌丝，中隔部伴有成簇的圆形分生孢子，顶端有厚壁的厚膜孢子，芽管试验阳性，即为白假丝酵母菌。不符合以上特征的即为非白念珠菌。

（3）阴道清洁度检查：取一块干燥玻片，将一滴生理盐水滴在玻片上，取阴道分泌物少许，混于玻片上的生理盐水中，置显微镜高倍镜下观察。

清洁度Ⅰ度：镜下看到正常阴道上皮脱落细胞为主及一些阴道杆菌，极少有白细胞。

清洁度Ⅲ度：镜下看到大量白细胞及较多杂菌、病原体，极少的阴道上皮脱落细胞。

清洁度Ⅱ度：镜下所见介于前两者之间。

（4）线索细胞检查：取干燥玻片一块，将一滴生理盐水滴在玻片上，取阴道分泌物少许，混于玻片上的生理盐水中，置显微镜高倍镜下观察。线索细胞的特点为阴道表层细胞膜上贴附着大量颗粒状物,即加德纳菌,细胞边缘的大部分不平滑。若见到多于 20% 的线索细胞,分泌物胺试验阳性,pH>4.5,则可诊断为细菌性阴道病。

(5)淋球菌检查:淋球菌常存在于急性尿道炎与阴道炎患者脓性分泌物的白细胞中。

涂片法:取干燥玻片一块,先用干棉球擦净宫颈表面分泌物,再用无菌棉拭子伸入宫颈管 1.5~2 cm 转动并停留 20~30 秒,或经阴道前壁向耻骨联合方向挤压尿道或尿道旁腺,用棉拭了或刮板留取自尿道口流出的分泌物,均匀涂抹在玻片上,用革兰染色法染色后,寻找中性粒细胞内的革兰阴性双球菌。此法阳性率为 40%~60%,有假阳性。淋球菌的取材应在宫颈管或挤压尿道旁腺后的尿道口处。

培养法:同涂片法留取分泌物标本,立即接种至 Thayer-Martin 培养基中培养或进行聚合酶链反应(PCR),其阳性率可达 80%~90.5%。

(6)人乳头瘤病毒(HPV)检查:暴露宫颈后,用干棉球擦净宫颈分泌物,用检查专用毛刷伸入宫颈管中旋转 3~5 周,取出毛刷将其放入专用试管中,在瓶口水平折断毛刷杆,盖好试管帽送检。

(二)宫颈细胞学检查

1. 目的 宫颈细胞学检查的目的是通过对宫颈及宫颈管脱落细胞的检查,进行宫颈癌前病变和宫颈癌的筛查、诊断。

2. 适应证

(1)一般人群的宫颈癌筛查,凡有性生活的女性,应每 1~2 年进行一次宫颈癌筛查。

(2)有接触性出血、不规则阴道流血或有阴道排液者、临床检查宫颈异常的女性。

(3)因妇科良性疾病拟行子宫切除手术前。

(4)高危人群的复查,曾有过细胞学异常、宫颈病变或宫颈癌治疗后的随诊。

3．操作前准备

（1）器械准备：①一般材料：同妇科检查所用材料。②宫颈涂片所需特殊物品：干棉球、长弯钳、特殊形状的刮板、毛刷、玻片（一侧为毛玻璃）、95％酒精、含检查介质的小瓶。

（2）患者准备：同妇科检查。

（3）检查者准备：同妇科检查。

4．操作步骤

（1）涂片法：

①将一张干燥的玻片取出，用铅笔在毛玻璃侧写好患者姓名、住院号等信息。做好标记非常重要，以免搞混标本。

②正确放置窥阴器，暴露宫颈后，用干棉球轻轻擦拭宫颈表面黏液样分泌物。

③用特制小刮板的一头伸入宫颈管，另一头贴附在宫颈表面，以宫颈外口为圆心沿一个方向轻轻旋转一周，将其沿一个方向涂在已准备好的玻片上。擦拭力度要轻柔，以免宫颈脱落细胞丢失。

④用95％酒精固定标本，待巴氏染色后显微镜下观察细胞形态。

⑤如果没有特制刮板，可分别进行宫颈表面和宫颈管涂片，即用普通刮板贴附于宫颈表面轻轻刮取分泌物后涂片，再用较细的刮板伸至宫颈管内，沿一个方向旋转后再将所取细胞涂在玻片上送检。

⑥如遇宫颈肥大患者，应注意涂片时在宫颈表面取材，不得遗漏涂片区域，特别是鳞-柱上皮交界处。

（2）薄层液基细胞学涂片：

①取一个装有细胞保存液体的小瓶，在其表面贴上印有患者信息的标签或用记号笔写上患者姓名等身份信息。

②正确放置窥阴器，暴露宫颈时避免窥阴器触碰宫颈，勿用干棉球等擦拭宫颈表面。

③用专用的特制毛刷伸入宫颈管约1 cm，以宫颈外口为中心，旋转360°～720°后取出并将毛刷头浸泡至保存液体中备检。

④如遇宫颈肥大患者，应注意刷取宫颈表面旋转毛刷不能刷到的区域，特别是鳞-柱上皮交界处。如有必要可使用刮板补充抹片。

五、输卵管通液术

输卵管通液术是检查输卵管是否通畅的一种方法,并具有一定的治疗功效。检查者通过子宫气囊导管向宫腔内注入液体,根据注液阻力大小、有无液体反流及注入液体量和患者感觉等判断输卵管是否通畅(图 2-4)。

(一)适应证

(1)不孕症,男方精液基本正常,可疑有输卵管阻塞者。

(2)检验和评价输卵管绝育术、输卵管再通术或输卵管成形术的效果。

(3)对输卵管黏膜轻度粘连有疏通作用。

(二)禁忌证

(1)急性、亚急性生殖器炎症或盆腔炎性疾病。

(2)月经期或有不规则阴道流血。

(3)可疑妊娠。

(4)严重的全身性疾病,如心、肺功能异常等,不能耐受手术。

(5)体温高于 37.5 ℃。

(三)术前准备

1. 物品准备 窥阴器、宫颈钳、20 mL 注射器、宫颈导管、生理盐水等。

2. 操作时间 月经干净 3～7 天,术前 3 天禁性生活。

3. 患者准备 患者排空膀胱。

(四)操作步骤

(1)患者取膀胱截石位,外阴、阴道常规消毒。

(2)放置窥阴器充分暴露宫颈,再次消毒阴道穹隆及宫颈,以宫颈钳钳夹宫颈前唇。沿宫腔方向置入宫颈双腔导管，推入 2 mL 气体，使导管气囊充盈，防止导管脱出。

（3）用注射器向宫颈导管内推入生理盐水或抗生素溶液。观察推注时阻力大小、经宫颈注入的液体是否回流、患者下腹部是否疼痛等。

（4）术毕取出宫颈导管，再次消毒宫颈、阴道，取出窥阴器。

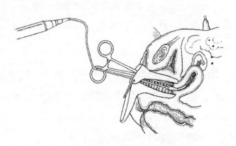

图 2-4　输卵管通液术

（五）术后注意事项

（1）观察患者生命体征，注意有无腹痛及阴道出血情况。

（2）术后 2 周禁止盆浴及性生活，酌情给予抗生素预防感染。

六、宫颈息肉摘除术

宫颈息肉大多来自宫颈管黏膜，可单发或多发，多为良性，质软，富含血管，呈鲜红色。有蒂与宫颈相连，息肉大小不等，直径为数毫米至数厘米，大者可露于宫颈外口。

（一）适应证

宫颈息肉样赘生物。

（二）禁忌证

（1）生殖道急性炎症。

（2）经期或经前1周。

（三）操作前准备

1. 患者准备 手术时间以患者月经干净后3～7天为宜,术前做白带常规检查;大的蒂部较深的息肉需行阴道超声检查以明确蒂的附着部位;患者排空膀胱,取膀胱截石位。

2. 材料准备 无菌活检包、无菌手套、消毒用品等。

3. 操作者准备 核对患者信息,向患者解释治疗的目的、操作过程、风险、需要配合的事项。操作者戴好帽子、口罩,洗手消毒。

（四）操作步骤

（1）常规消毒外阴、阴道、宫颈。

（2）妇科检查了解息肉大小、部位、蒂的长短及附着部位。

（3）根据息肉大小进行手术。

（4）蒂细的小息肉可用止血钳夹持息肉根部,将止血钳向一个方向旋转数圈,即可扭断息肉。

（5）蒂较粗大的息肉以鼠齿钳夹持息肉,轻轻向下牵引,暴露息肉蒂的根部。用止血钳钳夹息肉根部,切断根部,切下息肉,用丝线结扎或缝合息肉根部(图2-5)。

（6）对来源于宫颈管的多个息肉或蒂部较靠近宫颈内口,估计切除困难者,可使用宫腔镜电切除。

（7）将切除组织用4%甲醛溶液固定,送病理检查。

（五）并发症的预防及处理

1. 感染 术中严格无菌操作,预防感染;若术后出现阴道脓性分泌物或异味,查白带常规,如有感染则进行抗生素治疗。

2. 出血 少量出血可压迫止血或用止血药止血、用明胶海绵填塞,或填塞纱布并于次日取出。多量出血者往往蒂粗或无蒂,导致创面较大,可用低频电熨止血,或用可吸收线缝扎,或宫腔镜下电凝止血。

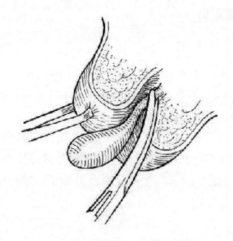

图 2-5　宫颈息肉摘除术

七、经阴道后穹隆穿刺术

（一）适应证

（1）疑有腹腔内出血，如异位妊娠、卵巢黄体破裂等。

（2）疑盆腔内有积液、积脓，了解积液性质，协助明确诊断；如为腹腔积脓，可以穿刺做病原学检查、穿刺引流及局部药物治疗。

（3）盆腔肿块位于直肠子宫陷凹内，经后穹隆穿刺直接抽吸肿块内容物做涂片或细胞学检查以协助诊断。若怀疑恶性肿瘤需明确诊断，可行细针穿刺活检，送组织学检查。

（4）超声引导下行卵巢子宫内膜异位囊肿穿刺治疗、包裹性积液穿刺治疗、输卵管妊娠部位药物注射。

（5）超声引导下经阴道后穹隆穿刺取卵，用于各种助孕技术。

（二）禁忌证

（1）盆腔严重粘连，直肠子宫陷凹被粘连块状组织完全占据，并已凸向直肠。

(2) 疑有肠管与子宫后壁粘连,穿刺易损伤肠管或子宫。

(3) 异位妊娠拟用非手术治疗时应避免进行后穹隆穿刺,以免引起感染。

（三）操作前准备

1. 器械准备 穿刺包、无菌手套、消毒液等。

2. 患者准备 了解手术的必要性,签署知情同意书;测量血压、脉搏,必要时开放静脉通道;术前化验检查,包括血常规、凝血功能检查等;患者排空小便后取膀胱截石位,必要时导尿。

3. 操作者准备 充分了解患者既往史及内科合并症及盆腹腔手术史;术前洗手,戴好口罩、帽子;核对患者,行盆腔检查,了解阴道分泌物性状,确认无急性生殖道炎症;了解子宫大小、位置及双侧宫旁情况,特别要注意后穹隆是否膨隆,有无肿瘤或结节,如有阴道流血行消毒后双合诊。

（四）操作步骤

(1) 打开穿刺包,戴无菌手套。用0.5%碘伏消毒外阴、阴道,铺无菌孔巾。持窥阴器边旋转边消毒阴道,退出窥阴器后更换窥阴器固定暴露宫颈,用宫颈钳钳夹宫颈后唇,碘伏再次消毒阴道,尤其是后穹隆穿刺部位。

(2) 取9号长针头接10 mL或20 mL注射器,检查针头是否通畅,确认针头无阻塞后,左手向前上方牵拉宫颈钳,右手持注射器,在后穹隆中央或稍偏患侧、阴道后壁与后穹隆交界处稍下方,平行宫颈管方向缓缓刺入,当针头穿透阴道壁,出现落空感后(进针2~3 cm),立即抽取液体。如无液体抽出,可以适当改变进针深度和方向,或边退针边抽吸,必要时嘱患者取半坐卧位使盆腹腔内液体汇积于直肠子宫陷凹以便于抽吸(图2-6)。

(3) 如抽出脓液或陈旧性血液需要进行相应治疗,按预定方案进行。

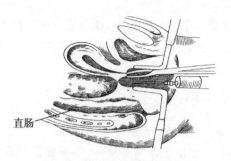

直肠

图 2-6　经阴道后穹隆穿刺术

（4）操作结束后轻轻拔出针头,应注意穿刺点有无活动性出血,并可用棉球压迫至止血后取出窥阴器。

（5）如抽出血液,应使之静置 10 分钟以上,观察其是否凝固。

（6）如欲行细胞学检查应立即涂片,待其干燥后以 95% 酒精固定后送检。

（7）如行其他检查,对标本进行相应处置。

（8）交代术后注意事项。

（五）并发症的预防及处理

1. 误伤血管　进针方向错误,误伤血管,抽出的血液静置后可以凝固。要注意患者自诉,如出现穿刺后腹痛、肛门坠胀,甚至血压下降,应及时进行盆腔检查,必要时进行超声检查,了解有无血肿发生。如抽出血性液体,应使之静置 10 分钟以上,如果血性液体凝固证明穿入血管,如不凝固证实为腹腔内出血。

2. 误伤直肠　进针方向过于靠后时,会伤及直肠。一般小损伤无须特别处理;如破口较大出现相应症状,应请外科会诊,确定治疗方案。盆腔轻度粘连、确需穿刺时可以在超声引导下进行。

3. 感染　应严格按无菌规则进行操作,必要时应用抗生素预防感染。

八、上环术

（一）适应证

凡生育期女性无禁忌证、要求放置宫内节育器者。

（二）禁忌证

（1）妊娠或可疑妊娠。

（2）生殖道急性炎症。

（3）人工流产后出血过多或疑有妊娠组织残留。

（4）生殖器肿瘤。

（5）生殖器畸形如纵隔子宫、双子宫等。

（6）宫颈内口过松、重度陈旧性宫颈裂伤或子宫脱垂。

（7）严重全身性疾病。

（8）宫腔深度＜5.5 cm 或宫腔深度＞9.0 cm（排除足月分娩后、大月份引产后或放置含铜无支架宫内节育器）。

（9）近 3 个月内有月经失调、阴道不规则流血。

（10）有铜过敏史。

（三）操作前准备

1. 患者准备　全面体格检查及相关辅助检查,排除禁忌证;术前 3 天禁止性生活;向患者解释操作过程、风险及需要配合的事项,签署知情同意书;患者排空膀胱,取膀胱截石位。

2. 材料准备　合适型号和类型的宫内节育器、上（取）环包、无菌手套、消毒用品等。

3. 操作者准备　核对患者信息,全面了解其妊娠分娩史;操作者洗手,戴帽子、口罩、无菌手套等;助手协助患者摆放体位。

（四）操作步骤

（1）常规消毒外阴、阴道，铺无菌巾，行双合诊检查。

（2）用窥阴器扩张阴道，消毒阴道穹隆、宫颈及颈管。

（3）宫颈钳夹宫颈前唇，轻轻向外牵拉。

（4）宫颈过紧者可用 1％利多卡因棉签置入宫颈管内约 2 分钟，或 1％利多卡因于宫颈 4 点及 8 点处黏膜下注射各 1～2 mL，5 分钟后实施手术。

（5）持探针沿子宫倾屈方向轻轻进入，探测宫腔深度。

（6）根据宫颈口松紧或节育器体积决定是否扩张宫颈，扩张宫颈时，以执笔式持宫颈扩张器沿宫腔方向慢慢扩张宫颈内口，扩张器通过宫颈内口即可，不可深入，一般由 4 号扩至 6 号即可（图 2-7）。

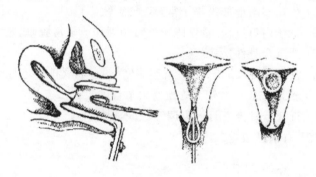

图 2-7　上环术

（7）不同类型节育器的放置方法：

① 环形及宫形节育器：使用叉型或钳型放置器放置。若用叉型放置器，将节育器上缘置于叉内，顺子宫方向轻轻送入宫底，慢慢退出放环叉，退至宫颈内口时再上推节育器下缘，然后退出放置器。若用钳型放置器，将节育器的上缘置于钳顶端的小槽内，节育器骑跨于钳上，顺宫腔方向置于宫底，张开前叶向外退出，退至宫颈内口时同样上推节育器下缘，然后退出放置器。

② "V"形节育器：使用套管式放置器放置。将节育器两角折叠

插入套管内,调整限位块至宫腔深度,由另一端置入套管芯达节育器下缘,将套管顺宫腔方向置入宫底,固定套管芯,后退套管,用套管芯轻推节育器下缘后退出放置器,宫颈管外保留尾丝长 1.5～2.0 cm。

③ "T"形节育器:放置时,将两横臂向下折叠,与纵臂一起置入套管内,调整限位块至宫腔深度,插入套管芯,沿宫腔方向送入放置器达宫底,固定套管芯,后退套管,用套管芯轻推节育器下缘后退出放置器,颈管外保留尾丝长 1.5～2.0 cm。

④ 母体乐:将节育器置于一无套管芯的套管内,调整限位块至宫腔深度,将带有节育器的套管沿宫腔置入宫底,保留片刻,轻轻退出套管,保留尾丝长 1.5～2.0 cm。

⑤ "Y"形节育器:把节育器的纵臂放入套管内,按宫腔深度调整限位块,扩张宫颈口后将节育器沿宫腔方向放至宫底,固定内芯,后退套管。

⑥ 吉妮固定式节育器:节育器为独立包装,已置于套管内,右手握住套管与置入器连接处,调整限位块比宫腔深度长 0.5 cm,将放置器经宫颈管置入宫腔底部。放置器紧抵宫底,轻轻推进置入器 1 cm,此时置入针和节育器上的手术线小结进入子宫肌层。在放置器紧抵宫底的同时,轻轻由插槽中释放尾丝。在固定放置套管的同时,慢慢退出置入器,然后抽出套管。轻轻牵拉尾丝以确定节育器是否固定于宫底,于宫颈管内剪断尾丝。

国内常见的节育器见图 2-8。

(8) 观察宫腔内有无出血,取下宫颈钳,撤除窥阴器。

(9) 放置宫内节育器后应观察患者如下情况:

① 有无腹痛、阴道流血等症状。

② 有无面色苍白、呼吸困难,生命体征是否平稳等。

(五)并发症预防及处理

1. 感染 术中应严格无菌操作,对有盆腔炎病史尤其有性传播疾病病史者禁用节育器,术后预防性使用抗生素。如有感染者,应取出节育器并选用有效抗生素治疗。慢性盆腔感染的病原体除一般细

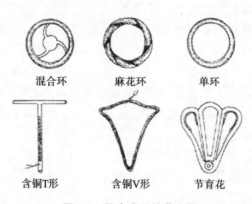

混合环　　　麻花环　　　单环

含铜T形　　　含铜V形　　　节育花

图 2-8　国内常见的节育器

菌外,还有厌氧菌、支原体、衣原体,由放线菌所致慢性盆腔感染者较多,治疗时可行必要的宫颈分泌物培养及药敏试验以选择敏感药物,也可选择中药治疗和理疗。

2. 不规则阴道流血　不规则阴道流血是临床常见并发症,发病率为 10% 以上,多表现为月经量增多或经期延长,或点滴不规则性出血,易发生于节育器放置后 1 年内。放置前,应充分了解节育器的适应证及禁忌证,选用合适类型的节育器,并适当选用抗纤溶活性药物、前列腺素合成酶抑制剂、类固醇类药物及抗生素进行治疗,无效者应取出节育器。

3. 疼痛　疼痛较轻者不需处理。疼痛明显者需排除感染,并检查节育器位置及大小是否与宫腔相配。必要时可口服吲哚美辛。如疼痛持续或治疗无效应取出宫内节育器。

4. 子宫穿孔　在手术过程中,因探针等器械所致子宫穿孔,宫内节育器尚未放入宫腔,一般情况良好者,应严密观察患者血压、脉搏、体温、腹痛等情况,进行保守治疗,使用抗生素预防感染及宫缩剂加强收缩,促使穿孔处愈合。若宫内节育器已放入子宫外,需在腹腔镜下取出宫内节育器,同时修补穿孔。对合并脏器损伤或有内出血者,应立即剖腹探查,针对损伤情况及时进行处理。

5. 宫内节育器异位、嵌顿 宫内节育器异位是指宫内节育器转移到腹腔、阔韧带等部位或出现嵌顿者。宫内节育器嵌顿属于一种异位，临床较为常见。宫内节育器异位、嵌顿者一般无症状，多发现于取宫内节育器时，可结合 X 线检查、超声检查、宫腔镜检查及子宫碘油造影等手段以明确诊断。术者应严格遵守手术操作规程，掌握操作技术，根据子宫大小、位置，选择合适大小、类型的宫内节育器。如宫内节育器嵌顿在内膜下，可先刮内膜再试取出；如嵌顿在浅肌层中，应在宫腔镜下轻轻牵拉取出；完全嵌入子宫肌层或断裂残留于肌层内时宜剖腹或在腹腔镜下切开子宫取出。异位到子宫外，应根据有无脏器损伤，在腹腔镜下取出或剖腹取出宫内节育器。放置宫内节育器时间过长，尤其是在嵌顿、异位的情况下，宫内节育器易断裂或部分残留于肌层内，应注意全部清理取出。

6. 宫内节育器脱落 宫内节育器放置时操作不规范，没有将宫内节育器放入子宫底部，或宫内节育器大小、类型与子宫大小、形态不匹配，或宫内节育器质量不好，易发生脱落，多在放置后 1 年内尤其是前 3 个月与经血一起排出，不易被察觉。因此，放置宫内节育器后应定期随访。

7. 带器妊娠 宫内节育器未放置于子宫底部，或移位、异位等均可导致带器妊娠，一般随着带器时间延长尤其是 4 年以上者，带器妊娠概率会增加。这可能与宫内节育器产生的异物反应随时间延长而影响稳定性有关，或与盆腔炎等疾病有关。带器妊娠可致胎儿畸形，原则上应终止妊娠并取出宫内节育器。

（六）宫内节育器放置时间

（1）月经周期第 5~7 天及月经干净后 3~7 天。

（2）月经延长或哺乳期闭经者，应排除妊娠后放置。

（3）早期妊娠吸宫或钳刮术后即时放置。

（4）自然流产或中期妊娠引产转经后。

（5）产后 3 个月或剖宫产半年后。

九、取环术

（一）适应证

（1）节育器放置期已到,需要更换者。

（2）有生育要求,计划妊娠者。

（3）放置后出现较严重的不良反应,如严重腰腹痛、不规则子宫出血等。

（4）出现并发症,如宫内节育器异位、嵌顿、变形和引起感染等。

（5）闭经半年或绝经 1 年以上者。

（6）更换其他避孕方法者。

（7）带器妊娠者,需在行人工流产的同时取出。

（二）禁忌证

各种疾病的急性期暂不能取器,待病情好转后再考虑取出。

（三）操作前准备

1. 患者准备　全面体格检查及相关辅助检查,排除禁忌证;行超声或 X 线检查确定节育器是否存在,了解其位置和形状;术前 3 天禁止性生活;向患者解释操作过程、风险、需要配合的事项,签署知情同意书;患者排空膀胱,取膀胱截石位。

2. 材料准备　上(取)环包、无菌手套、消毒用品等。

3. 操作者准备　核对患者信息,全面了解其妊娠分娩史;操作者洗手,戴帽子、口罩、无菌手套等。

（四）操作步骤

（1）常规消毒外阴、阴道,铺无菌巾,行双合诊检查。

（2）用窥阴器扩张阴道,消毒阴道穹隆、宫颈及颈管。

（3）宫颈钳钳夹宫颈前唇,轻轻向外牵拉(图 2-9)。

（4）不同类型节育器的取出技巧：

①带尾丝的节育器：用长弯止血钳钳住尾丝，轻轻牵拉取出节育器。

②无尾丝的节育器：用探针探测节育器位置，取环钩沿宫腔方向进入宫腔，触及节育器后转动钩头方向钩住节育器下缘，牵拉取出。

③环形节育器嵌顿时，以取环钩钩住节育器下缘，牵拉出宫颈口外，拉直螺旋丝，用两把弯钳夹住宫颈口外的环丝，于中间剪断。由一侧将环丝慢慢拉出，拉出后要将环丝对合，了解节育器是否完整。

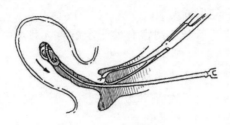

图 2-9 取环术

（5）取出节育器后的观察：

①症状上注意患者有无腹痛、阴道流血等，注意观察可能出现的不良反应及并发症。

②体征上注意患者有无面色苍白、呼吸困难，生命体征是否平稳。

（五）并发症预防及处理

取器时易损伤子宫壁或穿孔，甚至损伤脏器，引起并发症，故取器前应常规检查了解宫内节育器的位置及有无断裂等情况。探测节育器位置时，根据术前定位尽量一次性探到异物，避免多次反复探测损伤内膜，引起出血。使用取环钩时要非常小心，只能在宫腔内钩取，避免向宫壁钩取，如钩取时有阻力，不能强行牵拉，应退出取环钩，进一步查清原因。若节育器嵌顿严重，牵拉时阻力过大，可先牵出部分环形节育器环丝，找出环接口，离断，将环拉成线状后取出。术中应严格无菌操作，术后如出现感染和出血，应用抗生素和止血药。

十、刮宫术(清宫术)

(一)适应证

(1)异常子宫出血或阴道排液需证实或排除子宫内膜癌、宫颈管癌,或其他病变如流产、子宫内膜炎等。

(2)判断月经失调类型。

(3)不孕症行诊断性刮宫有助于了解有无排卵,并能发现子宫内膜病变。

(4)疑有子宫内膜结核者。

(5)宫腔内有组织残留、反复或多量子宫异常出血时,彻底刮宫有助于明确诊断,并可迅速止血。

(6)清除葡萄胎等宫腔内容物。

(7)分段诊刮可区分宫颈管癌和子宫内膜癌。

(二)禁忌证

(1)急性生殖道炎症。

(2)可疑宫内妊娠且有继续妊娠要求者。

(3)严重的全身性疾病。

(4)手术当日体温>37.5 ℃。

(三)操作前准备

1. 材料准备　刮宫包、无菌手套、消毒用品等。

2. 患者准备　体格检查及相关辅助检查,排除禁忌证;向患者说明手术的必要性,解释说明操作过程、风险,需要配合的事项,签署知情同意书;患者排空膀胱,取膀胱截石位;对于宫颈口过紧者,术前应用药物扩张宫颈。

3. 操作者准备　核对患者信息,全面了解患者病史;戴好口罩、帽子;刷手后,穿手术衣、戴手套。

(四)操作步骤

1. 诊断性刮宫

(1)常规消毒外阴、阴道,铺无菌巾。行双合诊检查,了解子宫大小、位置及双侧附件情况。

(2)用窥阴器暴露宫颈,再次消毒阴道穹隆,用碘伏消毒宫颈及宫颈管口。

(3)用宫颈钳钳夹宫颈前唇,探针沿宫腔方向缓缓伸入宫腔达宫底,探测宫腔的长度和方向,记录宫腔深度。

(4)根据宫颈的松紧度决定是否扩张宫颈。如宫颈口过紧,自小号宫颈扩张器开始,以执笔式持宫颈扩张器沿子宫方向缓慢扩张宫颈内口,至所用的刮匙能顺利通过。扩张宫颈时用力要均匀,缓慢扩张,以免子宫穿孔。术前预处理有助于减少并发症发生。

(5)用内膜取样器或小刮匙慢慢伸至宫底,从内到外有次序地分别刮取子宫前、后、左、右四壁及子宫角部内膜,并将其放在已准备好的干净纱布上(图 2-10)。

(6)刮宫时注意宫腔有无形态异常。

(7)清理阴道内积血,观察有无活动出血。如无活动出血,取下宫颈钳和窥阴器及孔巾。

(8)将纱布上的组织全部装在标本瓶中,用组织固定液固定后送病理检查。

(9)告知患者术后注意事项。

2. 分段诊断性刮宫

(1)常规消毒外阴、阴道,铺无菌巾。行双合诊检查,了解子宫大小、位置及双附件情况。

(2)用窥阴器暴露宫颈,再次消毒阴道穹隆,用碘伏消毒宫颈及宫颈管口。

(3)用宫颈钳钳夹宫颈前唇。小刮匙伸入宫颈管 2~2.5 cm 后按从内向外的顺序搔刮宫颈管一周,将所刮出的组织放置在备好的

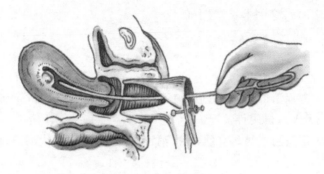

图 2-10 诊断性刮宫

纱布上。

（4）探针沿子宫腔方向缓缓伸入宫腔至宫底,探测宫腔的长度和方向,记录宫腔深度。

（5）如宫颈口过紧,逐号选择宫颈扩张器扩张宫颈,至所用的器械能顺利通过。

（6）小刮匙沿宫腔方向缓慢进入宫腔并达宫底部,从内到外进行刮宫,并依次将子宫腔四壁、宫底及两侧宫角组织刮出,放置在另一块备好的纱布上。如刮出的组织糟脆,为可疑子宫内膜癌,即停止继续刮宫。

（7）刮宫时注意宫腔有无形态异常及高低不平。

（8）清理阴道内积血,观察有无活动出血。如无活动出血,取下宫颈钳和窥阴器及孔巾。

（9）将纱布上的组织分别装入标本瓶中,标记好取材部位,组织固定液固定后送检。

（10）告知患者术后注意事项。

3. 清宫术

（1）常规消毒外阴、阴道,铺无菌巾。行双合诊检查,了解子宫大小、位置及双侧附件情况。

（2）用窥阴器暴露宫颈,再次消毒阴道穹隆,碘伏消毒宫颈及宫颈管口。

（3）用宫颈钳钳夹宫颈前唇。探针沿宫腔方向缓缓伸入宫腔至宫底,探测宫腔的长度和方向,记录宫腔深度。

(4)根据宫颈的松紧度决定是否扩张宫颈。如宫颈口过紧,自小号宫颈扩张器开始,以执笔式持宫颈扩张器沿子宫方向缓慢扩张宫颈内口,自小号开始逐一增号,一般扩张至大于所使用吸管的半号或者1号。扩张宫颈时,用力要匀、缓、稳、慢。

(5)连接吸管至负压吸引器。

(6)负压吸引,送入吸管的曲度应与子宫曲度一致。当吸管送达宫腔底部遇到阻力后,略向后退约1 cm,开动负压吸引。负压一般选择400～500 mmHg,吸引时一般按顺时针方向吸宫腔1～2周。当宫腔内容物基本吸净时,手持的吸管有一种被收缩的子宫扎紧的感觉,吸管转动受限,感到宫壁粗糙,即表示组织被吸净。折叠导管,在无负压的情况下退出吸管。如不确定是否完整吸出,可重新用吸管以低负压吸宫腔,也可用小刮匙轻刮宫腔底及两侧宫角。如果确认吸出物完整,也可不再吸宫或搔刮。

(7)观察有无出血,用探针探查宫腔深度。宫腔内容物吸净后,宫腔深度较术前小。

(8)取下宫颈钳,用棉球擦拭宫颈及阴道内血迹,取出窥阴器。

(9)将全部吸出物用纱布过滤,检查有无绒毛或胚胎组织,并注意有无水泡状物。如未见绒毛,应送吸出物做组织学检查。

(10)填写手术记录,记录出血量。

(11)告知患者术后注意事项及随诊时间。

(五)并发症的预防及处理

1. 子宫穿孔 子宫穿孔属严重的并发症,应及时发现,立即处理。手术时术者手中突然出现"无底"的感觉,或刮匙进入宫腔的深度超过测量的深度,要考虑子宫穿孔的可能。多发生于哺乳期、绝经后、患子宫恶性肿瘤,或子宫位置不明、操作不慎等情况下。处理:立即停止手术,观察有无内出血和脏器损伤的征象等。如破裂口小,生命体征稳定,可保守治疗。如破裂口大,有内出血、脏器损伤等,应立即剖腹探查,针对损伤情况进行处理。

2. 出血　可疑子宫内膜癌、黏膜下肌瘤、稽留流产等患者,常因子宫收缩不良而出血过多。术前应配血、开放静脉通道。术中应在扩张宫颈后,尽快刮取宫腔内容物。除了怀疑恶性肿瘤或取活检外,应全面刮宫。必要时应备皮,做好开腹手术准备。

3. 感染　对于出血时间长,合并贫血、糖尿病,可疑结核病或应用免疫抑制剂者,术前及术后应使用抗生素预防感染。术中应严格无菌操作。

4. 宫腔粘连　粘连发生的部位在宫颈管、宫腔,如粘连阻断经血排出,可以造成闭经、周期性腹痛。处理:根据粘连的部位,采用扩张宫颈或分离宫腔粘连的处理。如宫颈粘连,用探针或小号扩张器缓慢扩张宫颈。如宫腔粘连,建议在宫腔镜下行分离术。术后可以放置宫内节育器,预防再次粘连;人工周期治疗 2～3 个周期,促进子宫内膜生长。

十一、人工流产

人工流产是意外妊娠或避孕失败的补救措施,也是因疾病等原因不适宜继续妊娠者终止妊娠的方法,分为药物流产和手术流产。以下阐述的是人工流产中的手术流产,可以分为负压吸引术(俗称"人流")和钳刮术。手术流产一般限定在 14 周以内的妊娠。

(一)负压吸引术

1. 适应证　妊娠 10 周内要求终止妊娠而无禁忌证,患有某种严重疾病不宜继续妊娠。

2. 禁忌证

(1)生殖道急性或亚急性炎症。

(2)各种疾病的急性期。

(3)全身情况不良,不能耐受手术者。

(4)术前两次体温在 37.5 ℃以上。

3. 操作前准备

（1）明确宫内妊娠诊断：通过询问患者病史、检查血液或尿液中HCG水平及超声检查确定诊断，确认超声报告妊娠囊的位置。

（2）确定无禁忌证：了解患者既往病史，做妇科及全身检查。

（3）实验室检查：主要包括阴道分泌物检查，血常规检查，以及凝血功能、心电图等相关检查。

（4）核对患者信息。

（5）沟通：施术目的；可供选择的终止妊娠方法；该方法的操作流程及可能的风险、术中和术后可能出现的并发症，如出血、子宫穿孔、感染、不孕、胚物残留、腹痛、宫腔粘连等；签署知情同意书。初孕者应慎重考虑，需要了解人工流产后可能面临的问题和风险，充分沟通、知情后，由孕妇决定是否行人工流产术。

（6）器械准备：负压吸引器、无菌刮宫手术包等。

（7）常备药品：局部或静脉麻醉药、镇静药、子宫收缩药、抢救用药等。

（8）术者准备：戴帽子、口罩，洗手，穿手术衣，戴无菌手套。

4. 操作步骤

（1）患者术前需排空膀胱，取膀胱截石位。术者消毒患者外阴、阴道，铺无菌巾，行双合诊检查患者子宫大小、位置及盆腔情况后，更换无菌手套。

（2）用窥阴器暴露患者宫颈，消毒阴道、宫颈。

（3）用宫颈钳夹持宫颈前唇或后唇，探针按已探查好的了宫位置缓慢进入，遇到阻力时提示探针已到达子宫底，即停止推进，取出探针，看刻度确定宫腔深度。

（4）按探针方向，以执笔式持宫颈扩张器，自小号开始逐一增号，一般扩张至大于所使用吸管的半号或者1号。扩张宫颈时，用力要匀、缓、稳、慢。

（5）连接吸管至负压吸引器。

（6）负压吸引：送入吸管的曲度应与子宫曲度一致。当吸管送达宫腔底部遇到阻力后，略向后退约1 cm，开动负压吸引。负压一般选择 400~500 mmHg,吸引时一般按顺时针方向吸宫腔 1~2 周。当宫腔内容物基本吸净时,手持的吸管有一种被收缩的子宫扎紧的感觉,吸管转动受限,感到宫壁粗糙,即表示组织吸净。折叠导管,在无负压的情况下退出吸管。如不确定胚物是否完整吸出,可重新用吸管以低负压吸宫腔,也可用小刮匙轻刮宫腔底及两侧宫角。如果确认吸出物完整,也可不再吸宫或搔刮(图 2-11)。

(7)观察有无出血,探针探查宫腔深度。宫腔内容物吸净后,宫腔深度较术前小。

(8)取下宫颈钳,用棉球擦拭宫颈及阴道内血迹,取出窥阴器。

(9)将全部吸出物用纱布过滤,检查有无绒毛或胚胎组织,并注意有无水泡状物。如未见绒毛,应送吸出物做组织学检查。

(10)填写手术记录,记录出血量。

(11)告知患者术后注意事项、指导避孕及随诊时间。

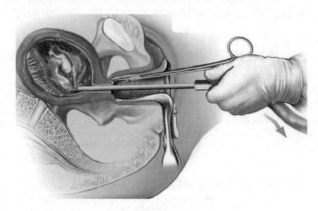

图 2-11　负压吸引术

(二)钳刮术

1. 适应证　同负压吸引术。适合人群为妊娠 10~14 周者。

2. 禁忌证　同负压吸引术。

3. 操作前准备

(1)同负压吸引术。

（2）宫颈预处理：在术前 6～24 小时，通过机械或药物软化宫颈，便于操作。

4. 操作步骤

（1）患者术前需排空膀胱，取膀胱截石位，术者消毒外阴、阴道，铺无菌巾，行双合诊检查子宫大小、位置及盆腔情况后，更换无菌手套。

（2）用窥阴器暴露宫颈，消毒阴道、宫颈。

（3）用宫颈钳夹持宫颈前唇或后唇，探针按已探查好的子宫位置缓慢进入，遇到阻力时提示探针已到达子宫底，停止推进，取出探针，看刻度确定宫腔深度。

（4）按探针方向，以执笔式持宫颈扩张器，自小号开始逐一增号，一般需扩张宫颈至 10～11 号，以能通过小卵圆钳为宜。扩张宫颈时，用力要匀、缓、稳、慢。

（5）将卵圆钳深入宫腔，先夹破胎膜，尽量使羊水流尽，以避免出现羊水栓塞。然后再用卵圆钳钳取胎儿及胎盘组织，确认宫内容物基本干净时，再用刮匙搔刮或用小号吸管以较小的负压吸引。探查宫腔深度，以了解子宫收缩情况。术中可根据子宫收缩及出血情况酌情给予促进宫缩药物。

（6）取下宫颈钳，用棉球擦拭宫颈及阴道内血迹，取出窥阴器。

（7）检查取出的胎儿及胎盘是否完整，估计出血量。

（8）填写手术记录，记录出血量。

（9）告知患者术后注意事项、指导避孕及随诊时间。

（三）人工流产术并发症及处理

1. 出血　妊娠月份较大时，因患者子宫较大，子宫收缩欠佳，出血量多。可在扩张宫颈后，宫颈注射缩宫素，并尽快取出绒毛组织。因吸管过细、胶管过软或负压不足引起出血时，应及时更换吸管和胶管，调整负压。近年来由于剖宫产率升高，剖宫产瘢痕部位妊娠发生率明显增加，一旦漏诊，术中出血严重甚至会危及生命。

2. 子宫穿孔　人工流产术的严重并发症。子宫穿孔发生率与手术者操作技术以及患者子宫本身情况（如哺乳期妊娠子宫，剖宫产瘢痕部位妊娠等）有关。手术中术者操作时突然感到无宫底感觉，或手术器械进入深度超过原来所测得深度，提示子宫穿孔，应立即停止手术。穿孔小，无脏器损伤或内出血，手术已完成者，可注射子宫收缩剂进行保守治疗，并给予抗生素预防感染。同时密切观察患者血压、脉搏等生命体征。若宫内组织未吸净，应由有经验医师避开穿孔部位，也可在超声引导下或腹腔镜下完成手术。破口大、有内出血或怀疑脏器损伤患者，应剖腹探查或做腹腔镜检查，根据情况做相应处理。

3. 人工流产综合反应 指手术时疼痛或局部刺激，使受术者在术中或术毕出现恶心、呕吐、心动过缓、心律不齐、面色苍白、头昏、胸闷、大汗淋漓，严重者甚至出现血压下降、昏厥、抽搐等迷走神经兴奋症状。这与受术者的情绪、身体状况及手术操作有关。发现症状应立即停止手术，给予吸氧，一般能自行恢复。严重者可加用阿托品0.5~1 mg 静脉注射。术者术前应重视对患者的精神安慰，术中动作轻柔，吸宫时掌握适当负压，减少不必要的反复吸刮，均能降低人工流产综合反应的发生率。

4. 漏吸或空吸 施行人工流产术未吸出胚胎及绒毛而导致继续妊娠或胚胎停止发育，称为漏吸。漏吸常由子宫畸形、位置异常或术者操作不熟练引起。一旦发现漏吸，应再次行负压吸引术。误诊宫内妊娠行人工流产术，称为空吸。术毕吸刮出的组织物中肉眼未见绒毛，要重复进行妊娠试验及超声检查。诊断为空吸必须将吸刮的组织全部送病理检查，警惕异位妊娠。

5. 吸宫不全 指人工流产术后部分妊娠组织物残留。与操作者技术不熟练或子宫位置异常有关，是人工流产术常见的并发症。手术后阴道流血时间长，血量多或流血停止后再现多量流血，应考虑为吸宫不全，检测血液或尿液 HCG 水平和超声检查有助于诊断。无明显感染征象，即行刮宫术，刮出物送病理检查。术后给予抗生素预防感染。若同时伴有感染，应控制感染后再行刮宫术。

6. 感染 人工流产术后患者可发生急性子宫内膜炎、盆腔炎等,给予抗生素治疗,口服或静脉给药。

7. 羊水栓塞　少见,往往由宫颈损伤、胎盘剥离使血窦开放、为羊水进入创造条件所致,即使并发羊水栓塞,患者症状及严重性不如晚期妊娠者发病凶猛。治疗包括抗过敏治疗、抗休克治疗等。

8. 远期并发症　宫颈粘连、宫腔粘连、慢性盆腔炎、月经失调、继发性不孕等。

十二、阴道镜

阴道镜是双目体外放大镜式光学窥镜。阴道镜检查是将充分暴露的阴道和宫颈光学放大 5～40 倍,直接观察这些部位的血管形态和上皮结构,以发现与癌相关的病变,对可疑部位行定点活检。阴道镜检查也用于外阴、会阴体及肛周皮肤相应病变的观察。

(一)适应证

(1)宫颈细胞学检查 LSIL 及以上,或 ASCUS 伴高危型 HPV 阳性或 AGC 者。

(2)HPV 检测 16 或 18 型阳性者,或其他高危型 HPV 阳性持续 1 年以上者。

(3)宫颈锥切术前确定切除范围。

(4)可疑外阴皮肤病变;可疑阴道鳞状上皮内病变、阴道恶性肿瘤。

(5)宫颈、阴道及外阴病变治疗后复查和评估。

(二)检查方法

阴道镜检查前应排除患者急性、亚急性生殖器炎症或盆腔炎性疾病,若有,不宜进行检查,应先治疗。检查前 24 小时内患者应避免性生活、阴道冲洗或上药、做宫颈刷片和妇科双合诊。

(1)患者取膀胱截石位,窥阴器暴露患者宫颈阴道部,用生理盐水棉球擦净宫颈分泌物,肉眼观察宫颈形态。

（2）移动阴道镜物镜至距阴道口 15～20 cm(镜头距宫颈 25～30 cm)处,对准宫颈或病变部位,打开光源,调整阴道镜物镜焦距使物像清晰。

（3）醋酸试验,用 3％～5％醋酸棉球浸湿宫颈表面 1 分钟,正常及异常组织中核质比增加的细胞会出现暂时的白色(醋酸白),周围的正常鳞状上皮则保留其原有的粉红色。醋酸效果出现或消失的速度随病变类型的不同而不同。通常情况下,病变级别越高,醋酸白出现得越快,持续时间也越长。

（4）必要时用绿色滤光镜片并放大 20 倍观察,可使血管图像更清晰,进行更精确的血管检查。

（5）碘试验,用复方碘溶液棉球浸湿宫颈,富含糖原的成熟鳞状上皮细胞被碘染成棕褐色。柱状上皮、未成熟化生上皮、角化上皮及不典型增生上皮不含糖原,涂碘后往往不着色。

（6）在醋酸试验及碘试验异常图像部位或可疑病变部位取活检送病理检查。

十三、宫腔镜

宫腔镜是一种纤维光源的内镜。宫腔镜检查指应用膨宫介质扩张宫腔,通过插入宫腔的光导玻璃纤维窥镜直视观察宫颈管、宫颈内口、宫腔及输卵管开口的生理与病理变化,以便针对病变组织进行直观准确的取材并送病理检查;同时也可直接在宫腔镜下手术治疗。

（一）宫腔镜检查适应证

（1）异常子宫出血。

（2）可疑宫腔粘连及畸形。

（3）可疑妊娠物残留。

（4）影像学检查提示宫腔内占位病变。

（5）原因不明的不孕或反复流产。

（6）宫内节育器异常。

（7）宫腔内异物。

（8）宫腔镜术后相关评估。

（二）宫腔镜手术适应证

（1）子宫内膜息肉。

（2）子宫黏膜下肌瘤及部分影响宫腔形态的肌壁间肌瘤。

（3）宫腔粘连。

（4）纵隔子宫。

（5）子宫内膜切除。

（6）宫腔内异物取出，如嵌顿节育器及流产残留物等。

（7）宫腔镜引导下输卵管插管通液、注药及绝育术。

（三）禁忌证

1. 绝对禁忌证

（1）急性、亚急性生殖道感染者。

（2）心、肝、肾衰竭急性期及其他不能耐受手术者。

2. 相对禁忌证

（1）体温＞37.5 ℃。

（2）宫颈瘢痕，不能充分扩张者。

（3）近期（3个月内）有子宫穿孔史或子宫手术史者。

（4）浸润性宫颈癌、生殖道结核未经系统抗结核治疗者。

（四）操作步骤

1. 操作流程

（1）受检者取膀胱截石位，术者常规消毒、铺巾，用宫颈钳夹持宫颈，利用探针了解宫腔深度和方向，扩张宫颈至大于镜体外鞘直径半号。接通液体膨宫泵，调整压力，使膨宫液膨开宫颈，宫腔镜在直视下缓慢插入宫腔，调整出水口液体流量，使宫腔内压达到所需压力。

（2）观察宫腔：先观察宫腔全貌、宫底、宫腔前后壁、输卵管开口,在退出过程中观察宫颈内口和宫颈管。

（3）宫内操作:快速、简单的手术操作可在确诊后立即施行,如节育环嵌顿、易切除的内膜息肉、内膜活检等。需时较长、较复杂的宫腔镜手术需在手术室麻醉下进行。

2. 能源　高频电发生器,单极、双极电切及电凝常用于宫腔镜手术治疗。用于宫腔镜手术的能源还有激光和微波。

3. 膨宫液的选择　使用单极电切或电凝时,膨宫液必须选用非导电的 5% 葡萄糖液,双极电切或电凝则选用生理盐水,后者可减少过量低渗液体灌注导致的过度水化综合征。对合并糖尿病的患者可选用 5% 甘露醇膨宫。

十四、腹腔镜

腹腔镜也是内镜的一种。腹腔镜手术指在密闭的盆腔、腹腔内进行检查或治疗的内镜手术。通过注入 CO_2 气体使盆腔、腹腔形成操作空间,经脐部切开置入穿刺器,将接有冷光源照明的腹腔镜置入腹腔,连接摄像系统,将盆腔、腹腔内脏器显示于监视屏幕上。通过屏幕检查诊断疾病的称为诊断腹腔镜;在体外操纵手术器械经穿刺器进入盆腔、腹腔,直视屏幕对疾病进行手术治疗的称为手术腹腔镜。绝大多数疾病在腹腔镜探查后,随即进行手术治疗,很少有诊断腹腔镜单独使用的情况。

（一）适应证

（1）急腹症(如异位妊娠、卵巢囊肿破裂、卵巢囊肿蒂扭转等)。

（2）盆腔包块。

（3）子宫内膜异位症。

（4）确定不明原因急、慢性腹痛和盆腔痛的原因。

（5）不孕症。

（6）计划生育并发症(如寻找和取出异位宫内节育器、子宫穿孔等)。

（7）有手术指征的各种妇科良性疾病。

（8）子宫内膜癌分期手术和早期宫颈癌根治术。

（二）禁忌证

1. 绝对禁忌证

（1）严重的心脑血管疾病及肺功能不全。

（2）严重的凝血功能障碍。

（3）绞窄性肠梗阻。

（4）大的腹壁疝或膈疝。

（5）腹腔内大出血。

2. 相对禁忌证

（1）盆腔肿块过大。

（2）妊娠＞16周。

（3）腹腔内广泛粘连。

（4）晚期或广泛转移的妇科恶性肿瘤。

（三）操作步骤

1. 术区消毒　腹部常规消毒，必要时消毒外阴及阴道，对于已婚拟行复杂腹腔镜手术者经阴道可放置举宫器便于手术操作。

2. 人工气腹　患者先取平卧位，根据穿刺器外鞘直径大小切开拟定观察镜穿刺点处的皮肤及皮下筋膜，提起腹壁，气腹针与腹部皮肤呈 $90°$ 角沿切口穿刺进入腹腔，连接自动 CO_2 气腹机，以 $1 \sim 2$ L/min流速进行 CO_2 充气，当充气 1 L 后，调整患者体位至头低臀高位（倾斜度为 $15° \sim 25°$），继续充气，使腹腔内压力达 $12 \sim 15$ mmHg，拔去气腹针。

3. 放置腹腔镜　提起腹壁，沿皮肤切口置入穿刺器，当穿刺入腹壁筋膜层及腹膜层后有突破感，去除套管内针芯，打开摄像系统及冷光源，将腹腔镜沿套管放入腹腔，可见盆腔脏器后连接 CO_2 气腹机，开始镜下操作。

4. 腹腔镜探查　按顺序常规检查盆腔、腹腔。

5. 腹腔镜手术 在腹腔镜的监测下,根据不同的手术种类选择下腹部不同部位的第 2 穿刺点、第 3 穿刺点或第 4 穿刺点,分别置入穿刺器,插入恰当的器械进行操作。穿刺时应避开下腹壁血管。

6. 手术操作基础 必须掌握以下操作技术方可进行腹腔镜手术:①用腹腔镜跟踪、暴露手术视野;②熟悉镜下解剖;③熟悉镜下组织分离、切割、打结、止血、缝合等技巧;④熟悉各种电能量手术器械的使用方法;⑤熟悉取物袋取出组织物的技巧。

7. 手术操作原则 遵循微创原则,根据解剖间隙进行镜下手术。

8. 手术结束 用生理盐水冲洗盆腔、腹腔,检查无出血,无内脏损伤,停止充入 CO_2 气体,取出腹腔镜及各穿刺点的穿刺套管并排出腹腔内 CO_2,缝合穿刺口。

十五、保守性(标准性)子宫切除术

(一) 适应证

(1) 子宫肌瘤大于 3 个月妊娠子宫者,或虽小于 3 个月妊娠大小,但伴有多量子宫出血,经药物治疗无效者。

(2) 子宫腺肌病、严重功能失调性子宫出血经药物治疗无效者。

(3) 重度宫颈上皮内瘤变(含原位癌和重度不典型增生),或虽不是重度宫颈上皮内瘤变,但合并有其他病变,如经血过多、卵巢囊肿等。

(4) 卵巢恶性肿瘤手术,在切除肿瘤时一并切除子宫。

(5) 两侧附件病变需全子宫切除者。

(二) 手术步骤

(1) 做下腹正中切口,逐层切开进腹。

(2) 探查盆腔、腹腔后,用 2 把弯血管钳钳夹子宫角部提起子宫。

（3）如要切除一侧附件，则提起切除侧输卵管，打开阔韧带前后叶，暴露卵巢动静脉，用3把血管钳依次钳夹、切断，保留端双重缝扎或结扎。继续向前暴露圆韧带，于中段切断，残端用7号线结扎。向前打开膀胱反折腹膜，向后打开直肠反折腹膜。如需切除一侧输卵管而保留该侧卵巢，则需分次处理输卵管系膜，处理卵巢固有韧带。如保留附件，用2把弯血管钳靠近子宫角部平行夹住输卵管峡部及卵巢固有韧带，切断，用7号线缝扎2次。

（4）分离膀胱。将反折腹膜提起，下推膀胱至相当于宫颈前穹隆处。

（5）处理子宫骶骨韧带。用2把长弯血管钳自宫颈后壁子宫骶骨韧带附着处钳夹、切断，并用7号线缝扎。

（6）处理子宫血管及主韧带。缩减宫旁结缔组织，暴露子宫血管，紧贴宫颈将其钳夹、切断，并用7号线双重缝扎。按同样的方法，处理其下的主韧带及部分阴道旁组织，达侧穹隆部。

（7）切除子宫。用干纱布环绕宫颈周围，自穹隆部环形切下子宫体，切缘用4把组织钳提起。

（8）缝合阴道残端。用碘伏、干纱布依次处理阴道切缘后，用0号合成线自一侧角部起做连续或间断缝合。

（9）缝合盆腔腹膜。检查创面无渗血后，用4号线连续缝合后腹膜，将各韧带残端包埋在腹膜外。

（10）缝合腹壁各层。

十六、卵巢囊肿剥（切）除术

（一）适应证

（1）卵巢瘤样病变，如巧克力囊肿、黄体囊肿、单纯性囊肿、卵巢冠囊肿等。

（2）卵巢良性肿瘤，如皮样囊肿、上皮性囊腺瘤、卵泡膜细胞瘤等。

(3) 年轻或未达绝经期的女性患双侧良性卵巢肿瘤者。

(二)手术步骤

(1) 常规开腹,暴露卵巢后,牵拉圆韧带和(或)子宫卵巢韧带暴露卵巢囊肿。为更好地确定分离组织的平面,可在囊肿包膜外的卵巢间质内注入盐水,用 15 号手术刀切开卵巢包膜。

(2) 在囊肿与卵巢的附着处用剪刀轻轻分离、撑开、剪断,除非有血管蒂,否则持续游离直到囊肿剥出。

(3) 钳夹、切断血管蒂,用 3-0 可吸收线"8"字缝扎。

(4) 用同种缝线连续缝合,间断锁边关闭囊腔,缝合的层数应足以闭合囊腔并确保止血。

(5) 用同种缝线"棒球"样缝合关闭包膜。

十七、灌肠法

灌肠法是在张仲景蜜煎导法基础上发展起来的直肠给药法之一。妇科常用的保留灌肠法是将中药药液注入大肠,使药液较长时间保留在大肠中,通过大肠对药物的吸收以达到治疗疾病目的的一种方法。

(一)适应证

慢性盆腔炎、盆腔肿瘤、妇科手术后粘连、痛经、产后腹痛、不孕症等疾病。灌肠法尤其适用上述诸症之不愿服药或不能服药者,或久病体虚,攻补不受,诸药难施者。

(二)操作方法

保留灌肠法在妇科领域应用广泛。治疗时患者取左侧卧位,术者提前将中药浓煎 100～200 mL,待温度(38～40 ℃)适宜后,嘱患者双膝屈曲,在肛管头上涂抹润滑油,轻缓地插入患者肛门内 10～15 cm,将灌肠器内的药液缓缓灌入肠内,然后缓缓地抽出肛管。灌肠后,嘱患者仰卧约 5 分钟,再右侧卧位,每次保留药液至少 30 分钟。
每天 1 次,10~15 次为 1 个疗程。

(三)注意事项

(1) 注意药液温度,温度过高会损伤结肠及直肠黏膜,温度过低
会引起腹痛与便意。

(2) 保留灌肠药液量 100~200 mL。

(3) 灌肠器要煮沸消毒,或选择一次性用品。

(4) 插入肛管速度宜缓,以免损伤组织。

(5) 月经期、妊娠期及阴道出血时停用。

十八、贴敷疗法

贴敷疗法,又称"外敷法",是常用的天然药物外治方法之一。它
是将鲜药捣烂,或将干药研成细末后,选用水、酒、醋、蜜、糖、植物油、
鸡蛋清、葱汁、姜汁、蒜汁、茶汁、凡士林等调匀,直接涂敷于患处或穴
位,通过药物的局部吸收及穴位刺激作用,以达到治疗疾病目的的一
种方法。

(一)适应证

月经不调、崩漏、闭经、痛经、经行情志异常、经前面部痤疮、经行
风疹、经行吐衄、经行身痛、带下病、外阴炎、阴肿、阴痒、外阴白斑、阴
吹、宫颈炎、阴挺、盆腔炎、子宫内膜异位症、乳痛、乳癖、乳头破裂、子
宫肌瘤、人工流产术后腹痛、人工流产后宫腔粘连、放环后诸症、妇产
科腹部术后肠胀气、术后肠粘连、术后尿潴留、术后局部血肿或硬结
及愈合不良、不孕症等疾病。

(二)操作方法

操作时让患者采取适当的体位,先将所要敷药的部位用水洗净,
待干后将药敷上。若所敷部位毛发较密,可先剪去一些毛发再敷药。

有的敷后还要用纱布或胶布固定,以防药物脱落。

(三)注意事项

(1)外敷药物要捣烂、碾细、拌匀,外敷天然药物后要加强观察,注意有无水肿、过敏等现象,以免皮肤出现水疱、破损、细菌感染等,使病情加重。皮肤过敏,易起丘疹、水疱的患者,慎用外敷疗法。

(2)注意调好药物干湿度,以使药物不易流出,又易于黏附为度。若药物变干,则随时更换,或加调和剂调匀后再敷上。

(3)敷药的温度要适当,一般治寒证宜热敷(注意不要烫伤皮肤),治热证宜冷敷。

(4)在使用穴位敷药时,要尽量对准穴位。局部敷药时,用量根据病变部位大小而定。

(5)局部敷药部位要清除病理性分泌物或坏死组织,以利于药物发挥功效,皮肤感染者忌用。

(6)某些有毒药物可以通过局部创口吸收,但要控制药量与用药时间,以防中毒。

(7)某些药物可能会引起局部皮肤灼热、焮红、瘙痒、起疹等,要注意观察,若出现不适应及时停止用药或更换药物,进行对症处理。如果这种反应属于治疗需要,则另当别论。

十九、穴位注射

穴位注射法,又称"水针",是以中西医理论为指导,依据穴位作用和药物性能,在穴位内注入药物以防治疾病的方法。此方法将针刺和药物的双重刺激作用有机结合起来,具有操作简便、用药量小、适应证广、作用迅速的特点。

(一)适应证

月经后期、月经前后诸证、绝经前后诸证、痛经等。

（二）操作方法

患者取正坐位,每次取 2～4 穴,皮肤常规消毒,取 5 mL 注射器抽取注射液 2 mL 左右,在穴位上斜刺 10～15 mm,缓慢提插至有针感,抽吸针筒无回血后,注入药液,隔天 1 次,6～10 次为 1 个疗程。

（三）注意事项

（1）治疗前应对患者说明治疗的特点和可能出现的反应,如注射后局部可能有酸胀感,4～8 小时内局部有轻度不适,有时持续时间较长,但一般不超过 2 天。

（2）注意药物的性能、药理作用、剂量、配伍禁忌、副作用及过敏反应,并检查药物的有效期、药液有无沉淀变质等情况。

（3）体质过分虚弱或有晕针病史者不宜使用本法。

（4）严格消毒,防止感染,如注射后局部红肿、发热,应及时处理。

（5）禁止将药物注射入血管内,一般也不宜注射入关节腔或髓腔内,以免产生不良后果,此外应注意避开神经。

（6）回抽针芯见血或积液时应立即出针,用无菌棉签或干棉球按压针孔 0.5～2 分钟,更换注射器和药液后重新注射。

二十、灸法

运用艾叶等药物燃烧所产生的温度,对穴位或病变部位进行熏烤、烧灼,以达到治疗疾病目的的一种方法,称为灸法。灸法可以分为艾灸法和非艾灸法两大类,其中艾灸法包括艾炷灸法、艾条灸法、温针灸法等。

（一）适应证

月经不调、崩漏、闭经、痛经、经行泄泻、经行浮肿、经行身痛、宫颈炎、盆腔炎、外阴白色病变、阴痒、子宫脱垂、子宫内膜异位症、阴冷、盆腔瘀血综合征、先兆流产、乳癖、缺乳、回乳、子宫肌瘤、妇产科腹部手术后肠粘连、更年期综合征等疾病。

（二）操作方法

以下介绍临床常用的温和灸、雀啄灸、回旋灸的操作方法。

温和灸：艾火对准施灸部位的腧穴或患处，在距离皮肤 2～5 cm 处进行熏烤，以患者局部皮肤有温热感而无灼伤为宜、出现红晕为度。一般施灸 10～15 分钟。

雀啄灸：对准施灸部位的皮肤，像鸟雀啄食般，一上一下施灸。一般每处施灸 5 分钟左右。

回旋灸：施灸时艾火悬于施灸部位上方，与施灸部位皮肤保持一定的距离，并向左右或上下方向反复移动或旋转施灸。一般施灸 20～30 分钟。

（三）注意事项

（1）施灸时，保持空气流通，保证一定室温。醉酒或大劳、大饥、大饱时不宜施灸。

（2）对于晕灸者，要及时处理，停火施灸，患者仰卧，头放低，喝温开水。若症状不减，再刺人中、少商、合谷、足三里穴。

（3）艾炷直接灸与灯火灸后局部保持干燥、清洁，贴好药膏，定期换药处理，以防感染。

（4）艾炷直接灸和灯火灸时，燃火与患者皮肤直接接触，施灸时刺激性较大，对皮肤会有灼伤，故体质虚弱、老年人、急性热性病患者慎用，额面部位禁灸。

（5）艾灸时间以 3～5 分钟，最长 15 分钟为宜。

（6）施灸后，局部皮肤出现微红灼热，属正常现象，无须处理，可自行消失。若出现水疱，小者可自行吸收，大者可用消毒毫针刺破，放出水液，再涂以獾油等，并以消毒纱布包敷。

（7）瘢痕灸后，可在局部覆以消毒敷料，防止摩擦，预防感染，保护痂皮。

（8）并发感染，灸疮有黄绿色脓液或有渗血现象时，可用消炎药膏或玉红膏涂敷。

（9）颜面、五官和有大血管的部位，不宜采用瘢痕灸，孕妇的腰腹部也不宜施灸。

二十一、针刺疗法

针刺疗法是采用不同针具以刺激体表穴位，激发经气，调整人体功能，达到防治疾病目的的方法。针刺疗法方法多样，诸如毫针、耳针、头针、颈针、火针、手针、足针等。

（一）适应证

月经失调、崩漏、痛经、闭经、不孕症、盆腔炎、产后晕血、子宫肌瘤、产后小便不通、产后大便难、产后身痛等多种妇科疾病。

（二）操作方法

根据患者疾病的性质、部位，分别选取针刺方法。然后将针刺的部位进行严格消毒，同时消毒针具，依其相应的针刺方法进行治疗。

（三）注意事项

（1）准确选定所需穴位和压痛点及阳性反应点，以免影响效果。局部要严格无菌操作。

（2）患者过于饥饿、疲劳或精神过度紧张时，不宜立即行针；体质瘦弱、气血亏虚者，钊刺手法不宜过强，尽量采用卧位。

（3）女性怀孕3个月以内者，不宜针刺小腹部腧穴；怀孕3个月以上者，不宜针刺腹部、腰骶部腧穴；三阴交、合谷、昆仑、至阴等通经活血腧穴，在怀孕期间亦禁刺；除非为了调经，否则女性行经期也不宜针刺。

（4）皮肤有感染、溃疡、瘢痕，或肿瘤部位，不宜针刺。

（5）对胸、背、腰、胁、腹部脏器所居之处的穴位，不宜直刺、深刺,须严格掌握进针的深度、角度和方向,以防刺伤内脏。

(6)针刺腹部穴位时,须注意是否有胆囊肿大、尿潴留、肠粘连等病变,采取适当的针刺方向、角度和深度,以免误伤。

二十二、中药热熨

中药热熨是根据所患疾病,在辨证论治的基础上,选用药证相符的中药,以布包后加热,趁热熨体表或腧穴,使药物透达而治疗疾病的一种方法。

(一)适应证

盆腔炎、盆腔肿瘤、妇科手术后粘连、痛经、产后腹痛、子宫内膜异位症、月经前后诸证等妇科疾病。

(二)操作方法

根据患者病情选取热熨部位,患者可采用坐位、俯卧位、仰卧位、侧卧位等体位,加热热熨药物,待温度合适后趁热热熨患处,通常准备2个及以上的热熨包,以保证热熨过程连续不间断,最后将热熨包放在患处或症状最明显处,上覆盖棉垫或热水袋,继续热熨一段时间,促进药力吸收。

(三)注意事项

(1)热熨施术局部皮肤有大面积创伤、溃疡、感染或有较严重的皮肤病者禁止使用。

(2)孕妇腹部、腰骶部以及某些可促进子宫收缩的穴位,如合谷、三阴交等,应禁止中药热熨,孕妇禁用麝香等药物,桃仁、水蛭、虻虫、冰片等药物孕妇慎用。

(3)高热、神昏、谵语、精神分裂症患者禁用热熨法。

(4)出血性疾病,如血小板减少、过敏性紫癜、月经过多、崩漏等,不宜用热熨法。

（5）艾滋病、结核病或其他传染病患者慎用热熨法。

（6）肢体感觉障碍者（如严重糖尿病患者）慎用热熨法，如果使用应严格按照操作技术规程进行，以免烫伤。

（7）颜面五官部位慎用热熨法，如果使用，温度不宜过高，时间不宜过长。

二十三、阴道纳药

阴道纳药是将中药研成细末或制成栓剂、胶囊、膏剂等剂型，纳入阴道以达到治疗目的的方法。

（一）适应证

常用于治疗带下病、阴痒等证。

（二）操作方法

若为栓剂、片剂或胶囊等，可嘱患者清洗外阴后，自行放置于阴道后穹隆；膏剂可涂于无菌纱布上，粉剂及药液可蘸在带线棉球上，由医务人员按常规操作置于创面上，棉线尾露出阴道口 2～3 cm，以便患者取出。若白带量多，宜先冲洗阴道，待白带清除后再行纳药为佳。

（三）注意事项

（1）在塞药期间，要保持外阴清洁、干燥，穿棉质透气的内裤，并每天更换。

（2）妊娠期、哺乳期女性需在医师指导下用药。

（3）月经期、阴道出血者需停止上药。

第三章 妇科方剂

一、妇科常用方剂

一贯煎《续名医类案》

组成:北沙参、麦冬、当归各 9 g,生地黄 18 g、枸杞子 9 g、川楝子 6 g。

功用:滋阴疏肝。

主治:肝肾阴虚,肝气郁滞证。胸脘胁痛,吞酸吐苦,咽干口燥,舌红少津,脉细弱或虚弦。

方解:方中重用生地黄为君药,滋养肝阴,涵养肝木。臣以枸杞子滋养肝肾;当归补血养肝,且补中有行;北沙参、麦冬滋养肺胃之阴,养肺阴以清金制木,养胃阴以培土荣木。少佐一味辛凉之川楝子疏肝泄热,理气止痛,顺其条达之性,而无劫阴之弊。诸药合用,则肝阴得补,肝气得疏,诸症自愈。

应用:

(1) 辨证要点:本方为治疗阴虚肝郁,肝胃不和之常用方。以胸脘胁痛,咽干口燥,舌红少津,脉虚弦为辨证要点。

(2) 加减变化:如大便秘结,加瓜蒌仁,肃肺而润肠通便;有虚热或汗多,加地骨皮以清虚热;痰多,加贝母止咳化痰;舌红而干,阴亏过甚者,加石斛以滋养阴津;腹痛,加芍药、甘草以缓急止痛;不寐,加酸枣仁养心安神;口苦燥,加黄连,以清热泻火。

四物汤《仙授理伤续断秘方》

组成:白芍 9 g、当归 9 g、熟地黄 12 g、川芎 6 g。

功用:补血和血。

主治:营血虚滞证。头晕目眩,心悸失眠,面色无华,或妇人月经不调,量少或闭经不行,脐腹作痛,舌淡,脉细弦或细涩。

方解:方中熟地黄甘温味厚,入肝肾,质润滋腻,为滋阴补血之要药,用为君药。当归补血和血,与熟地黄相伍,既增补血之力,又行营血之滞,为臣药。白芍养血敛阴,柔肝缓急,与熟地黄、当归相协则滋阴补血之力更著,又可缓急止痛;川芎活血行气,与当归相协则行血之力益彰,又使诸药补血而不滞血,二药共为佐药。四药合用,共成补血调血之功。

应用:

(1) 本方可治妇人诸疾,今多作补血调血之基础方,又是调经基本方,以头晕,心悸,面色、唇甲无华,舌淡,脉细为辨证要点。

(2) 加减变化:《蒲辅周医疗经验》云:此方为一切血病通用之方。凡血瘀者,俱改白芍为赤芍;血热者,改熟地黄为生地黄。川芎量宜小,大约为当归之半,地黄为当归的两倍。若兼气虚者,加人参、黄芪等补气生血;瘀滞重者,白芍改为赤芍,并加桃仁、红花以加强活血祛瘀之力;血虚有寒者,加肉桂、炮姜、吴茱萸以温通经脉;血虚有热者,加黄芩、丹皮,熟地黄改为生地黄以清热凉血;妊娠胎漏者,加阿胶、艾叶以止血安胎。

(3) 本方熟地黄滋腻,当归滑润,故湿盛中满、大便溏泄者忌用。

八珍汤《瑞竹堂经验方》

组成:当归、川芎、熟地黄、白芍、人参、甘草、茯苓、白术各15 g。

功用:益气补血。

主治:气血两虚证。面色萎白或无华,头晕目眩,四肢倦怠,气短懒言,心悸怔忡,饮食减少,舌淡苔薄白,脉细弱或虚大无力。

方解:本方为四君子汤与四物汤合方而成。方中人参与熟地黄为君药,人参甘温,大补元气,补气生血,熟地黄补血滋阴。臣以白术补气健脾,当归补血和血。佐用茯苓健脾养心,芍药养血敛阴,川芎活血行气,使补而不滞。炙甘草益气和中,煎加姜枣,调和脾胃,以助气血生化,共为佐使。诸药相合,共成益气补血之效。

应用:

(1) 本方为治疗气血两虚之基础方。以气短乏力、心悸失眠、头目眩晕、舌淡、脉细无力为辨证要点。

(2) 加减变化:临证时,当视气血虚损程度,相应调配君药与用量。若气虚偏重者,加大人参、白术的用量以之为君;若血虚偏重者,加大熟地黄的用量以之为君。若心悸失眠者,加酸枣仁、柏子仁以养心安神;胃弱纳差者,加砂仁、神曲以消食和胃。

人参养荣汤《太平惠民和剂局方》

组成:黄芪、当归、肉桂、炙甘草、陈皮、白术、人参各30 g,白芍90 g,熟地黄、五味子、茯苓各22 g,远志15 g。

功用:益气补血,养心安神。

主治:心脾气血两虚证。倦怠无力,食少无味,惊悸健忘,夜寐不安,虚热自汗,咽干唇燥,形体消瘦,皮肤干枯,咳嗽气短,动则喘甚,或疮疡溃后气血不足,寒热不退,疮口久不收敛。

方解:本方所治为心脾气血两虚证,故方中重用酸寒之白芍,以养血补虚,敛阴止汗,兼清虚热;人参大补元气,为养心益肺补脾之要药,二者合用,益气养血,共为君药。当归、熟地黄助白芍以补血,黄芪、白术、茯苓、炙甘草助人参以补气,并助白芍固表敛汗,肉桂鼓舞气血生长,均为臣药。佐以陈皮行气和胃,远志、五味子养心安神。再加生姜、大枣调和脾胃,用为使药。诸药相伍,共奏益气补血,养心安神之功。本方配伍特点有二,一是益气补血药配伍行气和中之品,使补而不滞;二是益气养血配伍宁心安神之药,故使本方兼具养心宁神之功。

应用:

(1) 本方是治疗心脾气虚、营血不足所致积劳虚损常用方,以倦怠无力、惊悸健忘、虚热自汗、咽干唇燥、形体消瘦、食少气短为辨证要点。

(2) 加减变化:性欲淡漠,阴道干涩,精血不足者,加紫河车、鹿角霜、鹿茸等血肉有情之品;若畏寒肢冷,加仙茅、炮姜等。

大补元煎《景岳全书》

组成:人参 6 g、山药 6 g、熟地黄 9 g、杜仲 6 g、当归 9 g、山茱萸 3 g、枸杞子 9 g、炙甘草 6 g。

功用:救本培元,大补气血。

主治:主气血大亏,精神失守之危重病证。

方解:方中人参大补元气,熟地黄、当归滋阴补血,人参与熟地黄相配,即是景岳之两仪膏,善治精气大耗之证,枸杞子、山茱萸补肝肾,杜仲温肾阳,炙甘草助补益而和诸药。诸药配合,大补真元,益气养血,景岳曾称此方为"救本培元第一要方"。

应用:

(1) 本方乃救本培元、大补气血之良方,对气血大坏,精神失守危重证甚为相宜。

(2) 大补元煎亦用于体质虚弱、久病体虚者的调补,对于气血阴阳俱虚之神经衰弱、阳痿、贫血、不孕、早衰、眩晕等病证亦可用本方随症加减治之。

(3) 亦治血虚所致妇人经量过少,月经后期。

(4) 加减变化:若脾虚不运,食少便溏,去当归,酌加白术、扁豆、砂仁以增强健脾和胃之力;心悸少寐者,加远志、五味子交通心肾,宁心安神;如血虚阴亏,兼潮热盗汗、心烦者,加女贞子、墨旱莲、地骨皮以养阴清虚热。

失笑散《太平惠民和剂局方》

组成:蒲黄、五灵脂各 6 g。

功用:活血祛瘀,散结止痛。

主治:瘀血疼痛证。心胸刺痛,脘腹疼痛,或产后恶露不行,或月经不调,少腹急痛。

方解:方中五灵脂苦咸甘温,入肝经血分,且用酒研,功擅通利血脉、散瘀止痛;蒲黄甘平,《神农本草经》谓其"消瘀血",炒用并能止血,二者相须为用,化瘀散结止痛。调以米醋,或用黄酒冲服,乃取其活血脉,行药力,化瘀血,以增活血止痛之功,且制五灵脂气味之腥臊。二药合用,药简力专,共奏祛瘀止痛、推陈出新之功,使瘀血除,脉道通,则诸症自解。吴谦释用本方"不觉诸证悉除,直可以一笑而置之矣",故以"失笑"名之。

应用:

(1)本方为治疗瘀血疼痛之基础方,尤以肝经血瘀者为宜。以心腹刺痛,或妇人月经不调,少腹急痛,舌质紫黯,或有瘀斑瘀点,脉涩或弦为辨证要点。

(2)五灵脂易败胃,脾胃虚弱者及月经期女性慎用;孕妇禁用。

(3)加减变化:若气滞较甚者,可合金铃子散活血行气止痛;兼寒者,加小茴香、炮姜以温经散寒;兼血虚之月经不调,可与四物汤同用,以活血祛瘀,养血调经。

六味地黄丸《小儿药证直诀》

组成:熟地黄 24 g,山茱萸、干山药各 12 g,泽泻、牡丹皮、茯苓各 9 g。

功用:填精滋阴补肾。

主治:肾阴精不足证。腰膝酸软,头晕目眩,视物昏花,耳鸣耳聋,盗汗,遗精,消渴,骨蒸潮热,手足心热,舌燥咽痛,牙齿动摇,足跟痛,以及小儿囟门不合,舌红少苔,脉沉细数。

方解:方中重用熟地黄为君药,填精益髓,滋补阴精。臣以山茱萸补养肝肾,并能涩精;山药双补脾肾,既益肾固精,又补脾以助后天生化之源。君臣相伍,补肝脾肾,即所谓"三阴并补"。佐以泽泻利湿泄浊,并防熟地黄之滋腻;牡丹皮清泻相火,并制山茱萸之温涩;茯苓健脾渗湿,配山药补脾而助健运。此三药合用,即所谓"三泻",泻湿浊而降相火。全方六药合用,补泻兼施,泻浊有利于生精,降火有利于养阴,诸药滋补肾之阴精而降相火。

应用:

(1)本方是治疗肾阴虚证的基础方,亦为"三补""三泻"法之代表方。以腰膝酸软、头晕目眩、口燥咽干、舌红少苔、脉沉细数为辨证要点。

(2)加减变化:阴虚火盛,骨蒸潮热者,加知母、黄柏清热降火;阴虚血热,崩漏下血者,合二至丸凉血止血;阴虚阳亢,头晕目眩者,加石决明、龟板以平肝潜阳；肾府失养，腰膝酸软者，加怀牛膝、桑寄生益肾壮骨；肾虚不摄，遗精滑泄者，加覆盆子、煅龙牡涩精止遗；阴虚肠燥，大便秘结者，加玄参、火麻仁润肠通便；脾虚不运，纳差腹胀者，加白术、陈皮以防滞气碍脾。

金铃子散《太平圣惠方》，录自《袖珍方》

组成：金铃子、延胡索各9g。

功用：疏肝泄热，活血止痛。

主治：肝郁化火证。胸腹、胁肋、脘腹诸痛，或痛经、疝气痛，时发时止，口苦，舌红苔黄，脉弦数。

方解：方中金铃子味苦性寒，疏肝行气，清泻肝火而止痛，用为君药。延胡索苦辛性温，行气活血，擅长止痛，为臣佐药。两药合用，既可行气活血止痛，又可疏肝泄热，为治疗肝郁化火、气滞血瘀诸痛的良方。服用酒下，行其药势，用以为使。对肝郁化火，气滞血瘀之胸腹胁肋疼痛诸症甚合。

应用：

（1）本方所治心胸胁肋脘腹诸痛皆由肝郁化火所致。应用时以疼痛与情志因素相关，时作时止，口苦，舌红苔黄，脉弦数为辨证要点。

（2）加减变化：兼肝阴不足，舌红少苔者，可加白芍、枸杞子养阴柔肝；女性气郁血滞见痛经，酌加当归、益母草、香附活血调经止痛；少腹气滞疝痛者，酌加乌药、橘核、荔枝核以行气散结止痛。

大黄牡丹汤《金匮要略》

组成：大黄12g、牡丹皮3g、桃仁9g、冬瓜仁30g、芒硝6g。

功用：泻热破瘀，散结消肿。

主治：湿热瘀滞之肠痈初起，右下腹疼痛拒按，或右足屈而不伸，伸则痛甚，甚则局部肿痞，或时时发热，自汗恶寒，舌苔薄黄而腻，脉滑数。

方解：方中大黄苦寒攻下，泻肠中湿热郁结，祛肠中稽留之瘀血；桃仁苦平入血分，性善破血，与大黄相配，破瘀泻热，共为君药。芒硝咸寒，泻热导滞，软坚散结，助大黄以荡涤实热；牡丹皮苦辛微寒，凉

75

血散瘀消肿,两药为臣。佐以冬瓜仁能清肠中湿热,排脓散结消痈,以治肠痈。诸药配伍,热清瘀祛,肠痈得消。

应用:

(1)本方可用于治疗湿热瘀滞之盆腔炎,或剖宫产、人流术后恶露不尽、发热、感染等。舌苔薄黄腻,脉滑数为辨证要点。

(2)加减变化:若热毒壅盛而见发热、口苦,舌红苔黄腻,脉弦滑数者,宜加金银花、蒲公英、红藤、败酱草等;若肝脾气滞而见腹部胀痛者,可加柴胡、枳实、青皮、槟榔、木香等。

开郁种玉汤《傅青主女科》

组成:白芍 30 g、香附 9 g、当归 15 g、白术 15 g、牡丹皮 9 g、茯苓 9 g、天花粉 6 g。

功用:疏肝解郁,调经种子。

主治:妇人肝气郁结所致的不孕症。

方解:方中当归、白芍养血柔肝;白术、茯苓健脾培土;牡丹皮凉血活血;香附理气解郁;天花粉清热生津。全方共成疏肝健脾,养血种子之功。

应用:

(1)本方主治肝气郁结,疏泄失常,冲任失和所致婚久不孕。以婚久不孕,月经先后不定,经量多少不一,或经来腹痛,经前烦躁易怒,胸胁乳房胀痛,精神抑郁,善太息,舌黯红或舌边有瘀斑瘀点,苔薄白,脉弦细为辨证要点。

(2)加减变化:痛经较重者,加延胡索、生蒲黄、山楂化瘀止痛;心烦口苦者,加栀子、夏枯草清泄肝热;胸闷纳少者,加陈皮、砂仁健脾和胃;经前乳房胀痛明显者,加橘核、青皮、玫瑰花理气行滞。

五味消毒饮《医宗金鉴》

组成:金银花 30 g,野菊花、蒲公英、紫花地丁、天葵子各 12 g。

功用:清热解毒,利湿止带。

主治:火毒结聚之痈疖疔疮。

方解:方中蒲公英、金银花、野菊花、紫花地丁、天葵子清热解毒,全方共奏清热解毒,除湿止带之功。

应用：

（1）本方为治火邪热毒蕴结之疔毒痈疮之常用方。以疮疡初起，疮形如粟，坚硬根深，状如铁钉，以及痈疡疖肿，红肿热痛，舌红，苔黄，脉数为辨证要点。

（2）腰骶酸痛、带下臭秽难闻者，酌加贯众、马齿苋、鱼腥草等清热解毒除秽；小便淋痛、兼有白浊者，酌加萆薢、萹蓄、虎杖、甘草以清热解毒，除湿通淋；热毒盛而见局部红肿明显，口苦、舌红者，加连翘、黄连；热毒壅滞而见肿盛者，宜加防风、白芷；用本方治疗乳痈者，宜加瓜蒌、贝母、青皮等。

止带方《世补斋医书》

组成：茵陈、车前子、茯苓各 15 g，泽泻 12 g，猪苓、赤芍、牡丹皮、川牛膝各 9 g，黄柏、栀子各 6 g。

功用：清热利湿止带。

主治：湿热带下。症见带下量多，色黄或呈脓性，质黏稠，有臭气，或带下色白质黏，呈豆腐渣状，外阴瘙痒；小腹作痛，口苦口腻，胸闷纳呆，小便短赤；舌红，苔黄，脉滑数。

方解：止带方专用于止带。方中猪苓、茯苓、车前子、泽泻利水渗湿止带；赤芍、牡丹皮清热凉血活血；黄柏、栀子、茵陈泻火解毒、燥湿止带；川牛膝利水通淋，引诸药下行，使热清湿除带自止。

应用：

（1）临床运用以带下量多，色黄，质黏稠而腻、有臭味为其辨证之要点。本方适用于治疗阴道炎、宫颈炎而症见带下量多、色黄、气臭秽，阴部瘙痒，小便短赤，口苦，少腹疼痛，舌苔黄腻，脉弦滑之患者。

（2）加减变化：腹痛加川楝子、延胡索；若带下有臭味者加土茯苓、苦参。

少腹逐瘀汤《医林改错》

组成：小茴香 1.5 g，干姜 3 g，延胡索 3 g，没药 6 g，当归 9 g，川芎 6 g，官桂 3 g，赤芍 6 g，蒲黄 9 g，五灵脂 6 g。

功用：活血祛瘀，温经止痛。

主治:少腹寒凝血瘀证。症见少腹瘀血积块疼痛或不痛,或痛而无积块,或少腹胀满,或经期腰酸,少腹作胀,或月经一个月来 3～5 次,接连不断,断而又来,其色或紫或黑,或有瘀块,或崩漏兼少腹疼痛,或瘀血阻滞,久不受孕,舌黯苔白,脉沉弦而涩。

方解:方中官桂、干姜、小茴香温经散寒,当归、川芎、赤芍养营活血,蒲黄、五灵脂、没药、延胡索化瘀止痛。寒散血行,血气流畅,疼痛无虞。

应用:

(1)本方温经散寒,化瘀止痛,以少腹冷痛,得温痛减,肢冷畏寒,舌黯苔白,脉沉为辨证要点。

(2)加减变化:寒凝气闭,痛甚而厥,四肢冰凉,冷汗淋漓,加附子、细辛、巴戟天回阳散寒;冷痛较甚,加艾叶、吴茱萸;痛而胀者,酌加乌药、香附、九香虫;若伴肢体酸重不适,苔白腻,或有冒雨、涉水、久居阴湿之地,乃寒湿为患,宜加苍术、茯苓、薏苡仁、羌活以散寒除湿。

膈下逐瘀汤《医林改错》

组成:五灵脂 6 g,当归 9 g,川芎 6 g,桃仁 9 g,丹皮、赤芍、乌药各 6 g,延胡索 3 g,甘草 9 g,香附 4.5 g,红花 9 g,枳壳 4.5 g。

功用:活血祛瘀,行气止痛。

主治:膈下瘀血证。症见膈下瘀血,形成结块,或小儿痞块,或腹部疼痛,痛处不移,或卧则腹坠似有物者。

方解:方中香附、乌药、枳壳理气行滞,当归、川芎、桃仁、红花、赤芍活血化瘀,延胡索、五灵脂活血定痛,丹皮凉血活血,甘草缓急止痛、调和诸药。

应用:

(1)本方可治气滞血瘀所致积聚成块,疼痛不移。

(2)加减变化:肝气夹冲气犯胃,痛而恶心呕吐者,加吴茱萸、法半夏、陈皮和胃降逆;小腹坠胀或二阴坠胀不适,加升麻、柴胡行气升阳;郁而化热,心烦口苦,舌红苔黄,脉数者,加栀子、黄柏、夏枯草。

血府逐瘀汤《医林改错》

组成:桃仁 12 g、红花 9 g、当归 9 g、生地黄 9 g、川芎 4.5 g、赤芍 6 g、牛膝 9 g、桔梗 4.5 g、柴胡 3 g、枳壳 6 g、甘草 6 g。

功用:活血化瘀,行气止痛。

主治:胸中血瘀证。胸痛,头痛,经行腹痛,日久不愈,痛如针刺而有定处;或呃逆日久不止,饮水即呛,干呕;或内热瞀闷;或心悸怔忡,失眠多梦,急躁易怒,入暮潮热,唇黯或两目黯黑;舌质黯红或有瘀斑、瘀点,脉涩或弦紧。

方解:本方取桃红四物汤与四逆散之主要配伍,加下行之牛膝和上行之桔梗而成。方中桃仁破血行滞而润燥,红花活血祛瘀以止痛,共为君药。赤芍、川芎助君药活血祛瘀;牛膝入血分,性善下行,能祛瘀血,通血脉,并引瘀血下行,使血不瘀于胸中,瘀热不上扰,共为臣药。生地黄甘寒,清热凉血,滋阴养血;合当归养血,使祛瘀不伤正;合赤芍清热凉血,以清瘀热;三者养血益阴,清热活血,共为佐药;桔梗、枳壳,一升一降,宽胸行气,桔梗能载药上行;柴胡疏肝解郁,升达清阳,与桔梗、枳壳同用,尤善理气行滞,使气行则血行,亦为佐药。甘草调和诸药,为使药。诸药合而用之,使血活瘀化气行,则诸症可愈。

应用:

(1)本方为治疗血瘀证之代表方。以胸痛、头痛、腹痛,痛有定处,舌黯红或有瘀斑,脉涩或弦紧为辨证要点。

(2)加减变化:胸中瘀痛甚者,可加乳香、没药活血止痛;兼有青紫肿甚者,可加青皮、香附行气止痛;兼气滞胸闷者,加瓜蒌、薤白以宽胸理气;血瘀闭经、痛经,可去桔梗,加香附、益母草、泽兰活血调经止痛;胁下有血瘀痞块,可加郁金、丹参活血消癥化积;瘀热甚者,可重用生地、赤芍,加丹皮凉血退热;头部瘀痛者,可加麝香、老葱辛散上行,通窍止痛。

丹栀逍遥散《内科摘要》

组成:柴胡 10 g、当归 12 g、白芍 30 g、白术 12 g、茯苓 15 g、甘草 6 g、牡丹皮 12 g、栀子 10 g、薄荷 10 g。

功用:疏肝解郁,养血健脾。

主治:肝脾血虚发热。症见烦躁易怒,或日晡潮热,或自汗盗汗,或头痛目涩,或怔忡不宁,或舌赤口干,或月经不调,腹部作胀,或小腹重坠,小便涩痛,或白带时多时少等证。

方解:方中柴胡长于疏肝理气,舒展少阳三焦气机,得薄荷辛凉宣发相助,畅气作用为之增强;栀子清肝经气分之热,牡丹皮清肝经血分之热,与柴胡、薄荷相伍,有清热疏肝功效;配当归养血活血,补肝之体,行血之滞;配白术健脾,补脾之虚,防肝之侮;配茯苓渗湿,气郁其津,乃借此导湿下行;配芍药、甘草柔肝缓急,借此舒缓经隧,协助柴胡、薄荷调理肝之疏泄。肝郁得疏,肝热得解,营卫和而疏泄调。

应用:

(1)本方所治之证,属于肝郁化热,耗损阴血,肝阳偏亢,疏泄失调病变。

(2)加减变化:头痛、目涩,兼见性急易怒、舌红苔少、脉象弦数,此为肝郁化火,阴虚阳亢,可于本方减去白术,加入生地黄、玄参、牡蛎、钩藤、桑叶、菊花、大黄之属,增强清热平肝之效。胸胁、脘腹、腰骶胀痛,痛经,兼见心烦易怒、舌红脉数者,可于本方加入枳壳、木香、郁金、槟榔之属,或与金铃子散合用,增强疏肝理气之功。自汗、盗汗,审其确属肝郁化火,疏泄失调,可用本方加牡蛎、黄芪敛汗固表,茵陈、滑石导湿下行。小腹坠胀,小便涩痛,兼见心烦口苦者,可用本方加木通、车前子、黄芩、银花藤,增强清热利湿功效。带下赤白,兼见稠黏臭秽、性情急躁者,可用本方加樗白皮、车前子、黄柏以清热疏肝、除湿止带。月经不调,气郁较甚加香附以疏肝,经量甚少加地黄、玄参以养营,月经量多加地榆、黄芩、牡蛎、乌贼骨以清热止血。

艾附暖宫丸《仁斋直指附遗》

组成:艾叶 90 g、香附 180 g、吴茱萸 90 g、官桂 15 g、川芎 90 g、当归 90 g、白芍 90 g、生地黄 30 g、黄芪 90 g、续断 45 g。

功用:温经补虚,调气活血。

主治:妇人子宫虚冷,带下白淫,面色萎黄,倦怠无力,饮食减少,经水不调,腹部时痛,久无子息。

方解:子宫虚冷而兼气滞血瘀,法当温暖胞宫,补其虚损,疏通气血。艾叶性味辛温,本方选为主药以暖其子脏,理其滞气,逐其湿浊;吴茱萸长于温散下焦之寒,合香附开气分之郁;官桂长于温命门之火,协同艾叶、吴茱萸驱逐寒邪,振奋阳气,并助川芎、当归温通血脉而行血分之滞;白芍、生地黄补血和营,黄芪益气实卫,续断滋补肝肾,为气血虚损而设,合而用之,令阳气盛而胞冷除,营血充而虚损复,气血调而滞塞通,则带下可止,腹痛自愈,妊娠有期。

应用:

(1)本方可治三类证候:带下白淫;经行腹痛;久不受孕。带下一证,若证兼见面色萎黄,倦怠无力,饮食减少,审其带下清稀,即属胞宫虚冷。经行腹痛者,胞寒、气滞、血瘀均能致之,证属几种机理并存。久不受孕,亦因子宫虚冷使然。所以此证机理可用虚、寒、滞三字概括。

(2)加减变化:上述三类证候,审其确属虚寒夹滞,可以选用艾附暖宫丸。偏寒加附子助其阳气;偏虚加人参助其元气;偏气滞加乌药、小茴香助其行气;偏血滞加桃仁助其活血。

玉女煎《景岳全书》

组成:石膏15 g,熟地黄30 g,麦冬6 g,知母、牛膝各5 g。

功用:清胃热,滋肾阴。

主治:胃热阴虚证。症见烦热干渴,头痛,牙痛,齿松牙衄,舌红苔黄而干,脉浮洪大,重按无力。亦治消渴,消谷善饥等。

方解:方中石膏辛甘大寒,善清阳明胃热而兼生津止渴,故为君药。臣以熟地黄滋肾水之不足,君臣相伍,清火壮水,虚实兼顾。佐以知母,一助石膏清胃热而止烦渴,助熟地黄滋少阴而壮肾水。佐入麦冬清热养阴生津,既可养肺、助熟地黄滋肾,寓金水相生之意,又能生津而润胃燥。牛膝引热下行,且补肝肾,为佐使之用。诸药配伍,共奏清胃热、滋肾阴之功。

应用:

(1)本方主治少阴不足,阳明有余之证,为治疗胃热阴虚牙痛之常用方。烦热干渴,牙痛齿松,或牙龈出血,舌红苔黄而干,脉沉取无力为辨证要点。

（2）加减变化：火盛烦热明显者，可加山栀子、地骨皮以清热泻火；热伤血络，牙龈出血较多者，可去熟地黄，加生地黄、牡丹皮、墨旱莲清热凉血；津伤较重，舌红而干，口渴者，加沙参、石斛生津止渴；肾阴虚甚，腰膝酸软，重用熟地黄，加女贞子、龟板滋补肾阴。

甘麦大枣汤《金匮要略》

组成：甘草 9 g、小麦 15 g、大枣 10 枚。

功用：养心安神，和中缓急。

主治：心阴受损，肝气失和之脏躁。症见精神恍惚，常悲伤欲哭，不能自主，心中烦乱，睡眠不安，甚则言行失常，呵欠频作，舌淡红苔少，脉细略数。

方解：方中重用小麦，取其甘凉之性，补心肝，益阴除烦，宁心安神，为君药，正如《灵枢·五味》曰："心病者，宜食麦。"甘草甘平，补养心气，和中缓急，为臣药。大枣甘温质润，益气和中，润燥缓急，为佐药。三药相合，共奏养心安神、和中缓急之功。亦属"肝苦急，急食甘以缓之"（《素问·脏气法时论》）之法。

应用：

（1）本方为治疗脏躁之代表方。以精神恍惚、悲伤欲哭为辨证要点。

（2）加减变化：心烦失眠、舌红少苔等心阴虚较甚者，可加百合、柏子仁；睡眠不安，脉弦细属肝血虚甚者，可加酸枣仁、当归、白芍。

左归饮《景岳全书》

组成：熟地黄 30 g，山药、枸杞子各 6 g，炙甘草 3 g，茯苓 4.5 g，山茱萸 6 g。

功用：补益肾阴。

主治：真阴不足证。症见腰酸遗泄，盗汗，月经过少，月经后期，口燥咽干，口渴欲饮，舌尖红，脉细数。

方解：方中熟地黄补肾滋阴，枸杞子填精补髓，山茱萸收敛相火，三药同用，一滋不足阴精，一敛浮动相火，调理阴阳，使其阴平阳秘。辅以山药、茯苓、炙甘草补气健脾，脾气健运，才能化生精微以充养先天,对于肾阴不足证候,可用本方补肾滋阴。

应用:

(1) 本方以腰酸耳鸣、头晕目眩、舌红少苔、脉细数为辨证要点。

(2) 本方即六味地黄丸减牡丹皮、泽泻,加枸杞子、炙甘草而成。六味地黄丸寓泻于补,适用于阴虚火旺之证;本方为纯甘壮水之剂,着眼于虚,偏虚宜用本方,偏阴虚火旺宜用六味地黄丸,尤盛者则宜用知柏地黄丸。

(3) 加减变化:真阴不足、虚火上炎、骨蒸潮热、手足心热者,去枸杞子,加女贞子、墨旱莲、麦冬养阴清热;大便燥结者,加肉苁蓉润肠通便;汗出多者,加黄芪、浮小麦益气固表。

龙胆泻肝汤《医方集解》

组成:龙胆草 6 g、黄芩 9 g、栀子 9 g、泽泻 12 g、木通 6 g、车前子 9 g、当归 3 g、生地黄 9 g、柴胡 6 g、甘草 6 g。

功用:清泻肝胆实火,清利肝经湿热。

主治:

(1) 肝胆实火上炎证。症见头痛目赤,胁痛,口苦,耳聋,耳肿,舌红苔黄,脉弦数有力。

(2) 肝经湿热下注证。症见阴肿,阴痒,阴汗,小便淋浊,或女性带下黄臭,舌红苔黄腻,脉弦数有力。

方解:方中龙胆草大苦大寒,既能泻肝胆实火,又能利肝胆湿热,泻火除湿,两擅其功,故为君药。黄芩、栀子苦寒泻火,燥湿清热,增君药泻火除湿之力,用以为臣。泽泻、木通、车前子渗湿泄热,导肝经湿热从水道而去。肝乃藏血之脏,若为实火所伤,阴血亦随之消灼,且方中诸药以苦燥渗利伤阴之品居多,故用当归、生地黄养血滋阴,使邪去而阴血不伤。肝性喜疏泄条达而恶抑郁,火邪内郁,肝胆之气不疏,且骤用大剂苦寒降泄之品,既恐肝胆之气被抑,又虑折伤肝胆升发之机,遂用柴胡疏畅肝胆之气,与生地黄、当归相伍以适肝体阴用阳之性,并能引药归于肝胆之经,以上皆为佐药。甘草调和诸药,护胃安中,为佐使之用。火降热清,湿浊得利,循经所发诸症皆可相应而愈。

应用:

(1)本方适用于肝胆实火上炎证或肝经湿热下注证。临床当以头痛目赤,胁痛口苦,或阴肿阴痒,或小便淋浊,或女性带下黄臭,舌红苔黄或黄腻,脉弦数有力为辨证要点。

(2)加减变化:若肝胆实火较甚,可去木通、车前子,加黄连以加强泻火之力;风火上炎见头痛眩晕,目赤易怒者,可加菊花、桑叶、夏枯草以清肝散风;湿盛热轻者,可去黄芩、生地黄,加滑石、薏苡仁以增强利湿之功。

归脾汤《正体类要》

组成:白术、茯神、黄芪、龙眼肉、酸枣仁各 18 g,人参、木香各 9 g,炙甘草 6 g,当归 3 g,远志 3 g。

功用:益气补血,健脾养心。

主治:

(1)心脾气血两虚证。症见心悸怔忡,健忘失眠,盗汗虚热,食少体倦,面色萎黄,舌淡,苔薄白,脉细弱。

(2)脾不统血证。症见便血,紫癜,以及女性崩漏,月经提前,量多色淡,或淋漓不止,舌淡,脉细弱。

方解:方中黄芪甘温,补脾益气;龙眼肉甘平,既补脾气,又养心血,共为君药。人参、白术皆为补脾益气之要药,与黄芪相伍,补脾益气之功更加显著;当归补血养心,酸枣仁宁心安神,二药与龙眼肉相伍,补心血、安神志之力更强,均为臣药。佐以茯神养心安神,远志宁神益智;更佐理气醒脾之木香,与诸补气养血药相伍,可使其补而不滞。炙甘草补益心脾之气,并调和诸药,用为佐使。引用生姜、大枣,调和脾胃,以资化源。诸药配伍,心脾得补,气血得养,诸症自除。

应用:

(1)本方为补益心脾之常用方。以气短乏力,心悸失眠,或便血崩漏,舌淡,脉细弱为辨证要点。

(2)加减变化:血虚较甚,面色无华,头晕心悸者,可加熟地黄、阿胶等加强补血之功;崩漏下血兼少腹冷痛,四肢不温者,可加艾叶炭、炮姜炭以温经止血;崩漏下血兼口干舌燥,虚热盗汗者,可加生地炭、阿胶珠、棕榈炭以清热止血。

仙方活命饮《校注妇人良方》

组成:白芷、贝母、防风、赤芍、当归尾、甘草、皂角刺、穿山甲、天花粉、乳香、没药各 6 g,金银花、陈皮各 9 g。

功用:清热解毒,消肿溃坚,活血止痛。

主治:痈疡肿毒初起。症见局部红肿焮痛,或身热凛寒,苔薄白或黄,脉数有力。

方解:方中金银花善清热解毒疗疮,乃"疮疡圣药",故重用为君。然单用清热解毒,则气滞血瘀难消,肿结不散,又以当归尾、赤芍、乳香、没药、陈皮行气活血通络,消肿止痛,气行则营卫畅通,营卫畅通则邪无滞留,使瘀去肿散痛止,共为臣药。白芷、防风疏风散表,以助散结消肿;气机阻滞可致液聚成痰,故配用贝母、天花粉清热化痰排脓,可使脓未成即消;穿山甲、皂角刺通行经络,透脓溃坚,可使脓成即溃,均为佐药。甘草清热解毒,和中调药,为佐使药。煎药加酒者,借其通行周身,助药力直达病所,使邪尽散。诸药合用,共奏清热解毒,消肿溃坚,活血止痛之功,使脓"未成者即散,已成者即溃"(《校注妇人良方》)。

应用:

(1)本方为"疮疡之圣药,外科之首方"。适用于阳证而体实的各种疮疡肿毒,以红肿焮痛,或身热凛寒为主,也可用于治疗湿热瘀结证急慢性盆腔炎,或乳汁淤积、情志不畅、湿热蕴结、肝郁胃热而引起的急性乳腺炎,或气滞血瘀证子宫肌瘤。以舌黯红,苔薄白或黄,脉数有力为辨证要点。

(2)加减变化:疮痈瘀滞不甚而疼痛较轻者,可去乳香、没药;热毒甚而见局部红肿热痛明显,口苦,舌红苔黄,脉数者,宜加蒲公英、紫花地丁、野菊花、连翘。临床可依据疮疡所在部位不同,分别加入引经药物,痈疮在头部者加川芎,在颈项者加桔梗,在胸部者加瓜蒌皮,在胁部者加柴胡,在腰脊者加秦艽,在上肢者加姜黄,在下肢者加牛膝。有结节者,可加三棱、莪术、桃仁。下腹疼痛者,可加延胡索、香附以增行气止痛之功。

生化汤《傅青主女科》

组成：全当归 24 g、川芎 9 g、桃仁 6 g、干姜 2 g、甘草 2 g，黄酒、童便各半煎服。

功用：化瘀生新，温经止痛。

主治：产后瘀血腹痛。症见恶露不行，小腹冷痛，脉迟细或弦。

方解：方中重用全当归补血活血，化瘀生新，为君药。川芎辛散温通，活血行气；桃仁活血祛瘀，均为臣药。干姜入血散寒，温经止血；黄酒温通血脉以助药力，共为佐药。炙甘草和中缓急，调和诸药，用以为使药。原方另用童便（现多不用）同煎者，乃取其益阴化瘀，引败血下行之意。诸药合用，具有活血养血、化瘀生新、温经止痛之功，使瘀血得去，新血得生，则腹痛自止。方名生化，乃生新血、化瘀血之意，即唐容川所谓"血瘀能化之，则所以生之"（《血证论》）。

应用：

（1）本方为女子产后之常用方。以产后恶露不行，小腹冷痛为辨证要点。

（2）加减变化：小腹冷痛寒甚者，可加肉桂、吴茱萸温经散寒；产时失血量多，面色无华，脉细明显者，加大枣益气养血；若兼乳房胀痛气滞，可加香附疏肝理气；若兼乳汁不下，可加王不留行通经下乳。

当归芍药散《金匮要略》

组成：当归 9 g、芍药 48 g、茯苓 12 g、白术 12 g、泽泻 24 g、川芎 24 g。

功用：养肝和血，健脾祛湿。

主治：肝脾两虚，血瘀湿滞证。症见腹中拘急，绵绵作痛，或脘腹疼痛，头目眩晕，食少神疲，或下肢浮肿，小便不利，舌淡苔白，脉细弦或缓。

方解：本方重用白芍为君药，除血痹，破坚积，缓急止痛，养血敛阴。白术甘苦而燥，健脾燥湿，为臣药。君臣相配，养肝扶脾。川芎调达肝气，并活血行滞；当归养血活血，一助芍药养肝血，二助川芎活血调肝；茯苓健脾渗湿宁心，泽泻淡渗利湿消肿，共协白术健脾祛湿，共为佐药。诸药相合，则肝血充，脾气健，水湿去，肝脾调和，气血畅通,诸症得解。

应用:

(1)本方为妇科常用方,治妊娠腹中绞痛,以及妇人腹中诸痛。临床使用以腹痛,或下肢浮肿,小便不利,舌淡苔白为辨证要点。

(2)加减变化:血虚重者,宜加枸杞子、龙眼肉,以增补血作用;脾虚甚者,宜加党参、黄芪,以增补气之功;肝郁明显者,宜加柴胡、香附,以疏肝理气。

当归建中汤《千金翼方》

组成:当归 12 g、桂枝 9 g、芍药 18 g、生姜 9 g、甘草 6 g、大枣 4 枚;若大虚,加饴糖 30 g。

功用:温补气血,缓急止痛。

主治:中焦虚寒,营血不足证。症见产后虚羸不足,腹中痛不已,少气,或少腹拘急挛痛引腰背,不能饮食者。

方解:本方重用甘温质润入脾之饴糖,一者温中补虚,二者缓急止痛,一药而两擅其功,故以为君。臣以辛温之桂枝,温助脾阳,祛散虚寒。饴糖与桂枝相伍,辛甘化阳,温中益气,使中气强健,不受肝木之侮。本方重在温补中焦,建立中气,故名"建中",加入当归,则养血的作用更强。

应用:

(1)本方以中焦虚寒,虚羸不足,腹中绞痛,或小腹拘急,舌淡苔白,脉细而缓为辨证要点。

(2)加减变化:寒甚者,重用桂枝、生姜;虚损甚而偏气虚者加黄芪,偏血虚者重用当归,气血俱亏者合黄芪、当归;营阴不守见自汗心悸,虚烦不寐者,可加酸枣仁、浮小麦。

安冲汤《医学衷中参西录》

组成:白术 18 g、黄芪 18 g、龙骨 18 g、牡蛎 18 g、生地黄 18 g、白芍 9 g、海螵蛸 12 g、茜草 9 g、川续断 12 g。

功用:补气摄血,固涩安冲。

主治:脾虚气弱,冲脉不固所致的女性月经过多,色淡红,质清稀,或经行时久,过期不止或不时漏下,伴神疲肢倦,气短懒言,小腹空坠,面色㿠白,舌淡苔薄,脉细弱。

方解:方中白术、黄芪益气健脾;配以龙骨、牡蛎、海螵蛸收敛固涩;茜草化瘀止血;佐以川续断、生地黄、白芍补益肝肾以安冲。合而用之,共奏益气健脾、安冲摄血之功。

应用:

(1)本方治女性经水行时多而久,过期不止或不时漏下。以行经量多,色淡红,质清稀,小腹空坠,舌淡,苔薄,脉缓弱为辨证要点。

(2)加减变化:正值经期,血量多者,酌加阿胶、艾叶炭、炮姜、乌贼骨以固涩止血;经行有块或伴下腹痛者,酌加益母草、蒲黄、五灵脂化瘀止血止痛;兼见腰骶冷痛,大便溏薄者,为脾肾双亏,酌加补骨脂、炒杜仲温补脾肾,固冲止血。

寿胎丸《医学衷中参西录》

组成:菟丝子120 g、桑寄生60 g、川续断60 g、阿胶60 g。

功用:补肾健脾,益气安胎。

主治:治肾虚滑胎,妊娠下血,胎动不安,胎萎不长者。症见妊娠下血,色淡黯,腰酸腹痛下坠,或屡孕屡堕,伴头晕耳鸣,夜尿多,眼眶黯黑,舌淡黯,苔白,脉沉细滑,尺脉弱。

方解:方中菟丝子补肾养精,益阴而固阳;桑寄生、川续断补益肝肾,养血安胎;阿胶滋阴养血止血。本方药味虽简,配伍严谨,药性平和,适时加减,疗效显著。

应用:

(1)寿胎丸主要用于治疗妊娠滑胎、胎动不安。以妊娠下血,腰酸腹痛下坠,或屡孕屡堕,舌淡黯,苔白,脉沉细滑,尺脉弱为辨证要点。

(2)加减变化:气虚者加党参、黄芪;血虚者加当归、熟地黄;偏热者加黄芩、苎麻根;气滞者加苏梗、砂仁;血瘀者加三七粉、炒蒲黄;若腰痛明显,小便频数或夜尿多,加杜仲、覆盆子、益智仁加强补肾安胎、固摄缩泉之功;若小腹下坠明显,加党参、黄芪、升麻益气升提安胎或高丽参另炖服;若阴道出血不止,加山萸肉、地榆固冲止血;若大便秘结,选加肉苁蓉、熟地黄、桑椹滋肾增液润肠。临证结合肾之阴阳偏颇,选加温肾(如杜仲、补骨脂、鹿角霜)或滋阴(如山萸肉、二至丸、淮山药)之品。

两地汤《傅青主女科》

组成:生地黄 30 g、玄参 30 g、白芍 15 g、麦冬 15 g、地骨皮 9 g、阿胶 9 g。

功用:养阴清热调经。

主治:治肾水不足,虚热内炽之月经先期。症见经来先期,量少色红,质黏稠,伴有两颧潮红,手足心热,潮热盗汗,咽干口燥,舌红苔少,脉细数无力。

方解:阴虚与血热同时存在,当一面养阴以培阳,一面清热以护阴。故方用生地黄、玄参、麦冬、白芍、阿胶养血滋液,补不足之阴,阴平阳自秘;生地黄、玄参、地骨皮清肝肾虚热,热清阴自充,两组药物同用,相辅相成,展示了以养阴为主、清热为辅的配伍形式。

应用:

(1)本方所治月经先期乃阴虚血热所致,以经来先期,量少色红,舌红少苔,脉细数为辨证要点。

(2)加减变化:阴虚阳亢,兼见头晕耳鸣者,酌加钩藤、石决明、龙骨、牡蛎平肝潜阳;若经来量多,加女贞子、墨旱莲、地榆以滋阴清热止血。

完带汤《傅青主女科》

组成:白术 30 g、山药 30 g、人参 6 g、白芍 15 g、车前子 9 g、苍术 9 g、甘草 3 g、陈皮 2 g、黑芥穗 2 g、柴胡 2 g。

功用:补脾疏肝,化湿止带。

主治:肝郁脾虚,湿浊下注之带下证。症见带下色白,清稀无臭,肢体倦怠,大便溏薄,舌淡苔白,脉缓或濡弱。

方解:方中白术健脾而化湿浊,山药补肾以固带脉,二者相合,补脾肾,祛湿浊,约带脉,则带下可止,共为君药。人参补中益气,助君药补脾之力;苍术燥湿运脾,车前子利湿泄浊,以增山药祛湿之能;白芍柔肝理脾,使肝木条达而脾土自强,共为臣药。辅以陈皮理气和中,使君药补而不滞,又可令气行而湿化;柴胡、黑芥穗之升散,得白术可升发脾胃清阳,配白芍可疏达肝气以适肝性,均为佐药。甘草和中,为使药。诸药相配,使脾气健运,肝气条达,清阳得升,湿浊得化,则带下自止。

应用:

(1)本方为治疗脾虚肝郁,湿浊下注带下证之常用方。以带下色白,清稀无臭,舌淡苔白,脉濡缓为辨证要点。

(2)加减变化:带下日久,肾气亏虚而见腰膝酸痛者,加菟丝子、杜仲、续断;肝气郁结而见胸胁疼痛者,加香附、青皮、川芎;肝脉寒凝而见少腹疼痛者,可加小茴香、乌药;肾经虚寒而见带下清稀色白量多者,可加鹿角霜、巴戟天。另外,本方可选加煅龙骨、煅牡蛎、海螵蛸、芡实以增强收涩止带之功,标本兼治。

金匮肾气丸《金匮要略》

组成:干地黄 24 g、山药 12 g、山茱萸 12 g、泽泻 9 g、茯苓 9 g、牡丹皮 9 g、桂枝 3 g、附子 3 g。

功用:补肾助阳,化生肾气。

主治:肾阳气不足证。症见腰痛脚软,身半以下常有冷感,少腹拘急,小便不利,或小便反多,入夜尤甚,阳痿早泄,舌淡而胖,脉虚弱,尺部沉细;以及痰饮,水肿,消渴,脚气,转胞等。

方解:方用干地黄为君,滋补肾阴,益精填髓。《本草经疏》谓:干地黄,乃补肾家之要药,益阴血之上品。臣以山茱萸,补肝肾,涩精气;山药健脾气,固肾精。二药与干地黄相配,补肾填精,谓之"三补"。臣以附子、桂枝,温肾助阳,生发少火,鼓舞肾气。佐以茯苓健脾益肾,泽泻、丹皮降相火而制虚阳浮动,且茯苓、泽泻均有渗湿泄浊、通调水道之功。三者配伍,与"三补"相对而言,谓之"三泻",即补中有泻,泻清中之浊以纯清中之清,而益肾精,且补而不滞。诸药相合,非峻补元阳,乃阴中求阳,微微生火,鼓舞肾气,即"少火生气"之意。

应用:

(1)本方为补肾助阳,化生肾气之代表方。以腰膝酸软,腰以下冷,小便失常,舌淡而胖,脉沉无力为辨证要点。

（2）加减变化：畏寒肢冷较甚者，可将桂枝改为肉桂，并加重肉桂、附子之量，以增温补肾阳之效；兼痰饮咳喘者，加炮姜、细辛、法半夏以温肺化饮；夜尿多者，可加巴戟天、益智仁、金樱子、芡实以助温阳固摄之功。

桂枝茯苓丸《金匮要略》

组成：桂枝 6 g、茯苓 6 g、丹皮 6 g、桃仁 6 g、芍药 6 g。

功效：活血化瘀，缓消癥块。

主治：瘀阻胞宫证。症见妇人素有癥块，妊娠漏下不止，或胎动不安，血色紫黑晦暗，腹痛拒按，或闭经腹痛，或产后恶露不尽而腹痛拒按者，舌质紫黯或有瘀点，脉沉涩。

方解：方中桂枝辛甘温，温通血脉，以行瘀滞，为君药。瘀结成癥，不破其血，其癥难消，故配伍桃仁、丹皮活血破瘀，散结消癥，且漏下之证用行血之品，亦含"通因通用"之意；丹皮又能凉血以清瘀久所化之热，共为臣药。芍药养血和血，使破瘀而不伤正，并能缓急止痛；癥块的形成，与气滞、血瘀、痰结、湿阻密切相关，尤其以瘀血痰湿互结最为多见，配伍茯苓甘淡渗利，渗湿健脾，以消痰利水，配合祛瘀药以助消癥，并健脾益胃，以扶正气，为佐药。以白蜜为丸，取蜜糖之甘缓，并用丸药，"丸者缓也"，以缓和诸破瘀药之力，为使药。诸药合用，共奏活血化瘀、缓消癥块之功，使瘀化癥消，诸症皆愈。

应用：

（1）本方为缓消癥块法之代表方。以少腹宿有癥块，腹痛拒按，或下血色晦暗而夹有瘀块，舌质紫黯，脉沉涩为辨证要点。女性妊娠而有瘀血癥块，只能渐消缓散，不可峻攻猛破，若攻之过急，则易伤胎元。故原著十分强调其服法："如兔屎大，每日食前服一丸，不知，加至三丸。"即应从小剂量开始，不知渐加，使消癥而不伤胎；中病即止，不可久服；正常妊娠下血者慎用；若阴道下血较多，腰酸腹痛较甚者，则非本方所宜。

（2）加减变化：月经过多，崩漏不止者，加贯众炭 30 g、血余炭 15 g 以养血止血；疼痛剧烈者，选加川楝子 12 g、延胡索 12 g、乳香 12 g、没药 12 g 以活血化瘀止痛；月经过少闭经者，加牛膝 15 g、泽兰 15

g 通经活血调经;包块质硬,加三棱 12 g、莪术 12 g、昆布 15 g、鸡内金 10 g、山楂 15 g、海藻 15 g 以化瘀软坚消癥。

二、刘云鹏经验方

益母生化汤

组成:益母草 15 g、当归 24 g、川芎 9 g、桃仁 9 g、炮姜 6～9 g、甘草 6 g。

功用:活血行瘀,通经止痛。

主治:产后恶露不净,经行小腹疼痛,或人流、药流后,腰痛,恶露不净,亦可用于崩漏不止并腹痛。

方解:方中重用当归养血活血,且以镇痛;川芎行气活血为血中气药,气行则血行;桃仁活血化瘀,炮姜温经通络,甘草补中调和诸药;益母草去瘀生新,全方为养血活血、祛瘀生新之剂。可治产后恶露不净,经期腹痛及人流、药流血瘀等症,或崩漏夹瘀。

应用:

(1) 本方由生化汤加减而成,是一个活血止痛、祛瘀生新的方剂。

(2) 加减变化:腹痛甚者可选加蒲黄 9 g、五灵脂 9 g、延胡索 12 g、川楝子 12 g 等活血止痛;小腹胀痛,可选加香附 12 g、枳壳 9 g、槟榔 12 g、木香 9 g 等消胀止痛;腰痛,血量少者加牛膝 9 g 活血;血量多者加续断 12 g 止血;腰胀者加乌药 9 g 消胀;热者本方去炮姜加丹皮 9 g,热盛者选苦参 9 g、栀子 9 g 清热、凉血、止血;气虚可选加党参 15 g、黄芪 20 g 益气;寒者可选加桂枝 6 g、艾叶 9 g 温阳。

内膜异位Ⅰ号方

组成:黄芪 30 g、白芍 30 g、甘草 10 g、蒲黄 10 g、五灵脂 15 g。

功用:益气化瘀,缓急镇痛。

主治:子宫内膜异位症,症见经期腹痛或进行性加重,舌淡黯,苔薄或有齿痕,脉软。

方解:方中重用黄芪补气,甘草配黄芪以增加益气的作用,重用白芍养阴血,配甘草酸甘化阴,以缓急止痛。蒲黄、五灵脂活血化瘀,补中有通,且有镇痛的作用,甘草又有调和诸药的作用。全方共奏益气化瘀、缓急止痛的作用,使瘀血得化,经脉得养而痛止。

应用:

(1) 本方是一个益气化瘀、缓急镇痛的方剂。

(2) 加减变化:附件有包块,质硬者,加三棱 12 g、莪术 12 g 以活血化瘀;包块有囊性感者,加昆布 15 g、海藻 15 g 以除湿化痰软坚;腹痛甚,面色苍白,肢冷者,加细辛 6 g、肉桂 6 g、吴茱萸 9 g 以散寒止痛。

内膜异位Ⅱ号方

组成:丹皮 9 g、栀子 9 g、黄芩 12 g、郁金 9 g、制香附 12 g、八月扎 10 g、当归 15 g、赤芍 15 g、白芍 15 g、红花 9 g、三棱 12 g、莪术 12 g、白芥子 9 g、延胡索 12 g、川楝子 12 g、没药 15 g、徐长卿 10 g。

功用:清热化瘀,除湿止痛。

主治:症见小腹疼痛拒按,经期加剧,伴经量多,色红质稠,白带量多,色黄,舌红苔黄,脉弦数。

方解:方中丹皮、栀子、黄芩清热,郁金、制香附、八月扎疏肝行气,当归、赤芍、白芍、红花养血活血,三棱、莪术、白芥子活血化瘀除痰散结,延胡索、川楝子、没药、徐长卿行气活血止痛,诸药合用,具有清热行气化瘀止痛之功。

应用:

(1) 本方是一个清热行气、化瘀止痛的方剂。

(2) 加减变化:月经过多或经期延长,加地榆炭 15 g、贯众炭 15 g 凉血止血;腹痛甚者,加蒲黄 9 g、五灵脂 15 g 活血止痛。

活血化瘀方

组成:蒲黄炭 9 g、赤芍 9 g、泽兰 9 g、川芎 9 g、桃仁 9 g、红花 9 g、莪术 9 g、卷柏 9 g、续断 9 g、炙甘草 6 g。

功用:活血化瘀止痛。

主治:血瘀崩漏,症见阴道出血或多或少,或有血块,腹痛拒按,下血后腹痛减轻,脉沉弦,舌质黯,或有瘀点,舌苔薄。

方解:方中川芎、赤芍、桃仁、红花、泽兰、莪术等皆为活血化瘀之要药,续断治腰痛补肾而止血,蒲黄炭、卷柏活血化瘀而止血,炙甘草调和诸药,整个方剂以活血祛瘀为治,是一个治疗血瘀崩漏的验方。

应用:

(1)本方是一首活血化瘀、通因通用的方剂。用以治疗瘀血阻滞脉络血不循经的崩漏证。常遇气虚用益气摄血之法无效者,采用本方有效。

(2)加减变化:腹痛甚者,加五灵脂 12 g,或三七粉(冲服)3 g 以活血祛瘀,止血止痛;腹胀者,可加香附 12 g、枳壳 9 g 以理气行滞;兼有热象者,可选加黄芩 9 g、炒栀子 9 g、丹皮 9 g 以清热凉血;兼有寒象者,可加炮姜 6 g、艾叶炭 9 g 以温经散寒通络止血;血虚者,加阿胶(兑)12 g、棕榈炭 9 g 补血止血;气虚者,加黄芪 20 g、党参 20 g 以益气摄血。

清利固冲汤

组成:生地黄 9 g、当归 10 g、白芍 15 g、黄芩 9 g、黄连 9 g、益母草 15 g、通草 9 g、大黄炭 12 g、蒲黄炭 10 g、滑石 30 g、白茅根 30 g、炒贯众 30 g。

功用:清热除湿,凉血止血。

主治:崩漏日久兼夹湿热者。

方解:方中黄连、黄芩、滑石、通草清热利湿。当归、白芍、生地黄、益母草养血活血。白茅根、炒贯众、大黄炭、蒲黄炭清热凉血,活血止血。全方共奏清热利湿、活血止血之功。

应用:

(1)本方是治疗湿热窜入血分之崩漏的方剂。

(2)加减变化:下血量多者,可加地榆炭 30 g 凉血止血;兼血瘀者,可加三七粉 3 g(冲服)以活血止血。

健脾固冲汤

组成:阿胶 12 g、生地黄 9 g、黄芩 9 g、白术 9 g、白芍 12 g、甘草 6 g、姜炭 3～6 g、赤石脂 30～60 g。

功用:健脾坚阴,固涩冲任。

主治:症见崩漏久不止,口干,纳差,四肢无力,脉虚数或沉软,舌质红而干或淡红,舌苔黄。

方解:方中黄芩苦寒坚阴,阿胶、生地黄养血滋阴止血,白芍养血敛阴,姜炭、赤石脂涩血固冲任,白术、甘草健脾益气。全方养血敛阴,健脾摄血,固涩冲任,多用于中年、更年期血崩,治脾虚阴伤之崩漏甚效。

应用:

(1) 本方是一首治疗脾虚阴伤、崩漏下血的良方。

(2) 加减变化:下血量多,可加棕榈炭 9 g、煅龙骨 30 g、煅牡蛎 30 g 以固涩冲任;舌质红,脉细数或手足心热,是阴虚之候,可加女贞子 15 g、墨旱莲 15 g 以滋阴清热止血;热甚者,可加黄柏 9 g;腰痛者,加杜仲 12 g、续断 9 g 补肾止血;气虚者,加党参 30 g 或黄芪 30 g 以益气摄血。

调经一号方

组成:柴胡 9 g、当归 9 g、白芍 9 g、白术 9 g、茯苓 9 g、甘草 3 g、香附 12 g、郁金 9 g、川芎 9 g、益母草 15 g。

功用:疏肝扶脾,理气调经。

主治:症见经前胸乳作胀,喜呃逆叹息,舌淡红,苔薄黄,脉沉弦数。

方解:方中柴胡、当归、白芍疏肝解郁;白术、茯苓、甘草健脾补虚;香附、郁金理气疏肝;川芎、益母草行气活血调经,全方理气活血,扶脾调经,适用于胸乳作胀为主的月经前后诸证。

应用:

(1) 此方是一首疏肝扶脾、理气调经的方剂,适用于肝郁脾虚的月经前后诸证。

(2) 加减变化:头晕、便结、舌红、脉弦数者,加炒栀子 9 g、丹皮 9 g 以泻郁火;脘腹胀,食少,脉弦者,去白术、茯苓,加苍术 9 g、厚朴 9 g、陈皮 9 g 开胃除满;恶心欲呕者,加半夏 9 g、陈皮 9 g 和胃除痰;小腹胀痛者,可选加枳实 9 g、青皮 9 g、木香 9 g 等;胀痛甚者加槟榔 12 g 以理气消胀;腰腹胀痛者可加牛膝 12 g、乌药 9 g 理气活血。

调经二号方

组成:乌药 9 g、木香 9 g、香附 12 g、槟榔 12 g、甘草 3 g、当归 9 g、川芎 19 g、益母草 15 g、牛膝 9 g。

功用:理气,活血,调经。

主治:症见经前腰部胀痛,小腹胀,舌质红,舌苔薄,脉沉弦。

方解:方中乌药、木香、香附、槟榔疏肝理气,川芎、当归、益母草、牛膝活血调经,佐以甘草调和诸药,为经前理气调经的常用方。

应用:

(1)本方是一个理气活血调经的方剂。

(2)加减变化:小腹痛者,可选加玄胡 9 g、五灵脂 9 g 等以活血祛瘀止痛;小腹冷痛,可加高良姜 9 g 散寒止痛;气郁化火者,可加炒栀子 9 g、丹皮 9 g。

加减苍白二陈汤

组成:苍术 9 g、白术 9 g、法半夏 9 g、陈皮 9 g、茯苓 9 g、甘草 3 g、升麻 9 g、柴胡 9 g。

功用:升清降浊,燥湿止带。

主治:痰湿内阻证,症见带下色白或黄,胸闷纳差,小腹坠胀,或小便坠,脉软滑,舌质淡红,舌苔白腻。

方解:带下为湿所生,方中苍术、白术健脾燥湿,法半夏、陈皮、茯苓、甘草降中焦之浊湿,升麻、柴胡升下陷之清阳,脾气升,胃气降,湿除带止。

应用:

(1)本方具有燥湿和胃、调理脾胃的作用。

(2)加减变化:湿郁化热,脉滑数,舌质红,舌苔黄腻者,可加黄柏 9 g、蒲公英 30 g 以清热除湿;腰痛者,可加牛膝 9 g、草薢 12 g 以利湿止痛;心慌气短者,可加党参 15 g、山药 30 g 以健脾益气止带;小便短而频数者,可加滑石 30 g、车前草 15 g 以清热利尿。

固胎汤

组成:党参 30 g、炒白术 30 g、炒扁豆 15 g、山药 15 g、炙甘草 9 g、熟地黄 30 g、山茱萸 12 g、炒杜仲 12 g、枸杞子 15 g、续断 12 g、桑寄生 15 g、炒白芍 15～30 g。

功用:脾肾双补,安胎止痛。

主治:习惯性流产(亦用于防治滑胎或先兆性流产)。症见腰痛,小腹或坠或痛,脉沉弱无力,舌质淡,舌苔薄黄。

方解:凡习惯性流产患者,大多因脾肾双亏而致病。方中党参、炒白术、炒扁豆、山药、炙甘草健脾益气补后天;熟地黄、山茱萸、炒杜仲、枸杞子养血益精补先天;续断、桑寄生补肾安胎,治腰痛;炒白芍敛阴养血,缓解痉挛,治腹痛。先天、后天双补,脾肾旺盛,则胎自无恙,本方用药主次分明,主药剂量重用是其特点,如方中重用参术补脾益气,重用熟地黄滋肾补血等。在临床用本方时,虽有加减,但主药剂量不变,重点突出,颇有效验。

应用:

(1) 本方是一首健脾补肾安胎止痛的方剂,适用于先天、后天俱虚的习惯性流产患者。临床上亦用于因脾肾双虚所致的先兆流产。

(2) 小腹坠者,加升麻 9 g、柴胡 9 g、黄芪 18 g 以升阳举陷安胎;小腹胀痛者,加枳实 3 g 以理气止痛;小腹掣痛者,重用白芍 30 g、甘草 9 g 以和营止痛;胎动下血者,可选加阿胶(兑)12 g、墨旱莲 30 g、棕榈炭 9 g、赤石脂 30 g、仙鹤草 30 g 以止血固冲安胎;口干便结、舌红苔黄,有热象者,可加黄芩 9 g 以清热安胎。

发乳方

组成:党参 30 g、黄芪 30 g、当归 15 g、山甲珠 9 g、通草 6 g、王不留行 15 g、七孔猪蹄一只。

功用:补气,活血,通乳。

主治:产后气血虚弱,症见乳少,质稀,色淡,脉虚无力,舌质淡红,舌苔薄。

方解:本方是一首益气养血通络下乳的方剂。方中党参、黄芪补气,气旺则乳汁亦旺,当归养血活血,血旺则乳汁自生,此三味药益气活血,则乳汁充盈,佐以山甲珠、通草、王不留行以通脉络利乳管,全方补益气血,通络下乳,适用于产后气血虚弱的缺乳症。

子宫肌瘤非经期方

组成:当归 9 g、川芎 9 g、地黄 9 g、白芍 9 g、桃仁 9 g、红花 9 g、昆布 15 g、海藻 15 g、三棱 9 g、莪术 9 g、土鳖虫 9 g、丹参 15 g、刘寄奴 15 g、炙鳖甲 15 g。

功用:活血化瘀消癥瘕。

主治:用于子宫肌瘤患者的非经期治疗。症见少腹疼,脉沉弦,舌黯红有瘀点,苔薄。

方解:方中桃红四物汤活血祛瘀,三棱、莪术破血消积,昆布、海藻软坚散结,土鳖虫、刘寄奴破血逐瘀,炙鳖甲散结消瘀,丹参养血活血,全方祛瘀生新消包块,祛瘀之中寓养血之意,本方可持续服用或为丸缓图之。

应用:

(1)用于子宫肌瘤的非经期治疗。

(2)加减变化:少腹胀者,可选加木香 9 g、制香附 12 g、枳壳 9 g等理气消滞;腰胀者,可加乌药 9 g、牛膝 9 g 以理气活血止痛;脉弦、头晕者,可加夏枯草 15 g、石决明 18 g 清热平肝;失血过多,心慌,气短者,可加党参 15 g、黄芪 18 g 以益气生血。

子宫肌瘤经期方

组成:当归 9 g、地黄 9 g、白芍 9 g、川芎 9 g、茜草 9 g、丹参 15 g、阿胶(兑)12 g、刘寄奴 9 g、益母草 12 g、蒲黄炭 9 g、紫草 15 g。

功用:活血养血,调经消癥。

主治:用于子宫肌瘤患者经期治疗,症见经来量多或兼少腹疼痛,脉沉弦,舌黯,苔薄或有瘀点。

方解:方中当归、川芎、地黄、白芍养血活血,阿胶养血止血,丹参、茜草、刘寄奴、益母草、蒲黄炭、紫草活血止血,全方养血活血,止血祛瘀生新。

应用:

(1)用于子宫肌瘤经期治疗。

(2)加减应用:经来量多如注者,可选加赤石脂 30 g、棕榈炭 9 g、乌贼骨 9 g 以止血;偏热者,加炒贯众 30 g、地榆炭 30 g 清热止血;

偏寒者,加姜炭 6 g、艾叶炭 9 g 以固涩冲任引血归经;心慌气短者,加党参 20 g、黄芪 20 g;气虚下陷,小腹坠胀者,可合补中益气汤以益气升阳摄血;腰痛者可加续断 15 g、杜仲 12 g 以补肾止痛。

桂己合方

组成:桂枝 9 g、茯苓 9 g、桃仁 9 g、丹皮 9 g、赤芍 15 g、汉防己 15 g、椒目 9 g、葶苈子 9 g、酒大黄 9 g。

功用:活血化瘀,逐水消癥。

主治:症见附件包块,按之有囊性感,常伴有少腹胀痛或少腹冷。脉沉软或软滑、舌淡黯或边有瘀点,苔灰或薄白。

方解:桂枝茯苓丸为活血化瘀缓消癥块之经方,主治寒湿凝滞,瘀血与水阻滞经脉而形成的癥块,己椒苈黄丸为攻坚决壅、分消水饮之经方,主治水走肠间的腹满,桂枝茯苓丸长于活血化瘀,己椒苈黄丸长于攻坚逐水,两方合用可共奏活血祛瘀、逐水消癥之效。

应用:

(1) 本方适用于血与水结成的附件囊性包块。

(2) 加减变化:包块按之柔软者可加昆布 15 g、海藻 15 g 以行水消瘀;包块按之坚硬腹痛者可加三棱 9 g、莪术 9 g 以破血消积;腰胀疼者可加乌药 9 g、牛膝 9 g 活血理气;若大便溏去大黄,加大枣 9 g,本方用大黄不在于通便而在于破血下瘀,也可减量同煎,使下泻力缓,而奏化瘀之效;少腹寒痛者可加良姜 6 g、香附 12 g 以温散寒邪。

加减苇茎汤

组成:芦根 30 g、桃仁 9 g、冬瓜仁 15 g、薏苡仁 15 g、鱼腥草 30 g、玄参 9 g、败酱草 30 g、木香 9 g、郁李仁 9 g。

功用:清热解毒,利水逐瘀。

主治:附件包块湿热证,症见胸脘痞闷,肢软,脉软滑或大滑,舌质红,舌苔黄厚腻。

方解:本方清热解毒,利水逐瘀,方中桃仁活血祛瘀,冬瓜仁、薏苡仁利水消肿,合芦根清热排脓,木香理气,鱼腥草、败酱草清热解毒,玄参、郁李仁清热养阴散结。

应用:

（1）全方清热败毒,利水逐瘀,适用于湿热所致的附件包块。

（2）加减变化:包块按之有囊性感者,痰湿阻滞经脉,可加昆布15 g、海藻 15 g 以化痰软坚;包块质坚者,有瘀血,可加三棱 12 g、莪术 12 g 以活血化瘀,消结通络,或加泽兰 9 g 以活血利水散结;小便短黄为湿热结于膀胱,可选加牛膝 9 g、木通 6 g、车前子 9 g、滑石 20 g、萹蓄 9 g 等以通利水湿。

柴枳败酱汤

组成:柴胡 9 g、枳实 9 g、赤芍 15 g、白芍 15 g、甘草 6 g、三棱 12 g、莪术 12 g、丹参 20 g、香附 12 g、牛膝 12 g、红藤 30 g、败酱草 30 g、酒大黄 9 g。

功用:清热败毒,活血化瘀止痛。

主治:急慢性盆腔炎、腹痛或附件包块,脉数舌红苔黄厚。

方解:柴胡、枳实、赤芍、白芍、甘草为四逆散,调理气机,疏肝活血;丹参、制香附、三棱、莪术理气活血祛瘀,并以红藤、败酱草清热败毒,酒大黄可活血,同时配合牛膝引血下行,直达病灶,以奏殊功。

应用:

（1）用于治疗腹痛或附件区包块、急慢性盆腔炎。

（2）白带量多者,加蒲公英 30 g、黄柏 9 g 清热利湿;腰痛者,加乌药 9 g 理气止痛。

十味消毒饮

组成:夏枯草 15 g、白花蛇舌草 30～60 g、天葵子 15 g、金银花 20 g、三棱 12 g、蒲公英 30 g、紫花地丁 15 g、白茅根 30 g、昆布 15 g、海藻 15 g。

功用:清热败毒,消癥瘕。

主治:热毒兼包块,异位症热重者。

方解:夏枯草、白花蛇舌草、金银花、蒲公英、白茅根、紫花地丁清热败毒消包块,天葵子行气利湿,三棱、昆布、海藻破积行水,消积聚。

应用:

（1）全方清热败毒,破血消积,止痛有功效。

（2）加减变化:热毒重者,加山慈菇 15 g、天花粉 15 g 以加强败毒之力;兼气虚者,选加党参、黄芪、升麻以清阳举陷托毒。

益五合方

组成:当归 10 g、川芎 10 g、熟地黄 12 g、白芍 10 g、丹参 20 g、白术 9 g、茺蔚子 12 g、香附 10 g、益母草 15 g、覆盆子 10 g、菟丝子 20 g、枸杞子 20 g、车前子 10 g、五味子 9 g。

功用:养血活血,补肾益精。

主治:月经后期或腰酸痛,或经量少,或婚久不孕,由精虚血虚所致者,脉沉弱,舌质淡红,舌苔薄。

方解:方中当归、川芎、白芍、熟地黄养血活血;白术健脾以益生化之源;丹参活血养血;香附疏肝理气开郁,肝脾得调,则月经按时来潮;茺蔚子、益母草活血调经种子;五子衍宗丸补益肾精以种子。

应用:

(1)全方共奏养血填精、调经种子的功效,是治疗不孕症的良方。

(2)加减应用:腰酸怕冷者,加仙茅 9 g、淫羊藿 15 g 以温阳补肾;纳差气短,大便不爽者,加党参 15 g、黄芪 15 g 以助健脾益气之力;经前乳胀可加柴胡 9 g、郁金 9 g 以疏肝开郁。

加减复原通气散

组成:青皮 9 g、陈皮 15 g、瓜蒌 15 g、山甲珠 10 g、金银花 15 g、连翘 15 g、甘草 3 g、贝母 12 g、白芷 9 g。

功用:清热解毒理气,活血通络。

主治:乳腺增生症,乳痈。症见双乳疼痛有块,或局部红肿,舌黯红,苔黄,脉弦。

方解:方中青皮、陈皮疏肝理气,治胸乳胀痛;山甲珠活血通经下乳,寓理气药中通经力更强;瓜蒌宽胸散结,清上焦积热,化痰浊,通痹塞;白芷、贝母化痰散结止痛;金银花、连翘清热解毒,且有消肿散结的作用;甘草调和诸药解毒。全方共奏清热解毒理气活血通络之功。

应用:

(1)本方是一个治疗乳腺增生症、乳痈的有效方剂。

(2) 加减变化:经前乳胀甚者,加柴胡 9 g、当归 12 g、白芍 15 g、川芎 9 g、益母草 15 g 以疏肝调经通络;乳房疼痛按之有块者,可选加三棱 12 g、鹿角霜 15 g、夏枯草 30 g、莪术 12 g 以活血化瘀,软坚散结。

慢性乳腺炎方

组成:柴胡 9 g、当归 9 g、青皮 9 g、陈皮 15 g、全瓜蒌 15 g、甘草 6 g、炮山甲 9 g、金银花 15 g、连翘 15 g、白芍 15 g、香附 12 g、郁金 9 g。

功用:疏肝通络,理气散结。

主治:慢性乳腺炎、乳腺肿块,或双乳、胸背胀痛,脉沉弦,舌质红,苔薄黄。

方解:本方疏肝开郁,理气散结,方中柴胡、当归、白芍疏肝柔肝,郁金、香附调肝气以散结,炮山甲、当归活血以通络,全瓜蒌开胸以散结,陈皮理气导滞,甘草调气和中,金银花、连翘清热解毒。

应用:

(1) 全方解郁散结,清热通络,是治疗慢性乳腺疾病的一个有效方剂。

(2) 加减变化:乳房有块,按之硬、活动,属痰热内结,可加生牡蛎 30 g、玄参 15 g、土贝母 12 g 以软坚散结,亦可加入昆布 15 g、海藻 15 g 以软坚化痰,或配合"小金丹"(成药)服用;有热者,可加炒栀子 9 g、丹皮 9 g、夏枯草 15 g 以清热凉血散结;肿块胀痛者,可加橘核 15 g、荔枝核 15 g 以理气止痛;瘀血刺痛者,可加五灵脂 9 g、制乳没各 12 g 以活血止痛。

消导平胃散

组成:苍术 15 g、厚朴 9 g、陈皮 9 g、甘草 3 g、山楂 12 g、神曲 9 g、炒麦芽 9 g。

功用:燥湿理气,和胃消食。

主治:症见脘腹胀痛,食少,嗳气,大便不爽,舌苔灰腻而厚。

方解:方中苍术燥湿健脾,厚朴除湿散满,陈皮理气和胃,甘草调和脾胃,山楂、神曲、炒麦芽消食化积,和中行滞。诸药合用使湿(食)得化,脾运正常,诸证自除。

应用：

(1) 本方治疗乃脾胃为湿(食)所困,气机受阻,脾失运化,胃失和降所致诸证。

(2) 加减变化:胸痞畏寒者,可选加藿香9g、佩兰9g、苏叶9g、防风15g以化湿解表;痰湿阻滞者,加半夏9g、茯苓9g以降逆化痰;腹满痛甚者,加木香9g、枳壳12g以行气止痛消积;口苦、咽干,苔黄腻者,加黄芩9g、黄连9g以清热化湿;口渴欲饮脉洪者,加生石膏30g清胃热;胃痛泛酸者,选加瓦楞子30g、乌贼骨15g制酸止痛。

养肝和胃方

组成:川芎9g,知母9g,半夏9g,陈皮9g,茯苓9g,甘草6g,酸枣仁15g,炒栀子9g,赤芍15g,白芍15g,蒺藜15g,桑寄生15g。

功用:养肝和胃,宁心安神。

主治:症见头晕、失眠、胸闷、恶心等,舌红苔黄,脉滑。

方解:方中以酸枣仁汤养肝阴清虚热,宁心安神;二陈汤除湿和胃止呕;蒺藜、桑寄生补肝肾固精治腰痛,赤芍、白芍敛阴缓急柔肝,共奏养肝和胃、宁心安神之功。

应用：

(1) 本方为养肝和胃、宁心安神良方。

(2) 加减变化:可加夜交藤30g、合欢皮15g以加强安神之功;口干舌燥者,加黄连9g、生地黄9g、百合12g以生津清火;烦躁眩晕者,加丹皮9g、石决明30g以清热平肝;素体痰盛,苔腻滑者,可加竹茹9g、土贝母12g清热痰。

三、著名中医妇科流派名家经验方

滋阴降逆汤

方源:班秀文国医大师。

组成:生地黄、白芍、墨旱莲、鲜荷叶、泽泻、牡丹皮、茯苓、牛膝、甘草。

功用:滋阴清热降逆,凉血止血。

主治:女性经行吐衄或阴虚血热所致的吐血、衄血。

方解:生地黄、墨旱莲、鲜荷叶甘寒滋阴凉血;牡丹皮苦寒,凉血化瘀;白芍酸寒,敛阴血而泻肝火;茯苓甘淡健脾安神;泽泻甘淡寒而泻肾中邪火;牛膝补肝肾而引血下行;甘草甘平以调和诸药。

滋肾育胎丸

方源:岭南罗氏妇科。

组成:菟丝子、砂仁、熟地黄、人参、桑寄生、阿胶(炒)、何首乌、艾叶、巴戟天、白术、党参、鹿角霜、枸杞子、续断、杜仲。

功用:补肾健脾,益气培元,养血安胎。

主治:脾肾两虚,冲任不固所致的滑胎。

方解:方中熟地黄、枸杞子、何首乌补肾填精,桑寄生、巴戟天、续断、杜仲、鹿角霜补肾助阳,菟丝子平补肾中阴阳,上述药物配伍使用,共同调补肾之阴阳,人参、白术、党参益气健脾,补后天养先天,先后天同补,阿胶滋阴养血,与人参、白术、党参共同补益气血,艾叶温经通络,砂仁行气和胃,使全方补而不滞,全方具有补肾健脾、益气养血的功效。

应用:临床多用于脾肾亏虚所致的先兆流产及习惯性流产。根据中医异病同治的理论,在临床上还可用来治疗脾肾虚弱所致月经失调、不孕、卵巢早衰等疾病,也确实取得了较好的效果。

将军斩关汤

方源:海派朱氏妇科。

组成:蒲黄炭、大黄炭、炒五灵脂、炮姜炭、茜草、益母草、仙鹤草、桑螵蛸、海螵蛸、三七粉。

功用:化瘀生新,固本止血。

主治:虚中夹实(血瘀)之崩漏。

方解:全方"补气血而驱余邪,祛瘀而不伤正",方中以蒲黄炭、大黄炭为君,蒲黄炭合炒五灵脂(失笑散)祛瘀止血定痛,五灵脂生则活血,炒则止血,且能制约蒲黄散血之过。大黄炭在此方中不仅无泻下作用,反而能健肠胃,振食欲,并有清热祛瘀之力,合炮姜炭,一热一寒,一攻一守,通涩并举。益母草配伍仙鹤草,亦为通涩之剂,且仙鹤草乃强壮止血药,通补兼施。茜草活血化瘀而止血;桑螵蛸配海螵蛸益肾摄冲;三七粉化瘀止血。

加味没竭汤/化膜汤

验方:海派朱氏妇科。

组成:生蒲黄、血竭粉、炒五灵脂、三棱、莪术、乳香、没药、生山楂、青皮。

功用:行气活血、化瘀止痛。

主治:女性痛经,尤其是膜样痛经和因子宫内膜异位症、盆腔炎等引起的痛经。

方解:方中以血竭粉为君,化瘀散膜,消积定痛。生蒲黄、炒五灵脂为臣,活血化瘀止痛。乳香辛温香窜,偏于调气止痛,没药散瘀活血,偏于活血定痛,共为佐药。生山楂、三棱、莪术善散瘀行滞;青皮疏肝破气,又可化瘀,增强止痛功效。实验研究表明,方中血竭粉、莪术等有增加血流量、扩张血管、促进瘀血消散、消炎止痛等作用,并能降低血黏度,改善微循环,增加子宫的血液循环及调节前列腺素。

育阴止崩汤

方源:龙江韩氏妇科。

组成:熟地黄(有热者生地黄)、山茱萸、白芍、山药、续断、桑寄生、杜仲炭、海螵蛸、煅牡蛎、甘草、蒲黄炭、茜草炭、三七粉、五灵脂。

功用:滋阴潜阳,固冲止血。

主治:肝肾阴虚冲任失固所引起的崩漏。

方解:熟地黄益肾精、养肝血,为滋血填精之要药,山茱萸滋补肝肾、固冲任而止血,二药合用,补肾之力更强;白芍敛阴以滋养血液,与熟地黄相配,补血之力更甚,与山茱萸相配可增强酸敛之力。山药滋补气阴,与山茱萸配伍力补肾水,还可收涩以助止血。续断、桑寄生为龙江韩氏妇科常用药对之一,续断善补肝肾,止血安胎,又可通行百脉,补而能行,桑寄生亦可补肝益血,健筋骨,二药相伍,有补肝益肾、固冲任以止血之效。杜仲炭,炒用止血,又同续断、桑寄生相伍使益肝肾、强筋壮骨之力更强。海螵蛸、煅牡蛎可平肝肾之亢阳,不治血而止血,又有固涩之力,塞流而止血。蒲黄炭、五灵脂均入血分,蒲黄炭长于祛瘀而止血,五灵脂擅行瘀而止痛,二药均炒用,相辅相成,使瘀祛而血得止、痛得消。三七辛温而散瘀血,微涩而止血,茜草炭凉血祛瘀而止血,二药同蒲黄炭、五灵脂相配,化瘀止血之力更强。少佐甘草使诸药之性更为调和,与白芍相伍有止痛之效。综观全方,以补肾养血之药为主,以收涩之品同祛瘀止血之药相配,补肾与祛瘀止血共举,标本兼治,力补肾气使冲任固,使瘀血祛而出血止。

天龙散

方源:天津哈氏妇科。

组成:女贞子、墨旱莲、菟丝子、仙茅、石楠叶、龙胆草、牡丹皮、瞿麦穗、蜈蚣、九香虫。

功用:补肾壮阳,清肝燥湿。

主治:形体肥胖、神疲乏力、月经量少、白带增多之痰湿不孕症。

方解:二至丸、菟丝子、仙茅、石楠叶温肾壮阳,借蜈蚣、九香虫温中走窜之力疏导脏腑气血之凝聚,恐其郁久化热,少佐龙胆草、牡丹皮、瞿麦穗以清热利湿。

王氏更年汤方

方源:三晋王氏妇科。

组成:熟地黄、山药、山茱萸、生龙骨、生牡蛎、浮小麦、酸枣仁、太子参、麦冬、五味子、百合、远志、炙甘草。

功用:滋阴益肾,平肝潜阳,宁心安神。

主治:肾阴亏虚、肝阳偏亢、心火不宁之经断前后诸证。

方解:熟地黄、山药、山茱萸为君,滋补肾阴,补癸水之不足,共奏滋阴益肾之功。太子参、麦冬、五味子兼有益气健脾养心之功效;生龙骨、生牡蛎为臣,平肝潜阳,安神定魄。酸枣仁养心安神;浮小麦固表敛汗,又能清心除烦安神;百合清心疏肝解郁;炙甘草调和诸药。

七子益肾理冲汤

方源:燕京肖氏妇科。

组成:女贞子、枸杞子、菟丝子、覆盆子、沙苑子、香附、桑椹等。

功用:益肾养肝、调理冲脉。

主治:肾虚冲脉不足、血海空虚之卵巢早衰。

方解:方中以性温味甘的菟丝子和性平味甘的枸杞子为君,同补肝肾,益精血;覆盆子补肾固精;女贞子补肝肾阴,乌须明目;沙苑子入肝肾经,能补肾助阳、固精缩尿、养肝明目。香附为血中气药,用以疏肝理气,以动制静,动静结合,冲脉得理;桑椹补血滋阴,生津润燥。

滋阴固冲汤

方源:黔贵丁氏妇科。

组成:玉竹、山药、山萸肉、生地黄、麦冬、白术、女贞子、墨旱莲、阿胶珠、仙鹤草、茜草、地榆炭、贯众炭、乌贼骨、生龙骨、生牡蛎、黄芪。

功用:滋阴清热,益气固冲,凉血止血。

主治:肝肾阴亏,气虚血热之青春期功血。

方解:滋阴固冲汤中玉竹、生地黄、麦冬、女贞子、墨旱莲滋养肝肾之阴,墨旱莲止血;山药、白术、山萸肉滋补肝肾,健脾补虚,涩精固肾,固涩精气;阿胶珠滋阴养血止血;茜草、地榆炭、贯众炭凉血止血,茜草止血不留瘀滞;仙鹤草、乌贼骨、生龙骨、生牡蛎收敛止血,生龙骨、生牡蛎有宁心安神之功。全方共奏滋阴清热凉血止血、滋补肝肾、健脾补虚、涩精固肾之功,使血热崩漏自止。

补肾固冲止崩汤

方源:黔贵丁氏妇科。

组成:党参、黄芪、山药、山萸肉、熟地黄、艾叶炭、茜草、仙鹤草、乌贼骨、阿胶珠、鹿角胶(烊化)、续断、煅龙骨、煅牡蛎、荆芥炭。

功用:补肾益气,固冲止血。

主治:肾气虚衰,气血不足,冲任不固之围绝经期功血。

方解:党参、黄芪益气固冲;山药、山萸肉、熟地黄、续断、鹿角胶滋补肝肾,填精固冲止血;阿胶珠滋阴养血止血;煅龙骨、煅牡蛎、乌贼骨、仙鹤草收敛固冲止血;艾叶炭温经止血;荆芥炭引血归经止血;

茜草祛血中瘀滞止血。全方补肾益气养血,固冲收敛止血,塞流澄源并用。

定呕饮

方源:浙江何氏妇科。

组成:煅石决明、桑叶、白芍、白术、黄芩、绿萼梅、砂仁、紫苏梗、陈皮、当归。

功用:疏肝和胃,降逆安胎。

主治:虚阳上越或胃火冲逆之妊娠呕吐。

方解:以清降之煅石决明为主药,清肝潜阳,降逆重镇而不损下元,砂仁和气降逆,兼顾安胃,桑叶清养头目而凉肝,当归、白芍养阴血滋肝体,紫苏梗、陈皮理气和中,绿萼梅疏肝解郁、和中化痰,黄芩、白术坚阴清热,健脾除湿。

疏肝理气方

方源:浙江陈木扇女科。

组成:橘叶核、山楂核、荔枝核、路路通、郁金、金铃子、香附、延胡索、蒲公英、连翘、瓜蒌、王不留行、当归、小茴香、鹿角片。

功用:疏肝养肝,理气调肝。

主治:此方用于经前乳房胀痛或其他时间见有乳胀症状者。

方解:方中橘叶核、荔枝核、路路通、郁金、金铃子疏肝理气;香附、延胡索活血行气止痛;山楂核、当归、王不留行活血行瘀通乳络;蒲公英、连翘、瓜蒌清热消胀化痰软坚;鹿角片温通督脉,临床上常用于乳房胀痛和肝区胀痛,而获良效;小茴香理气散寒止痛,为足厥阴肝经之引经药。

姚氏新加当归补血汤

方源:云南昆明姚氏妇科。

组成:黄芪、当归、川芎、白术、茯苓、白芍、甘草。

功用:补气摄血,健脾柔肝。

主治:气血双亏之崩漏。

方解:黄芪、当归为君药,重补元气,养血调血,气血双补。臣以白术、茯苓、甘草补脾益气,甘温健中;气虚者常宜湿滞,则茯苓、白术可佐其渗湿外透。白芍柔肝养肝,佐当归益血柔润,兼抑黄芪、白术之燥,使无升动之弊。川芎少量为使,取其辛温入肝,活血行气。全方以补气为主,以调气为辅,补中有调,寓调于补,其成补气摄血、健脾柔肝之功。

第四章　常用中成药

一、中成药

妇科十味片

组成:香附(醋炙)、当归、熟地黄、川芎、延胡索(醋炙)、白术、赤芍、白芍、红枣、甘草、碳酸钙。

功效:养血舒肝,调经止痛。

主治:血虚肝郁所致月经不调、痛经、月经前后诸证,症见行经后错,经水量少、有血块,行经小腹疼痛,血块排出痛减,经前双乳胀痛、烦躁,食欲不振。

用法用量:口服,一次 4 片,一日 3 次。

注意事项:

(1)忌食辛辣、生冷食物。

(2)感冒发热患者不宜服用。

(3)有高血压、心脏病、肝病、糖尿病、肾病等慢性病且病情严重者应在医师指导下服用。

(4)青春期少女及围绝经期女性应在医师指导下服用。

(5)平素月经正常,突然出现月经过少,或经期错后,或阴道不规则出血者应去医院就诊。

益母草膏(颗粒、片)

组成:益母草。

功效:活血调经。

主治:本品用于血瘀所导致的月经不调、月经量少、痛经、闭经、产后恶露不绝、产后出血时间过长。

用法用量:①膏剂:口服,一次 10 g,一日 1～2 次。

②颗粒剂:开水冲服,一次 1 袋,一日 2 次。

③片剂:口服,一次 2～3 片,一日 3～4 次。

注意事项:

(1) 孕妇禁用。

(2) 青春期少女及围绝经期女性应该在医师指导下服用。

(3) 不建议气血两虚者选用本药。这类患者表现为月经量少、色淡、质稀、头晕、心悸、疲乏无力。

(4) 糖尿病患者及有高血压、心脏病、肝病、肾病等慢性病且病情严重者应该在医师指导下服用。

(5) 如果平时月经正常,而突然出现月经过少、经期错后、阴道不规则出血的情况,应该去医院就诊。

(6) 服药期间忌食辛辣、生冷食物。

妇科千金片(胶囊)

组成:千斤拔、金樱根、穿心莲、功劳木、单面针、当归、鸡血藤、党参。

功效:清热除湿,益气化瘀。

主治:本品用于湿热瘀阻所致的带下病、腹痛,症见带下量多、色黄质稠,臭秽,小腹疼痛,腰骶酸痛,神疲乏力;盆腔炎性疾病、宫颈炎性疾病见有上述证候者。

用法用量:①片剂:口服,一次 6 片,一日 3 次。

②胶囊剂:口服,一次 2 粒,一日 3 次。

注意事项:

(1) 气滞血瘀、寒凝血瘀者忌用。

(2) 孕妇禁用。

(3) 有高血压、心脏病、肝病、糖尿病、肾病等慢性病且病情严重者慎用。

(4) 少女、绝经后患者均应在医师指导下服用。

（5）伴有赤带者,应去医院就诊。

（6）腹痛较重者,应及时去医院就诊。

艾附暖宫丸

组成:艾叶(炭)、香附(醋炙)、吴茱萸(制)、肉桂、当归、川芎、白芍(酒炒)、地黄、黄芪(蜜炙)、续断。

功效:理气补血,暖宫调经。

主治:本品用于血虚气滞、下焦虚寒所致的月经不调、痛经,症见行经后错、经量少、有血块、小腹疼痛、经行小腹冷痛喜热、腰膝酸痛。

用法用量:口服,小蜜丸一次 9 g,大蜜丸一次 1 丸,一日 2～3 次。

注意事项:

（1）孕妇禁用。

（2）实热证禁用。

（3）感冒发热患者不宜服用。

（4）治疗痛经,宜在经前 3～5 天开始服药,连服 1 周。如有生育要求应在医师指导下服用。

（5）糖尿病患者及有高血压、心脏病、肝病、肾病等慢性病且病情严重者应该在医师指导下服用。

八珍益母丸(胶囊)

组成:益母草、党参、炒白术、茯苓、甘草、当归、酒白芍、川芎、熟地黄。

功效:益气养血,活血调经。

主治:本品用于气血两虚兼有血瘀所致的月经不调,症见月经周期错后、行经量少、精神不振、肢体乏力。

用法用量:①丸剂:口服,水蜜丸一次 6 g,一日 2 次;小蜜丸一次 9 g,一日 2 次;大蜜丸一次 1 丸,一日 2 次。

②胶囊剂:口服,一次 3 粒,一日 3 次。

注意事项:

（1）忌食辛辣、生冷食物。

（2）感冒发热患者不宜服用。

（3）有高血压、心脏病、肝病、糖尿病、肾病等慢性病且病情严重者，应在医师指导下服用。

（4）青春期少女及围绝经期女性应在医师指导下服用。

（5）平素月经正常，突然出现月经过少，或经期错后，或阴道不规则出血者应去医院就诊。

乌鸡白凤丸（胶囊、片）

组成：乌鸡（去毛爪肠）、鹿角胶、鳖甲（制）、牡蛎（煅）、桑螵蛸、人参、黄芪、当归、白芍、香附（醋制）、天冬、甘草、生地黄、熟地黄、川芎、银柴胡、丹参、山药、芡实（炒）、鹿角霜。

功效：补气养血，调经止带。

主治：本品用于气血两虚，症见身体瘦弱，腰膝酸软，月经不调，带下。

用法用量：①丸剂：水蜜丸，一次 6 g，一日 3 次；小蜜丸，一次 9 g（1 袋），一日 3 次；大蜜丸，　次 1 丸，一日 3 次。

②片剂：口服，一次 2 片，一日 2 次。

③胶囊剂：口服，一次 2～3 粒，一日 3 次。

注意事项：

（1）忌食辛辣、生冷食物。

（2）感冒发热患者不宜服用。

（3）有高血压、心脏病、肝病、糖尿病、肾病等慢性病且病情严重者应在医师指导下服用。

（4）青春期少女及围绝经期女性应在医师指导下服用。

（5）平素月经正常，突然出现月经过少，或月经错后，或阴道不规则出血应去医院就诊。

（6）伴有赤带者，应去医院就诊。

更年安片（胶囊）

组成：生地黄、熟地黄、制何首乌、玄参、麦冬、茯苓、泽泻、牡丹皮、珍珠母、磁石、钩藤、首乌藤、五味子、浮小麦、仙茅。

功效：滋阴清热，除烦安神。

主治：本品用于肾阴虚所致的绝经前后诸证，症见烘热出汗、眩晕耳鸣、手足心热、烦躁不安,围绝经期综合征见上述证候者。

用法用量:①片剂:口服,一次 6 片,一日 2～3 次。

②胶囊剂:口服,一次 3 粒,一日 3 次。

注意事项:

(1) 忌食辛辣,少进油腻。

(2) 感冒发热患者不宜服用。

(3) 伴有月经紊乱或其他疾病,如高血压、心脏病、肝病、糖尿病、肾病等患者,应在医师指导下服用。

(4) 眩晕症状较重者,应及时去医院就诊。

(5) 如正在使用其他药品,使用本品前应咨询医师或药师。

乳癖消片(胶囊、颗粒)

组成:鹿角、蒲公英、昆布、天花粉、鸡血藤、三七、赤芍、海藻、漏芦、木香、玄参、牡丹皮、夏枯草、连翘、红花。

功效:软坚散结,活血消痈,清热解毒。

主治:本品用于痰热互结所致的乳癖、乳痈,症见乳房结节且结节数目不等、大小形态不一、质地柔软,或产后乳房结块、红热疼痛;乳腺增生、乳腺炎早期见上述证候者。

用法用量:①片剂:口服,一次 3 片,一日 3 次。

②胶囊剂:口服,一次 5～6 粒,一日 3 次。

③颗粒剂:开水冲服,一次 8 g(一次一袋),一日 3 次。

注意事项:孕妇慎服。

坤泰胶囊

组成:熟地黄、黄连、白芍、黄芩、阿胶、茯苓。

功效:滋阴清热,安神除烦。

主治:本品用于阴虚火旺所致的绝经期前后诸证,症见潮热面红,自汗盗汗,心烦不宁,失眠多梦,头晕耳鸣,腰膝酸软,手足心热;女性卵巢功能衰退,更年期综合征见上述表现者。

用法用量:口服,一次 4 粒,一日 3 次,2～4 周为一个疗程。

注意事项:

(1) 阳虚体质者忌用。

（2）忌食辛辣、少进油腻。

（3）有高血压、心脏病、肾病及脾胃虚弱严重者，应在医师指导下服用。

（4）不宜与感冒药同用。

（5）服药 2 周症状无改善者，应到医院就诊。

妇科再造胶囊

组成：当归（酒炙）、香附（醋炙）、白芍、熟地黄、阿胶、茯苓、党参、黄芪、山药、白术、女贞子（酒炙）、龟甲（醋炙）、山茱萸、续断、杜仲（盐炙）、肉苁蓉、覆盆子、鹿角霜、川芎、丹参、牛膝、益母草、延胡索、三七（油酥）、艾叶（醋炙）、小茴香、藁本、海螵蛸、地榆（酒炙）、益智、泽泻、荷叶、秦艽。

功效：养血调经，补益肝肾，暖宫止痛。

主治：本品用于月经先后不定期，症见带经日久、淋漓出血、痛经、带下等。

用法用量：口服，一次 6 粒，一日 2 次，1 个月经周期为一个疗程，经前 1 周开始服用。

注意事项：感冒伤风时应暂时停服。

麒麟丸

组成：制何首乌、墨旱莲、淫羊藿、菟丝子、锁阳、党参、郁金、枸杞子、覆盆子、山药、丹参、黄芪、白芍、青皮、桑椹。

功效：补肾填精，益气养血。

主治：本品用于肾虚精亏、血气不足所致男子阳痿早泄不育及女子不孕症，症见腰膝酸软，倦怠乏力，面色不华，男子精液清稀，阳痿早泄，女子月经不调，或男子不育症，女子不孕症见有上述证候者。

用法用量：口服，一次 6 g，一日 2～3 次。

注意事项：

（1）感冒发热勿服。

（2）服药后如觉口干多梦，可用淡盐水或蜜糖水送服，空腹服后如觉胃脘不适，可改为饭后服。

滋肾育胎丸

组成:菟丝子、砂仁、熟地黄、人参、桑寄生、阿胶(炒)、何首乌、艾叶、巴戟天、白术、党参、鹿角霜、枸杞子、续断、杜仲。

功效:补肾健脾,益气培元,养血安胎。

主治:本品用于脾肾两虚,冲任不固所致的滑胎(习惯性流产和先兆性流产)。

用法用量:口服,淡盐水或蜂蜜水送服,一次 5 g(1 袋),一日 3 次。

注意事项:

(1)孕妇忌房事。

(2)服药时忌服萝卜、薏苡仁、绿豆芽。

(3)肝肾阴虚患者,服药后觉口干口苦者,改用蜂蜜水送服。服药时间长短不一,有的患者服 1~2 瓶见效,有的滑胎患者需服药 1~3 个月,以服药后临床症状消除为原则,但滑胎者一般服至 3 个月后渐停药。

(4)感冒发热者忌服。

定坤丹

组成:红参、鹿茸、西红花、三七、白芍、熟地黄、当归、白术、枸杞子、黄芩、香附、茺蔚子、川芎、鹿角霜、阿胶、延胡索、红花、益母草、鸡血藤膏、五灵脂、茯苓、柴胡、乌药、砂仁、杜仲、干姜、细辛、川牛膝、肉桂、炙甘草。辅料为蜂蜜。

功效:滋补气血,调经疏郁。

主治:本品用于气血两虚、气滞血瘀所致的月经不调、经行腹痛。

用法用量:口服,一次半丸至 1 丸,一日 2 次。

注意事项:

(1)忌食生冷油腻及刺激性食物。

(2)伤风感冒时停服。

(3)有高血压、心脏病、肝病、糖尿病、肾病等慢性病且病情严重者应在医师指导下服用。

(4)青春期少女及更年期女性应在医师指导下服用。

（5）平素月经正常，突然出现月经过少，或经期错后，或阴道不规则出血者应去医院就诊。

（6）服药1个月症状无缓解者，应去医院就诊。

（7）对本品过敏者禁用，过敏体质者慎用。

（8）本品性状发生改变时禁止使用。

（9）请将本品放在儿童不能接触的地方。

（10）如正在使用其他药品，使用本品前应咨询医师或药师。

乳宁颗粒

组成：柴胡、当归、香附（醋制）、丹参、白芍（炒）、王不留行、赤芍、白术（炒）、茯苓、青皮、陈皮、薄荷。

功效：疏肝养血，理气解郁。

主治：症见两胁胀痛，乳房结节压痛，经前乳房疼痛，月经不调，乳腺增生。

用法用量：开水冲服。一次1袋，一日3次；20日为一个疗程，或遵医嘱。

注意事项：

（1）忌食生冷油腻及刺激性的食物。

（2）孕妇禁服。

红花逍遥片

组成：当归、白芍、白术、茯苓、红花、皂角刺、竹叶、柴胡、薄荷、甘草。

功效：疏肝、理气、活血。

主治：用于肝气不疏，胸胁胀痛，头晕目眩，食欲减退，月经不调，乳房胀痛或伴见颜面黄褐斑。

用法用量：口服。一次2～4片，一日3次。

注意事项：

（1）忌食生冷及油腻难消化的食品。

（2）服药期间保持情绪乐观，切忌生气恼怒。

（3）肝肾阴虚，气滞不运所致的胸胁疼痛，胸腹胀满，咽喉干燥，舌无津液，舌红无苔，脉象沉细者慎用。

（4）火郁证者不适用，主要表现为口苦咽干、面色红赤、心中烦热、胁胀不眠、大便秘结。

（5）有高血压、心脏病、肝病、糖尿病、肾病等慢性病且病情严重者应在医师指导下服用。

（6）服药 3 日症状无缓解者，应去医院就诊。

（7）儿童、年老体弱者应在医师指导下服用。

（8）对本品过敏者禁用，过敏体质者慎用。

（9）药品性状发生改变时禁止使用。

（10）儿童必须在成人监护下使用。

（11）请将此药品放在儿童不能接触的地方。

（12）如正在服用其他药品，使用本品前应咨询医师或药师。

血府逐瘀胶囊

组成：桃仁（炒）、红花、赤芍、川芎、枳壳（麸炒）、柴胡、桔梗、当归、地黄、牛膝、甘草。

功效：活血祛瘀，行气止痛。

主治：气滞血瘀所致的胸痹、头痛日久、痛如针刺而有定处、内热烦闷、心悸失眠、急躁易怒。

用法用量：口服。一次 6 粒，一日 2 次，1 个月为一个疗程。

注意事项：

（1）忌食辛冷食物。

（2）孕妇禁用。

经带宁胶囊

组成：虎耳草、徐长卿、连钱草、老鹳草。

功效：清热解毒，除湿止带，调经止痛。

主治：用于热毒瘀滞所致的经期腹痛，经血色黯，夹有血块，带下量多，阴部瘙痒灼热。

用法用量：口服。一次 3~4 粒，一日 3 次。

注意事项：

（1）忌食辛辣、生冷、油腻食物。

（2）患有其他疾病者，应在医师指导下服用。

（3）带下清稀者不宜选用。

（4）胃寒者宜饭后服用，便溏或月经量多者不宜服用。

（5）伴有尿频、尿急、尿痛或赤带者，应去医院就诊。

（6）外阴白色病变、糖尿病所致的瘙痒不宜使用。

（7）服药7日症状无缓解者，应去医院就诊。

（8）对本品过敏者禁用，过敏体质者慎用。

（9）如正在使用其他药品，使用本品前应咨询医师或药师。

康妇炎胶囊

组成：蒲公英、败酱草、薏苡仁、赤芍、苍术、当归、川芎、香附、延胡索（制）、泽泻、白花蛇舌草。

功效：清热解毒，化瘀行滞，除湿止带。

主治：用于月经不调，痛经，附件炎，阴道炎，子宫内膜炎及盆腔炎等妇科炎症。

用法用量：口服。一次3粒，一日2次。

注意事项：

（1）忌食辛辣、生冷、油腻食物。

（2）患有其他疾病者，应在医师指导下服用。

（3）便溏或月经量多者不宜服用。

（4）带下清稀者不宜选用。带下伴阴痒或有赤带者，应去医院就诊。

（5）伴有尿频、尿急、尿痛者，应去医院就诊。

（6）服药2周症状无缓解者，应去医院就诊。

（7）对本品过敏者禁用，过敏体质者慎用。

（8）如正在服用其他药品，使用本品前应咨询医师或药师。

散结镇痛胶囊

组成：龙血竭、三七、浙贝母、薏苡仁。

功效：软坚散结，化瘀定痛。

主治：用于痰瘀互结兼气滞所致的继发性痛经、月经不调、盆腔包块、不孕；子宫内膜异位症见上述证候者。

用法用量：口服。一次4粒，一日3次。于月经来潮第1日开始服药,连服 3 个月经周期为一疗程,或遵医嘱。

注意事项:孕妇禁用。

右归丸

组成:熟地黄、附子(炮附片)、肉桂、山药、山茱萸(酒炙)、菟丝子、鹿角胶、枸杞子、当归、杜仲(盐炒)。

功效:温补肾阳,填精止遗。

主治:用于肾阳不足,命门火衰,症见腰膝酸冷,精神不振,怯寒畏冷,阳痿遗精,大便溏薄,尿频而清。

用法用量:口服。大蜜丸一次 1 丸,小蜜丸一次 9 g,一日 3 次。

注意事项:

(1)用药期间应忌食生冷、油腻食物。

(2)对本品过敏者禁用。

(3)儿童、老人、哺乳期女性具体用药应咨询医师,不可随意自行用药。

二、医院制剂

调经片

主要成分:柴胡、赤芍、川芎等。

功能与主治:疏肝开郁,调经。用于经前乳房胀痛、胸闷、结节有块、头痛、眩晕、烦躁易怒、胁痛、腰腹胀痛和汗出心悸、痤疮(经前期综合征)。

用法用量:口服,每次 4～6 片,一日 3 次或遵医嘱。

注意事项:孕妇慎用。

益肾调经丸

主要成分:当归、川芎、熟地黄、白芍等。

功能与主治:补肾填精、养血活血。用于肾精不足兼血瘀型月经后期或腰酸痛、月经量少、卵巢早衰、婚后不孕、闭经。

用法用量:一天 2 次,一次 10 g,或遵医嘱。

禁忌证:尚不明确。

妇科种子丸(含糖)

主要成分:沉香、细辛、豆蔻等。

功能与主治:温肾益精、温经通络、养血调经、理气种子。用于不孕症。

用法用量:口服,月经完后当天服用,一次 3 粒,一日 3 次,或遵医嘱。

禁忌证:糖尿病患者慎用。

固本安胎合剂

主要成分:白扁豆、墨旱莲、熟地黄、山茱萸、枸杞子、续断、杜仲、桑寄生等。

功能与主治:健脾益肾。用于妊娠期安胎、保胎,习惯性流产等。

用法用量:口服,一次 50 mL,一日 2 次或遵医嘱。

妇炎清颗粒(含糖)

主要成分:柴胡、人血藤、枳实、败酱草等。

功能与主治:疏肝化郁、清热败毒。用于女性小腹疼痛、腰骶胀痛、带下、附件包块等。

用法用量:口服,每日 3 次,开水冲服,每次 1 袋,7 日为一个疗程或遵医嘱。

禁忌证:孕妇,糖尿病患者慎用。

妇炎宁

主要成分:白术、茯苓、泽泻等。

功能与主治:健脾除湿,行气化瘀止痛。用于急慢性盆腔炎脾虚湿瘀证,下腹疼痛腰骶疼痛,带下量多等。

用法用量:口服,一次 1 袋,一日 3 次,开水冲服或遵医嘱。

注意事项:忌烟、酒及辛辣、生冷、油腻食物;糖尿病患者应在医师指导下使用;孕妇禁用;对本品过敏者禁用,过敏体质者慎用;本品性状发生改变时禁止使用;请将本品放在儿童不能接触的地方;如正在使用其他药品,使用本品前请咨询医师或药师。

妇阴洁洗剂

主要成分:苦参、蛇床子、地肤子等。

功能与主治:清热除湿、杀虫止痒。用于外阴瘙痒等症。

用法用量:用5～10倍温开水稀释后坐浴,或用冲洗器将稀释液送至阴道深部冲洗。一日1～2次,7日为一个疗程或遵医嘱。

注意事项:外用药,忌内服。

燥湿止痒泡腾片

主要成分:冰片、硼砂等。

功能与主治:清热燥湿、解毒消炎、杀虫止痒。用于赤白带下、外阴瘙痒、下焦湿热。

用法用量:每日1～2片,阴道上药,7日为一个疗程或遵医嘱。

注意事项:外用,不可内服。

内金水蛭片(含糖)

主要成分:生鸡内金、生水蛭。

功能与主治:化瘀逐水、消癥止痛,用于癥瘕痞块及血瘀闭经等证。

用法用量:口服,一次6片,一日2次,饭后服用或遵医嘱。

禁忌证:孕妇忌服,糖尿病患者慎用。

消癥丸(含糖)

主要成分:丹参、赤芍、水蛭、鬼箭羽等。

功能与主治:活血祛瘀、破积消癥,用于子宫内膜异位症、子宫腺肌瘤、子宫肌瘤及其他盆腔包块。

用法用量:口服,每次9g,一日2次或遵医嘱。

禁忌证:孕妇、糖尿病患者慎用。

活血化症丸(含糖)

主要成分:丹参、鳖甲、三棱、莪术等。

功能与主治:养血活血,化瘀消癥;清热养阴散结,利水逐瘀。用于子宫肌瘤及附件实质性包块。

用法用量:口服,一次6～9g,一日2～3次或遵医嘱。

禁忌证:孕妇禁用,糖尿病患者慎用。

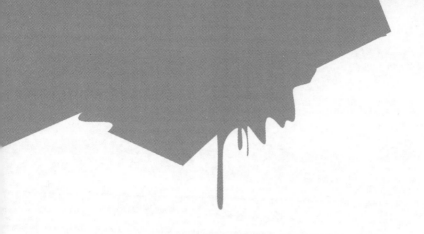

下篇

第五章　前庭大腺炎

前庭大腺炎由病原体侵入前庭大腺所致,可分为急性前庭大腺炎、前庭大腺脓肿和前庭大腺囊肿。生育期女性多见,幼女及绝经后期女性少见。前庭大腺位于两侧大阴唇下 1/3 深部,腺管开口位于小阴唇内侧近处女膜处。

本病属中医学"阴肿""阴疮"范畴。

【诊断要点】

（一）临床表现

1. 急性前庭大腺炎　起病急,多见于一侧。初起时局部产生肿胀、疼痛、灼热感,检查见局部皮肤红肿、压痛明显,患侧前庭大腺开口处有时可见白色小点。

2. 前庭大腺脓肿　若前庭大腺感染进一步加重,可致脓肿形成并快速增大,直径可达 3～6 cm,患者疼痛剧烈,行走不便,脓肿成熟时局部可触及波动感。少数患者可能出现发热等全身症状,腹股沟淋巴结可呈不同程度增大。当脓肿内压力增大时,表面皮肤黏膜变薄,脓肿可自行破溃。若破孔大,可自行引流,炎症较快消退而痊愈;若破孔小,引流不畅,则炎症持续存在,并反复发作。

3. 前庭大腺囊肿　多为单侧,也可为双侧。若囊肿小且无急性感染,患者一般无自觉症状,往往于妇科检查时才被发现;若囊肿大,患者可感到外阴坠胀或性交不适。检查见患侧阴道前庭窝外侧肿大,在外阴部后下方可触及无痛性囊性肿物,多呈圆形、边界清楚。

（二）相关检查

1. 妇科检查　大阴唇下 1/3 部位出现硬结,表面红肿,触痛明显。脓肿形成时有波动感,可自行破溃。

2. 辅助检查 前庭大腺开口部位或破溃处取分泌物或脓液涂片和细菌培养。

【鉴别诊断】

1. 阴道壁囊肿 可无不适或外阴肿物脱出,查囊肿位于阴道壁,界清,位置固定,查体可排除。

2. 外阴血肿 有机械损伤、跌仆撞击或外阴手术操作史;患者表现为局部肿胀、疼痛,血肿表浅者,可见皮下瘀血,肿块呈紫色、有压痛,患者常有下坠感;巨大血肿压迫尿道,可导致尿潴留。

【治疗】

(一)中医治疗

1. 辨证论治

(1)热毒证:

主要证候:阴部生疮,灼热结块,甚则溃烂流脓,黏稠臭秽;恶寒发热,头晕目眩,口苦咽干,心烦不宁,便秘尿黄;舌红,苔黄,脉滑数。

证候分析:热毒侵入,凝滞气血,以致阴户突然肿胀、疼痛;热毒蕴结,腐肉成脓,故阴部生疮,溃腐流脓,黏稠臭秽;邪正相争,故恶寒发热;热毒熏蒸,故头晕目眩;伤津,则口苦咽干,便秘;热扰心神,则心烦不宁。舌红,苔黄,脉滑数,为湿热邪毒之征。

治法:清热利湿,解毒消疮。

方药:龙胆泻肝汤加土茯苓、蒲公英。

热毒壅盛者,症见发热不退,渴喜冷饮,溃脓臭秽,治宜清热解毒,化瘀除湿,方用仙方活命饮。

(2)寒湿证:

主要证候:阴疮坚硬,皮色不变,日久不愈,脓水淋漓;神疲倦怠,食少纳呆;舌淡,苔白腻,脉细弱。

证候分析:寒湿相结,痰瘀交阻,肌肤失养,故阴疮坚硬,皮色不变,或有疼痛,溃后脓水淋漓;寒湿凝滞,脾阳不振,故神疲倦怠,食少纳呆。舌淡,苔白腻,脉细弱,为寒湿凝滞之征。

治法:散寒除湿,活血散结。

方药:阳和汤。

正虚邪盛者,症见疮久不敛,心悸气短,治宜托里消毒,方用托里消毒散。

2. 其他疗法

(1)初肿期:如意金黄散用香油调敷,可清热除湿,散瘀解毒,止痛消肿。

(2)脓成期:若不能自溃,宜切开引流排脓,溃后用生肌散撒敷疮面,可祛腐生肌。

(二)西医治疗

1. 药物治疗　急性炎症发作时,需保持局部清洁,可取前庭大腺开口处分泌物做细菌培养,确定病原体。常选择喹诺酮或头孢菌素与甲硝唑联合抗感染。

2. 手术治疗　前庭大腺脓肿需尽早切开引流,以缓解疼痛。切口应选择在波动感明显处,尽量靠低位以使引流通畅,原则上在内侧黏膜面切开,并放置引流条,脓液可送细菌培养。对囊肿较大或反复发作者可行囊肿造口术。

【诊疗思路图】

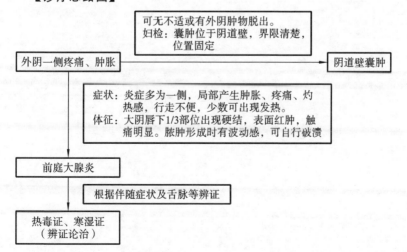

可无不适或有外阴肿物脱出。
妇检:囊肿位于阴道壁,界限清楚,位置固定

外阴一侧疼痛、肿胀 → 阴道壁囊肿

症状:炎症多为一侧,局部产生肿胀、疼痛、灼热感,行走不便,少数可出现发热
体征:大阴唇下1/3部位出现硬结,表面红肿,触痛明显。脓肿形成时有波动感,可自行破溃

前庭大腺炎

根据伴随症状及舌脉等辨证

热毒证、寒湿证
(辨证论治)

【名家经验】

罗元恺教授认为阴疮分为热毒阴疮、寒凝阴疮：①热毒阴疮用仙方活命饮加减治疗；阴疮初起者外治可采用黄柏、黄芩、蒲公英、苦参各 30 g 煎水浸洗，洗后用黄柏、黄芩等量研末，开水调涂；脓已成者宜切开排脓，后用黄金油膏外敷。②寒凝阴疮用阳和汤加减治疗。

第六章　阴道炎

阴道炎是妇科常见疾病,主要表现为阴道分泌物量或质地的异常改变以及伴或不伴外阴瘙痒,各年龄组均可发病。临床常见类型主要有滴虫阴道炎、外阴阴道假丝酵母菌病、细菌性阴道病及萎缩性阴道炎。

本病属中医学"带下病""阴痒"范畴。

【诊断要点】

（一）临床表现

1. 滴虫阴道炎　阴道分泌物增多,分泌物典型特点为灰黄色、黄色或白色,稀薄脓性,泡沫状,有异味,若合并其他感染则呈黄绿色。阴道口及外阴瘙痒,间或出现灼热、疼痛、性交痛等。若合并尿路感染,可有尿频、尿痛的症状,有时可有血尿。

2. 外阴阴道假丝酵母菌病　阴道分泌物增多,分泌物为白色、稠厚,呈凝乳状或豆腐渣样。外阴阴道瘙痒,严重者坐立不安,以夜晚更加明显。部分患者有外阴部灼热痛、性交痛以及排尿痛。

3. 细菌性阴道病　阴道分泌物增多,质稀薄,有鱼腥臭味。可伴有轻度外阴瘙痒或烧灼感,性交后加重。

4. 萎缩性阴道炎　阴道分泌物稀薄,呈淡黄色;感染严重者阴道分泌物呈脓血性。外阴灼热不适、瘙痒,可伴有性交痛。

（二）相关检查

1. 妇科检查

（1）滴虫阴道炎:可见阴道黏膜充血,严重者有散在出血点,甚至宫颈有"草莓样"出血斑点。

（2）外阴阴道假丝酵母菌病：可见外阴红斑、水肿，可伴有抓痕，严重者可见皮肤皲裂、表皮脱落。阴道黏膜红肿、小阴唇内侧及阴道黏膜附有白色块状物，擦除后露出红肿黏膜面，急性期还可见到糜烂及浅表溃疡。

（3）细菌性阴道病：可见阴道黏膜无明显充血等炎症表现。分泌物均匀一致呈灰白色、稀薄状，常黏附于阴道壁，但易拭去。

（4）萎缩性阴道炎：可见阴道皱襞消失、萎缩、变薄。阴道黏膜充血，散在小出血点或点状出血斑，有时见浅表溃疡。

2. 辅助检查　取阴道分泌物涂片，做细菌培养。

【鉴别诊断】

1. 四种常见阴道炎的鉴别

	滴虫阴道炎	外阴阴道假丝酵母菌病	细菌性阴道病	萎缩性阴道炎
症状	阴道分泌物增多、外阴轻度瘙痒	外阴重度瘙痒、烧灼感	阴道分泌物增多、外阴瘙痒或烧灼感	阴道分泌物增多、外阴轻度瘙痒
阴道分泌物	稀薄脓性，泡沫状	白色豆腐渣样	质稀薄，有鱼腥臭味	稀薄、淡黄色、脓血性
阴道黏膜	散在出血点	水肿、红斑	常无明显异常	萎缩、充血
阴道 pH	>5	<4.5	>5	>5
显微镜检	阴道毛滴虫、多量白细胞	芽孢及假菌丝、少量白细胞	线索细胞阳性、胺试验阳性	基底层细胞、白细胞

2. 生殖道恶性肿瘤　常表现为接触性出血，也可为不规则阴道出血，阴道排液，甚则恶病质表现，宫颈 TCT、HPV、阴道镜检查及宫颈活组织检查等可确诊。

3. 性传播疾病　如宫颈衣原体感染、淋菌性宫颈炎等，可行宫颈 TCT、HPV、支原体、衣原体、淋球菌涂片等检查确诊病种。

【治疗】

（一）中医治疗

1. 辨证论治

（1）带下过多：

①脾虚证。

主要证候：带下量多，色白，质地稀薄，如涕如唾，无臭味；伴面色萎黄或㿠白，神疲乏力，少气懒言，倦怠嗜睡，纳少便溏；舌体胖质淡，边有齿痕，苔薄白或白腻，脉细缓。

证候分析：脾气虚弱运化失职，水湿内停，湿邪下注，损伤任带，使任脉不固，而为带下量多；脾虚中阳不振，则面色萎黄或㿠白，神疲乏力，少气懒言，倦怠嗜睡；脾虚失运，则纳少便溏；舌淡胖，苔白或白腻，脉细缓，均为脾虚湿阻之征。

治法：健脾益气，升阳除湿。

方药：完带汤。

②肾阳虚证。

主要证候：带下量多，色白，质清稀如水，绵绵不断；面色晦暗，畏寒肢冷，腰背冷痛，小腹冷感，夜尿频，小便清长，大便稀溏；舌质淡，苔白润，脉沉迟。

证候分析：肾阳不足，命门火衰，封藏失职，阴液滑脱而下，故带下量多，色淡质清，绵绵不断；阳气不能外达，故畏寒肢冷；肾阳虚外府失荣，故腰背冷痛；肾阳虚胞宫失于温煦，故小腹冷感；肾阳虚上不温脾阳，下不暖膀胱，故大便溏薄，小便清长；舌淡，苔白润，脉沉迟，为肾阳虚之征。

治法：温肾助阳，涩精止带。

方药：内补丸。

③阴虚夹湿证。

主要证候：带下量较多，质稍稠，色黄或赤白相兼，有臭味，阴部灼热或瘙痒；伴五心烦热，失眠多梦，咽干口燥，头晕耳鸣，腰酸腿软；舌质红，苔薄黄或黄腻，脉细数。

证候分析：肾阴不足，相火偏旺，损伤血络，复感湿热之邪，伤及任带二脉,故带下量多,色黄或赤白相兼,有臭味,阴部灼热感;阴虚内热,热扰心神,则五心烦热,失眠多梦;腰为肾之府,肾阴虚则腰酸腿软;舌红,苔薄黄或黄腻,脉细数,均为阴虚夹实热之征。

治法:滋阴益肾,清热祛湿。

方药:知柏地黄丸加芡实、金樱子。

④湿热下注证。

主要证候:带下量多,色黄或成脓性,气味臭秽,外阴瘙痒或阴中灼热;伴全身困重乏力,胸闷纳呆,小腹作痛,口苦口腻;小便黄少,大便黏滞难解;舌质红,舌苔黄腻,脉滑数。

证候分析:湿热蕴结于下,损伤任带二脉,故带下量多,色黄或脓性,气味臭秽;湿热熏蒸,则胸闷,口苦口腻;湿热内阻中焦,脾失运化,清阳不升,则纳呆,身体困重乏力;湿热蕴结,瘀阻胞脉,则小腹作痛;湿热下注膀胱,可见小便黄少;湿邪黏滞,阻滞肠府,可见大便黏滞难解;舌红,苔黄腻,脉滑数,为湿热之征。

治法:清热利湿止带。

方药:止带方。

⑤湿毒蕴结证。

主要证候:带下量多,色黄绿如脓,或五色杂下,质黏稠,臭秽难闻;伴小腹或腰骶胀痛,烦热头昏,口苦咽干,小便短赤或色黄,大便干结;舌质红,苔黄腻,脉滑数。

证候分析:湿毒内侵,损伤任带二脉,故带下量多,色黄绿如脓,甚或五色杂下,臭秽难闻;湿毒蕴结,瘀阻胞脉故小腹或腰骶胀痛;湿浊热毒上蒸,故口苦咽干;湿热伤津,则小便短赤,大便干结。舌红,苔黄腻,脉滑数,为湿毒蕴结之征。

治法:清热解毒,利湿止带。

方药:五味消毒饮加土茯苓、薏苡仁、黄柏、茵陈。

(2)阴痒:

①肝肾阴虚证。

主要证候:阴部干涩,奇痒难忍,或阴部皮肤变白,增厚或萎缩,皲裂破溃;五心烦热,头晕目眩,时有烘热汗出,腰酸膝软;舌红苔少,脉弦细而数。

证候分析:肝肾阴虚,精血两亏,冲任血虚,血燥生风,风动则痒,阴户为肝肾之分野,故阴户干涩,奇痒难忍;风盛则肿,故阴部皮肤增厚;阴部肌肤失养,则皮肤变白、萎缩、皲裂、破溃;阴虚内热,故五心烦热;肝阳偏亢则烘热汗出;肾虚则腰酸腿软;舌红苔少,脉弦细而数,为肝肾阴虚之征。

治法:调补肝肾,滋阴降火。

方药:知柏地黄丸酌加何首乌、白鲜皮。

②湿热下注证。

主要证候:阴部瘙痒灼痛,带下量多,色黄如脓,臭秽黏腻,头晕目眩,口苦咽干,心烦不宁,便秘溲赤;舌红,苔黄腻,脉弦滑而数。

证候分析:肝经湿热下注,损伤任带,故使带下量多,色黄如脓,稠黏臭秽;湿热浸渍,则阴部瘙痒,甚则灼痛;湿热熏蒸,则头晕目眩,口苦咽干;热扰心神,则心烦不宁;湿热伤津,则便秘溲赤;舌红,苔黄腻,脉弦滑而数,为肝经湿热之征。

治法:泻肝清热,除湿止痒。

方药:龙胆泻肝汤酌加虎杖、苦参。

③湿虫滋生证。

主要证候:阴部瘙痒,如虫行状,甚则奇痒难忍,灼热疼痛,带下量多,色黄,呈泡沫状,或色白如豆渣状,臭秽;心烦少寐,胸闷呃逆,口苦咽干,小便短赤;舌红,苔黄腻,脉滑数。

证候分析:湿热与病虫互相滋生,其虫作食,则阴部瘙痒,如虫行状,甚则奇痒难忍,灼热疼痛;湿热下注,秽液下流,则带下量多,色黄,成泡沫状,或色白如豆渣状,臭秽;湿热与瘙痒共扰心神,则心烦少寐;湿热内蕴,则胸闷呃逆;湿热熏蒸,则口苦咽干;湿热伤津,则小便短赤;舌红,苔黄腻,脉滑数,为湿热病虫互相滋生之征。

治法:清热利湿,解毒杀虫。

方药:萆薢渗湿汤加白头翁、苦参、防风。

2. 其他疗法

(1) 熏洗法:适用于阴痒者,如采用蛇床子洗方、苦参汤,可水煎熏洗。

（2）外涂法：适用于阴痒皮肤破损者，如采用珍珠散涂抹。

（二）西医治疗

1. 全身用药 滴虫阴道炎选用甲硝唑或替硝唑抗感染治疗，性伴侣应同时进行治疗，并告知患者及性伴侣治愈前应避免无保护性行为；外阴阴道假丝酵母菌病可用氟康唑治疗；细菌性阴道病首选甲硝唑，其次为替硝唑或者克林霉素治疗；萎缩性阴道炎则可口服替勃龙，也可选用其他雌孕激素制剂连续联合用药。

2. 局部用药 多为外用药，可将药物放置于阴道后穹隆或者局部涂抹。外阴阴道假丝酵母菌病可选用克霉唑、咪康唑、制霉菌素制剂放入阴道后穹隆；细菌性阴道病可选用甲硝唑制剂塞药或者2％克林霉素软膏阴道涂抹；萎缩性阴道炎可涂抹雌三醇软膏或者润滑剂，也可应用抗生素如诺氟沙星制剂放于阴道深部。

3. 妊娠期用药 滴虫阴道炎患者可选用甲硝唑治疗；外阴阴道假丝酵母菌病患者应以局部用药为主，以小剂量长疗程为佳，禁用口服唑类抗真菌药物；细菌性阴道病患者均应接受治疗。

【诊疗思路图】

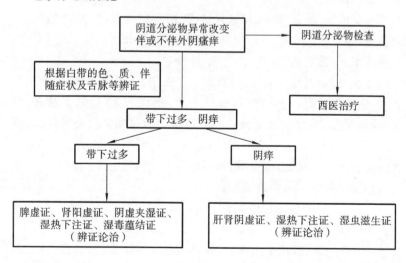

第七章 宫颈炎

宫颈炎是妇科常见疾病之一，包括宫颈阴道部炎症及宫颈管黏膜炎症。临床上将宫颈炎分为急性和慢性两种，若急性宫颈炎未经及时诊治或病原体持续存在，可导致慢性宫颈炎。

本病属中医学"带下过多""阴痒"范畴。

【诊断要点】

(一)临床表现

1. 急性宫颈炎 阴道分泌物增多，呈黏液脓性，患者有外阴瘙痒及灼热感。此外，可出现月经间期出血、性交后出血等症状。若合并尿路感染，可出现尿急、尿频、尿痛。

2. 慢性宫颈炎 少数患者可有持续或反复发作的阴道分泌物增多，呈淡黄色或脓性，有性交后出血、月经间期出血，偶有外阴瘙痒或不适。

(二)相关检查

1. 妇科检查 可见黄色分泌物覆盖宫颈口或从宫颈口流出，或在糜烂样改变的基础上伴有宫颈充血、水肿、脓性分泌物增多或接触性出血，慢性宫颈炎也可表现为宫颈息肉或宫颈肥大。

2. 辅助检查 宫颈管分泌物或阴道分泌物可行白细胞检测、病原体检测及酶联免疫吸附试验。宫颈糜烂样改变者需行宫颈细胞学检查和(或)HPV检测，必要时行阴道镜检查及活组织检查。

【鉴别诊断】

（1）急性宫颈炎需与阴道炎鉴别，阴道炎主要表现为阴道分泌物量或质地的异常改变以及伴或不伴外阴瘙痒，阴道分泌物检验可确诊。

（2）需与宫颈柱状上皮异位和宫颈鳞状上皮内病变、宫颈腺囊肿、子宫恶性肿瘤相鉴别。根据临床症状及辅助检查如宫颈管分泌物或阴道分泌物的白细胞检查、病原体检测、宫颈细胞学检查和（或）HPV检测，必要时行阴道镜检查及活组织检查可确诊。

【治疗】

（一）中医治疗

同阴道炎。

（二）西医治疗

1. 药物治疗　急性宫颈炎且有性传播疾病高危因素（如年龄小于25岁，多性伴或新性伴，并且存在无保护性性交）的患者可经验性应用抗生素（如阿奇霉素或多西环素）进行治疗；针对病原体的抗生素治疗适合于感染病原体的急性患者，可根据病原体的种类对症用药。单纯急性淋病奈瑟菌性宫颈炎主张大剂量、单次给药，常用药物有头孢菌素类药物，另可选择氨基糖苷类抗生素肌内注射。沙眼衣原体感染者可选择的抗生素种类范围广泛。淋病奈瑟菌感染常伴有衣原体感染，治疗时除选用抗淋病奈瑟菌药物外，同时应用抗衣原体感染药物；合并细菌性阴道病者，应同时治疗细菌性阴道病。另外，应对其性伴侣进行相应的检查及治疗。针对慢性宫颈炎病原体的抗生素治疗方法同急性宫颈炎。

2. 物理治疗　物理治疗包括宫颈微波、冷冻及激光治疗等，适用于宫颈呈糜烂样改变、有接触性出血且反复药物治疗无效的慢性宫颈炎患者。

3. 手术治疗　对宫颈息肉行息肉摘除术，术后将切除的息肉送组织学检查；对于宫颈重度糜烂、有接触性出血但物理治疗效果欠佳者,可考虑行宫颈电锥切术(Leep 刀)。

【诊疗思路图】

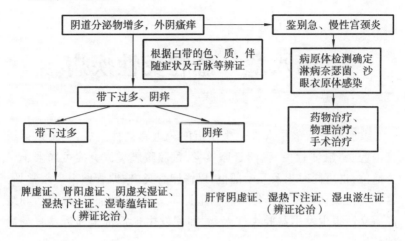

第八章　盆腔炎性疾病

盆腔炎性疾病指女性上生殖道的一组感染性疾病,主要包括子宫内膜炎、输卵管炎、输卵管卵巢炎、盆腔腹膜炎。炎症可局限于一个部位,也可同时累及几个部位,以输卵管炎、输卵管卵巢炎较常见。盆腔炎性疾病多发生于性活跃的生育期女性,初潮前、无性生活和绝经后女性很少发生盆腔炎性疾病,即使发生也常常是邻近器官炎症的扩散。

中国古籍无此病名记载,根据其症状特点,归属于"热入血室""带下病""妇人腹痛""癥瘕""产后发热"等范畴。

【诊断要点】

(一)症状

(1)轻者无症状或症状轻微。常见症状为下腹部痛、阴道分泌物增多。腹痛为持续性,活动或性交后加重。

(2)若病情严重可出现发热甚至高热、寒战、头痛、食欲缺乏。月经期发病可出现经量增多、经期延长、经期腹痛。

(3)若有腹膜炎,可出现消化系统症状如恶心、呕吐、腹胀、腹泻等。伴有泌尿系统感染者,可有尿频、尿急、尿痛等症状。若有脓肿形成,患者可有下腹部包块及局部压迫刺激症状;包块位于子宫前方时,患者可出现膀胱刺激症状,如排尿困难、尿频,若引起膀胱肌炎,还可有尿痛等;包块位于子宫后方时,患者可有直肠刺激症状,出现腹泻、里急后重感和排便困难。若患者有输卵管炎的症状及体征,且同时有右上腹部疼痛,应怀疑有肝周围炎。

（二）体征

患者体征差异较大，轻者无明显异常表现，或妇科检查仅发现宫颈举痛或宫体压痛或附件区压痛。严重者呈急性病容，体温升高，心率加快，下腹部有压痛、反跳痛及肌紧张，甚至出现腹胀，肠鸣音减弱或消失。

妇科检查：阴道可见脓性臭味分泌物；宫颈充血、水肿，将宫颈表面分泌物拭净，若见脓性分泌物从宫颈口流出，说明宫颈管黏膜或宫腔有急性炎症；宫颈举痛；宫体稍大，有压痛，活动受限；子宫两侧压痛明显，若为单纯输卵管炎，可触及增粗的输卵管，压痛明显；若为输卵管积脓或输卵管卵巢脓肿，可触及包块且压痛明显，不活动；宫旁结缔组织炎时，可扪及宫旁一侧或两侧片状增厚，或两侧宫骶韧带高度水肿、增粗，压痛明显；若有盆腔脓肿形成且位置较低，则后穹隆触痛明显，可在直肠子宫陷凹处触及包块，并可有波动感，三合诊检查更有利于了解盆腔脓肿的情况及与邻近器官的关系。

（三）盆腔炎性疾病诊断标准（美国 CDC 诊断标准，2015 年）

1. 最低标准　宫颈举痛或子宫压痛或附件区压痛。

2. 附加标准　体温超过 38.3 ℃（口表）；宫颈有异常黏液脓性分泌物或脆性增加；阴道分泌物湿片出现大量白细胞；红细胞沉降率升高；C-反应蛋白升高；实验室检查结果显示宫颈淋病奈瑟菌或衣原体阳性。

3. 特异标准　子宫内膜活检证实子宫内膜炎；阴道超声或磁共振检查显示输卵管增粗，输卵管积液，伴或不伴有盆腔积液、输卵管卵巢肿块，腹腔镜检查发现盆腔炎性疾病征象。

【鉴别诊断】

1. 急性阑尾炎　两者均有发热、腹痛、血中白细胞升高。盆腔炎性疾病患者的腹痛在下腹部，病位较低，常伴月经异常、白带增多；急性阑尾炎患者的腹痛多局限于右下腹，有麦氏点压痛、反跳痛，妇科检查无宫颈举痛及宫体压痛,白带正常。

2. 异位妊娠 异位妊娠者多有停经史、下腹部疼痛、阴道不规则出血,血、尿 HCG 阳性,阴道后穹隆穿刺可抽出不凝血;盆腔炎性疾病患者有下腹部痛,常伴发热,血中白细胞明显升高,阴道后穹隆穿刺可抽出脓液或淡黄色积液,可资鉴别。

3. 卵巢囊肿蒂扭转 常突发下腹部痛,逐渐加重,与体位改变有关,可伴有恶心、呕吐。患者多有附件包块病史,超声及妇科检查可资鉴别。

4. 卵巢囊肿破裂 常突发剧烈腹痛,与性生活等腹压增加有关,伴恶心、呕吐和肛门坠胀。患者多有卵巢囊肿病史,妇科检查、彩超、经阴道后穹隆穿刺可资鉴别。

【治疗】

(一)中医治疗

1. 辨证论治

(1)热毒炽盛证:

主要证候:腹胀痛或灼痛剧烈,高热,或壮热不退,恶寒或寒战,带下量多,色黄或赤白带下,味臭秽;口苦烦渴,精神不振,月经量多或崩中下血,大便秘结,小便短赤;舌红,苔黄厚或黄燥,脉滑数或洪数。

证候分析:感染热毒,直犯冲任胞宫,与气血搏结,正邪急剧交争,营卫不和,则下腹部胀痛或灼痛剧烈,高热,或壮热不退,恶寒或寒战;热毒壅盛,损伤任带二脉,则带下量多,色黄或赤白杂下,味臭秽;热毒之邪迫血妄行,则月经量多或崩中下血;热毒炽盛,伤津耗液,则口苦烦渴,尿赤便结;舌红,苔黄厚或黄燥,脉滑数或洪数,均为热毒炽盛之征。

治法:清热解毒,凉血消痈。

方药:五味消毒饮合大黄牡丹汤。

带下臭秽者,加椿根皮、黄柏、茵陈清热利湿止带;腹胀满者,加厚朴、枳实以理气消胀;盆腔形成脓肿者,加红藤、皂角刺、白芷消肿排脓。

（2）湿毒壅盛证：

主要证候：腹胀痛拒按，或伴腰骶部胀痛难忍，发热恶寒，或高热不退，带下量多，色黄绿如脓，味臭秽；月经量多，经期延长或淋漓不尽，口苦口腻，大便溏泄，小便短少；舌红，苔黄腻，脉滑数。

证候分析：湿毒之邪气客于冲任、胞宫，与气血相搏，则下腹胀痛拒按，或伴腰骶部胀痛难忍；邪正交争，互有进退，则发热恶寒，或高热不退；湿毒流注下焦，损伤任带二脉，则色黄绿如脓，味臭秽；湿毒扰及冲任，血海不宁，故月经量多，经期延长或淋漓不尽；湿毒内蕴，肠道传化失司，则大便溏泄，湿毒下注膀胱，则小便黄少；舌红，苔黄腻，脉滑数，均为湿毒壅盛之征。

治法：解毒利湿，活血止痛。

方药：银翘红酱解毒汤。

高热兼恶寒者，加大青叶、柴胡解毒退热；便溏热臭者，加秦皮、黄芩、黄连清热利湿；便秘者，加大黄泄热通腑；带下多色黄夹有脓血者，加贯众、马齿苋、地榆利湿解毒止血。

（3）湿热蕴结证：

主要证候：下腹胀痛，或伴腰骶部胀痛，发热，热势起伏或寒热往来，带下量多，色黄味臭，或经期延长或淋漓不止，口腻纳呆，小便黄，大便溏或燥结；舌红，苔黄厚，脉滑数。

证候分析：湿热客于冲任、胞宫，与气血相搏，则下腹部胀痛，或伴腰骶部胀痛；邪正交争，互有进退，湿遏热伏，则热势起伏或寒热往来；湿热蕴结下焦，损伤任带二脉，则带下量多，色黄味臭；湿热扰及冲任，血海不宁，则经期延长或淋漓不止；湿热内蕴，肠道传化失司，则大便溏或燥结；湿热下注膀胱，则小便黄；舌红，苔黄厚，脉滑数，均为湿热蕴结之征。

治法：清热利湿，活血止痛。

方药：仙方活命饮去穿山甲、当归、皂角刺，加蒲公英、败酱草、薏苡仁、土茯苓。

低热起伏者，加茵陈、柴胡以除湿清热；月经量多或淋漓不止者，加马齿苋、贯众、炒地榆以利湿凉血止血；形成癥瘕者，加夏枯草、三棱、莪术等消肿散结，化瘀消癥。

2．其他疗法

（1）中成药治疗：

①妇乐颗粒，每次 12 g，2 次/天，开水冲服。适于热毒炽盛证。

②康妇炎胶囊，每次 3 粒，2 次/天，口服。适于湿热蕴结证、湿毒壅盛证。

③金刚藤胶囊，每次 4 粒，3 次/天，口服。适于湿热蕴结证。

④康妇消炎栓，每次 1 粒，1～2 次/天，直肠纳入。适于湿热蕴结证、湿毒壅盛证。

（2）中药保留灌肠：辨证选用中药，浓煎后保留灌肠或直肠滴注，每天 1 次。

（二）西医治疗

主要为抗生素治疗，必要时手术治疗。抗生素的治疗原则：经验性、广谱、及时和个体化。

1．门诊治疗　若患者一般状况好，症状轻，能耐受口服抗生素，并有随访条件，可在门诊给予非静脉应用（口服或肌内注射）抗生素。

2．住院治疗　若患者一般情况差，病情严重，伴有发热、恶心、呕吐；或有盆腔腹膜炎；或输卵管卵巢脓肿；或门诊治疗无效；或不能耐受口服抗生素；或诊断不清，均应住院给予以抗生素药物治疗为主的综合治疗。

（1）支持疗法：卧床休息，半卧位有利于脓液积聚于直肠子宫陷凹处而使炎症局限。给予高热量、高蛋白、高维生素流食或半流食，补充液体，注意纠正电解质紊乱及酸碱失衡，高热时采用物理降温。尽量避免不必要的妇科检查以免引起炎症扩散，有腹胀者应行胃肠减压。

（2）抗生素治疗。

（3）手术治疗：主要用于抗生素控制不满意的输卵管卵巢脓肿或盆腔脓肿患者。

手术指征：①脓肿经药物治疗无效：输卵管卵巢脓肿或盆腔脓肿经药物治疗 48~72 小时，体温持续不降，患者中毒症状加重或包块增大，应及时手术，以免发生脓肿破裂。②脓肿持续存在：经药物治疗病情有好转，继续控制炎症数日（2~3 周），包块仍未消失但已局限化，可手术治疗。③脓肿破裂：突然腹痛加剧、寒战、高热、恶心、呕吐、腹胀，检查时患者腹部拒按或有中毒性休克表现，应怀疑为脓肿破裂。若脓肿破裂未及时诊治，死亡率高。因此，一旦怀疑脓肿破裂，需立即在抗生素治疗的同时行手术治疗。

可根据情况选择经腹手术或腹腔镜手术，也可行超声或 CT 引导下的穿刺引流。手术范围应根据病变范围、患者年龄、一般状态等全面考虑。原则上以切除病灶为主。年轻女性应尽量保留卵巢功能，以采用保守性手术为主；年龄大、双侧附件受累或附件脓肿屡次发作者，可行全子宫及双附件切除术；对极度衰弱危重患者的手术范围须按具体情况决定，可在超声或 CT 引导下采用经皮引流技术。若盆腔脓肿位置低、凸向阴道后穹隆时，可经阴道切开排脓，同时注入抗生素。

（三）性伴侣的治疗

对盆腔炎性疾病患者出现症状前 60 天内接触过的性伴侣进行检查和治疗。如果最近一次性交发生在 6 个月前，则应对最后的性伴侣进行检查、治疗。女性盆腔炎性疾病患者在治疗期间应避免无保护性性交。

【随访】

对于采用抗生素治疗的患者，应在 72 小时内随诊，明确有无临床情况的改善。若抗生素治疗有效，在治疗后的 72 小时内患者的临床表现应有改善，如体温下降，腹部压痛、反跳痛减轻，宫颈举痛、子宫压痛、附件区压痛减轻。若此期间症状无改善，需进一步检查，重新进行评价，必要时行腹腔镜或手术探查。无论其性伴侣接受治疗与否，建议沙眼衣原体和淋病奈瑟菌感染者治疗后 3 个月复查上述病原体。若 3 个月时未复查，应于治疗后 1 年内任意 1 次就诊时复查。

【诊疗思路图】

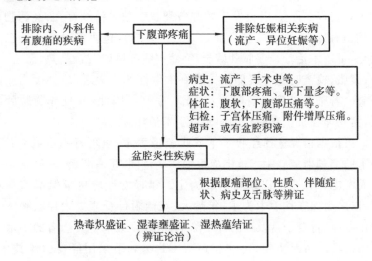

【名家经验】

（1）王渭川教授将盆腔炎分为三种证型:湿热蕴结证,治宜清热化浊,益气活血,银甲合剂合四君子汤加减;寒湿凝滞证,治宜温肾通阳,活气活血,河间地黄饮子合银甲煎剂加减;肝郁气滞证,治宜疏肝理气,化浊消瘀,兼固冲任,银甲合剂合逍遥散加减。

（2）姚寓晨教授指出盆腔炎在发病学上虽以热毒湿邪为主要病因,但气滞血瘀、虚实夹杂亦为其基本病理过程。在辨证上,应分清寒热两纲,抓住脾肾两脏,偏寒者用温阳消结法参以益肾,药用:鹿角片 10 g,大熟地黄 30 g,白芥子 6 g,川桂枝 10 g,炮姜 10 g,生黄芪 30 g,麻黄 5 g,昆布、海藻各 15 g,皂角刺 6 g。偏热者用活血行水法参以健脾,药用:益母草 30 g,凌霄花 10 g,石见穿 20 g,紫丹参 15 g,琥珀末(吞) 3 g,生薏苡仁 45～60 g,茯苓 12 g,车前子(包) 12 g。在预防上,既要注意已病,又要注意未病,慎饮食,节房事。人流及引产后则服用自拟双花汤:鸡冠花 15 g,金银花 15 g,当归 10 g,泽兰 10 g。这对预防盆腔炎的发生具有积极意义。

（3）罗元恺教授认为盆腔炎主要是由瘀热壅滞小腹、气机受阻而引起的。证候为下腹疼痛，或形成癥瘕包块，带下增多，有不同程度的发热等。治宜清热化瘀、行气止痛，可用解毒活血汤合金铃子散加减，或用活血化瘀汤（北京首都医科大学附属医院方：生地黄、赤芍、桃仁、红花、生牡蛎、生鳖甲、昆布、海藻、夏枯草、桑寄生、续断），或急盆清解汤（广州中医药大学第一附属医院方：金银花、连翘、败酱草、丹皮、栀子、赤芍、桃仁、蒲公英、没药、乳香、甘草），慢盆消解汤（广州中医药大学第一附属医院方：丹参、三棱、莪术、生薏苡仁、苍术、茯苓、柴胡、青皮）以活血化瘀散结。

附：盆腔炎性疾病后遗症

若盆腔炎性疾病未得到及时正确的诊断或治疗，可能会发生盆腔炎性疾病后遗症。主要病理改变为组织破坏、广泛粘连、增生及瘢痕形成，可能会导致：①输卵管增生、增粗，输卵管阻塞；②输卵管卵巢粘连形成输卵管卵巢肿块；③若输卵管伞端闭锁，浆液性渗出物聚集，可能形成输卵管积水或输卵管积脓；输卵管卵巢脓肿的脓液吸收被浆液性渗出物代替，可能形成输卵管积水或输卵管卵巢囊肿；④盆腔结缔组织表现为子宫主韧带、子宫骶韧带增生、变厚，若病变广泛，可使子宫固定。

【诊断要点】

（一）临床表现

不孕、异位妊娠、慢性盆腔痛、盆腔炎反复发作等。

（二）相关检查

宫颈分泌物培养可找到致病的病原体。B超检查提示盆腔内可有炎性渗出液，或有炎性包块；或子宫输卵管碘油造影提示输卵管部分或完全堵塞，呈油滴状聚集；或腹腔镜检查见有明显炎症粘连。

【鉴别诊断】

1. 子宫内膜异位症 子宫内膜异位症与盆腔炎性疾病后遗症

相似,但常表现为痛经且进行性加重,妇科检查宫骶韧带和直肠子宫陷凹处可触及痛性结节;盆腔炎性疾病后遗症患者除经期外,平时亦有腹部疼痛,且可伴有发热,抗感染治疗有效,妇科检查、腹腔镜、B超、CA125等检查有助于诊断。

2. 卵巢囊肿 盆腔炎性疾病后遗症相关的输卵管积水或卵巢囊肿患者除有盆腔炎性疾病病史外,肿块呈腊肠形,囊壁较薄,周围多有粘连;而卵巢良性肿瘤的肿块以圆形或椭圆形较多,多为囊性,表面光滑,活动;卵巢恶性肿瘤的肿块多为实性或半实性,表面凹凸不平,不活动,常伴有腹水,晚期可有恶病质征象。B超检查、MRI检查有助于诊断。

3. 盆腔瘀血综合征 两者均可表现为长期慢性下腹痛、腰骶痛,但盆腔瘀血综合征患者妇科检查多无明显异常,腹腔镜检查及盆腔静脉造影有助于诊断与鉴别。

【治疗】

(一)中医治疗

1. 辨证论治

(1)湿热瘀结证:

主要证候:少腹胀痛,或痛连腰骶,经行或劳累时加重,或有下腹癥块,带下量多,色黄;脘闷纳呆,口腻不欲饮,大便溏或秘结,小便黄赤;舌暗红,苔黄腻,脉滑或弦滑。

证候分析:湿热之邪蕴结冲任、胞宫,日久致气血瘀阻,或瘀久成癥,则致下腹胀痛,或痛连腰骶,或见下腹癥块;经行、劳累耗伤气血,正气受损,则病势加重;湿热下注,则带下量多,色黄;湿热内伤,则脘闷纳呆,口腻不欲饮,便溏或秘结,小便黄赤;舌暗红,苔黄腻,脉滑或弦滑,均为湿热瘀结之征。

治法:清热利湿,化瘀止痛。

方药:银甲丸。

(2)气滞血瘀证:

主要证候:下腹胀痛或刺痛,情志不畅则腹痛加重,经行量多有瘀块,瘀块排出则痛缓,胸胁、乳房胀痛,或伴带下量多,色黄质稠,或婚久不孕;舌紫暗或有瘀点,苔白或黄,脉弦涩。

证候分析:肝气郁结,气机不利,血行瘀阻,结于冲任、胞脉,故下腹胀痛或刺痛,经行量多有瘀块;肝失条达,肝经阻滞,故乳房胀痛;气血瘀结,带脉失约,故带下量多,色黄质稠;胞脉闭阻,不能摄精成孕,则婚久不孕;舌紫暗或有瘀点,苔白或黄,脉弦涩,均为气滞血瘀之征。

治法:疏肝行气,化瘀止痛。

方药:膈下逐瘀汤。

（3）寒湿瘀滞证:

主要证候:下腹冷痛或刺痛,腰骶冷痛,得温则减,带下量多,色白质稀;月经量少或月经错后,经色暗或夹血块,形寒肢冷,大便溏泄,或婚久不孕;舌质淡暗或有瘀点,苔白腻,脉沉迟或沉涩。

证候分析:寒湿伤及胞脉,血为寒湿所凝,冲任阻滞,血行不畅,故下腹冷痛或刺痛,腰骶冷痛;冲任阻滞,带脉失约,故带下量多;寒性凝滞,故月经量少或月经错后;寒湿伤阳,气血不畅,故形寒肢冷,大便溏泄,婚久不孕;舌质淡暗或有瘀点,苔白腻,脉沉迟或沉涩,均为寒湿瘀滞之征。

治法:祛寒除湿,化瘀止痛。

方药:少腹逐瘀汤合桂枝茯苓丸。

（4）气虚血瘀证:

主要证候:小腹隐痛或坠痛,缠绵日久,或痛连腰骶,或下腹有癥块,带下量多,色白质稀;经期延长或量多,经血淡暗,伴精神萎靡,体倦乏力,食少纳呆;舌淡暗,或有瘀点,苔白,脉弦细或沉涩。

证候分析:正气亏虚,血行不畅,瘀血内停,或积久成癥,故小腹隐痛或坠痛,痛连腰骶,或有下腹癥块;气虚不摄,水湿下注,故带下量多;气虚冲任不固,故经期延长或量多;久病脾失健运,气血耗伤,中气不足,故精神萎靡,体倦乏力,食少纳呆;舌淡暗,或有瘀点,苔白,脉弦细或沉涩,均为气虚血瘀之征。

治法:益气健脾,化瘀止痛。

方药:理冲汤去天花粉、知母合失笑散。

(5)肾虚血瘀证:

主要证候:下腹绵绵作痛或刺痛,痛连腰骶,遇劳累则加重,喜温喜按,头晕耳鸣,畏寒肢冷,或伴月经后期或量少,经血暗夹块,夜尿频多,或婚久不孕;舌暗淡,苔白,脉沉涩。

证候分析:肾气不足,血行不畅,瘀血内停,故下腹绵绵作痛或刺痛,痛连腰骶;肾阳不足,不能温煦全身,故喜温喜按,头晕耳鸣,畏寒肢冷;阳虚寒凝,血行不畅,故月经后期或量少;肾气虚衰,膀胱失约,故夜尿频多;肾虚瘀血阻滞胞脉,不能摄精成孕,则婚久不孕;舌淡暗,苔白,脉沉涩,均为肾虚血瘀之征。

治法:温肾益气,化瘀止痛。

方药:温胞饮合失笑散。

(6)脾虚湿瘀证:

主要证候:下腹部隐痛,缠绵日久,腰酸痛,劳累或经前加重,带下量多,色白质稀;或伴经期延长或月经量多,经血淡暗,精神萎靡,体倦乏力,食少纳呆;舌淡暗,或边有齿痕,苔白,脉沉软或沉弦。

证候分析:脾虚失健,化源匮乏,胞脉失养,不荣则痛,脾虚生湿,湿为有形之邪易阻滞气机,气滞常可导致血瘀,不通则痛,故下腹隐痛,腰酸痛,劳累或经前加重;湿性黏滞,胶着难解,故腹痛缠绵日久;脾虚生湿,水湿下注,故带下量多,色白质稀;气虚冲任不固,故经期延长或月经量多;脾失健运,中气不足,故精神萎靡,体倦乏力,食少纳呆;舌淡暗,或边有齿痕,苔白,脉沉软或沉弦,均为脾虚湿瘀之征。

治法:健脾除湿,化瘀止痛。

方药:除湿化瘀方。

2. 其他疗法

(1)中药保留灌肠。方药:大血藤、败酱草、丹参、赤芍、延胡索、莪术、三棱。随证加减。水煎取液,放置至适宜温度,保留灌肠。

(2)中药外敷。妇科消癥散外敷:透骨草、艾叶、千年健、赤芍、乳香、没药、羌活、独活、血竭、防风、红花、归尾、五加皮、追地风、白芷、川椒、土鳖虫、干漆。随证加减。上方中药研末加适量蜂蜜或醋调成糊状,进行下腹部外敷。

（3）艾灸治疗。取穴关元、气海、神阙、中极。

（二）西医治疗

盆腔炎性疾病后遗症需根据不同情况选择治疗方案。不孕患者,多需要辅助生殖技术协助受孕。盆腔炎性疾病反复发作者,可在抗生素药物治疗的基础上,根据其具体情况,选择手术治疗。输卵管积水者需行手术治疗。

【名家经验】

班秀文认为盆腔炎性疾病后遗症属于本虚标实之证,治疗既要扶助正气,又要活血化瘀,常用当归芍药散加北黄芪、土茯苓、鸡血藤、泽兰、莪术、香附治之。

第九章　闭经

闭经是妇科常见的一种症状,可因全身或局部性病变引起,表现为无月经或月经停止。原发性闭经指年龄超过 14 岁,第二性征未发育;或年龄超过 16 岁,第二性征已发育,月经还未来潮。继发性闭经指正常月经建立后月经停止 6 个月,或按自身原有月经周期计算停止 3 个周期以上。妊娠期、哺乳期、绝经后闭经以及少女初潮后 1 年以内闭经,称生理性闭经,不在本节讨论范围内。

本病属中医学"闭经病"范畴。

【诊断要点】

(一)病史

有月经初潮延迟及月经后期病史;或反复刮宫史、产后出血史、结核病史;或过度紧张劳累、过度精神刺激史;或有不当节食减肥史;或有环境改变、疾病影响、使用药物(避孕药、镇静药、抗抑郁药、激素类)、放化疗及妇科手术史等。还应区分原发闭经与继发闭经。对原发闭经者,应了解其家族史、生长发育史及有无因某种严重疾病影响其发育等。对继发闭经者,应了解其过去月经情况、闭经期限、闭经前有无诱因、诊治情况,是否进行过内分泌治疗及对各种治疗的反应、健康状况及生育、生活和工作情况等。

(二)症状

1. 原发闭经　女性年逾 16 岁,虽有第二性征发育但无月经来潮,或年逾 14 岁,尚无第二性征发育及月经。

2. 继发闭经　月经来潮后停止 3 个周期或 6 个月以上。

3. 其他症状　应注意体格发育和营养状况,有无厌食、恶心,有无周期性下腹部疼痛,有无体重改变(肥胖或消瘦),有无婚久不孕、痤疮、多毛、头痛、复视、溢乳、烘热汗出、烦躁、失眠、阴道干涩、毛发脱落、畏寒肢冷、性欲减退等症状。

(三)检查

1. 全身检查　注意观察患者发育、营养、胖瘦、精神状态、智力与第二性征发育以及毛发多少与分布、乳房有无乳汁分泌等。

2. 妇科检查　了解内、外生殖器官发育情况,有无缺失、畸形、肿块或萎缩。先天发育不良、原发闭经者,尤需注意外阴发育情况,有无处女膜闭锁及阴道病变,可查及子宫偏小、畸形等;子宫过早萎缩,多见于下丘脑、垂体病变或卵巢早衰者。

3. 辅助检查

(1) 激素测定,如卵巢激素(E_2、P、T)、促性腺激素(FSH、LH)、催乳素(PRL)及甲状腺、肾上腺功能测定,对诊断下丘脑-垂体-卵巢性腺轴功能失调性闭经具有意义。

(2) 基础体温(BBT)测定、宫颈黏液结晶和阴道脱落细胞检查,有助于诊断卵巢性闭经。

(3) 孕激素试验,可评价体内雌激素水平及有无宫颈、宫腔粘连。若用药后有正常量的激素撤退性出血,则提示体内有一定水平的雌激素,且可排除宫颈及宫腔粘连,若无撤退性出血,需做雌-孕激素试验以进一步明确诊断,若孕激素试验无撤药性出血而雌-孕激素试验有撤药性出血,说明体内雌激素水平不足,需进一步寻找病因;若雌-孕激素试验停药后无出血,应重复试验一次,若仍无出血,表明子宫内膜有缺陷或被破坏,可诊断为子宫性闭经。

(4) 垂体兴奋试验(GnRH 刺激试验),可了解垂体对 GnRH 的反应性。注射促黄体素释放激素(LHRH)后促黄体素(LH)水平升高,说明垂体功能正常,病变在下丘脑;经多次重复试验,LH 水平无升高或升高不显著,说明垂体功能减退,如希恩综合征。

（5）影像学检查,彩超检查可了解子宫、卵巢大小及卵泡发育、内膜厚薄等情况,子宫输卵管碘油造影可一定程度了解宫腔及输卵管器质性病变,必要时可行 CT、MRI 检查。

（6）诊断性刮宫术或宫腔镜、腹腔镜检查等,均可协助判断闭经的原因。

【鉴别诊断】

（一）原发闭经和继发闭经鉴别（表 9-1）

表 9-1　原发闭经和继发闭经鉴别

类型	发病原因	特点
原发闭经	多由遗传原因或先天性发育缺陷引起	第二性征存在型 第二性征缺乏型
继发闭经	既往月经规则,因后天因素所致	较常见,发生率较高

（二）不同种类闭经鉴别（表 9-2）

表 9-2　不同种类闭经鉴别

名称	发病原因
下丘脑性闭经	精神紧张、营养缺乏、过度运动、闭经溢乳综合征、多囊卵综合征等
垂体性闭经	垂体梗死、垂体肿瘤、空蝶鞍综合征
卵巢性闭经	卵巢早衰、卵巢功能性肿瘤、多囊卵巢综合征
子宫性闭经	先天性无子宫或发育不良、子宫内膜炎、子宫内膜损伤、子宫切除后或宫腔放射治疗后
其他内分泌功能异常性闭经	甲状腺功能减退或亢进、肾上腺皮质功能亢进、肾上腺皮质肿瘤等

（三）常见妇科闭经疾病鉴别（表 9-3）

表 9-3　常见妇科闭经疾病鉴别

疾病	常见症状	检查
多囊卵巢综合征	闭经，痤疮，多毛，肥胖等	基础体温单相；血清睾酮水平异常升高；超声检查单侧或双侧卵巢内小卵泡不少于12个
卵巢早衰	闭经，伴烘热汗出、烦躁抑郁、失眠多梦、阴道干涩等	基础体温单相；卵泡刺激素水平异常升高；超声见卵巢无窦卵泡或减少；生殖器萎缩
闭经泌乳综合征	闭经，溢乳，头痛，复视等	基础体温单相；催乳素水平异常升高；检查垂体 MRI，排除垂体占位性病变
希恩综合征	产后大出血病史，闭经，毛发脱落，畏寒肢冷，性欲淡漠等	基础体温单相；促性腺激素（FSH、LH）水平降低；超声检查可见生殖器萎缩

【治疗】

（一）中医治疗

1. 治疗原则　见表 9-4。

表 9-4　闭经的治疗原则

闭经的治疗原则	虚者补而通之
	实者泻而通之
	虚实夹杂者当补中有通，攻中有养

2. 辨证论治

（1）气血虚弱证：

主要证候：月经周期延迟、量少、色淡红、质稀薄，渐至闭经不行；神疲肢倦，头晕眼花，心悸气短，面色萎黄；舌淡，苔薄，脉沉缓或细弱。

证候分析:屡伤脾胃,生化之源不足,或久病大病,营血亏虚,血虚气弱,冲任不充,不能按时满溢,故月经周期延迟、量少、色淡红、质薄;脏腑气血进一步损伤,血海空虚、无血可下而月经停闭;面色萎黄,心悸气短,神疲肢倦,舌淡,脉沉缓或细弱,均为气血虚弱之征。

治法:益气养血调经。

方药:人参养荣汤。

若见营阴暗耗,心火偏亢,兼见心悸失眠,多梦,宜养心阴和血脉,方用柏子仁丸。

(2)肾气亏损证:

主要证候:年逾16岁尚未行经,或月经初潮偏迟,时有月经停闭,或月经周期建立后由月经周期延后、经量减少渐至月经停闭;或体质虚弱,全身发育欠佳,第二性征发育不良,或腰腿酸软,头晕耳鸣,倦怠乏力,夜尿频多;舌淡黯,苔薄白,脉沉细。

证候分析:先天禀赋不足,肾气未盛,精气未充,天癸乏,故月经未来潮,或月经初潮偏迟,全身发育欠佳,第二性征发育不良;肾气亏虚,冲任损伤,血海空虚致月经周期延后,经量少,渐至停闭;腰腿酸软,头晕耳鸣,夜尿频多,舌淡,苔薄白,脉沉细,均为肾气亏虚之征。

治法:补肾益气,调理冲任。

方药:苁蓉菟丝子丸加减,加淫羊藿、紫河车。

面色萎黄,带下量少,头昏目眩,或阴道干涩,毛发脱落,或手足心热,舌红,苔少,脉细数无力或细涩者,为肝肾不足,治宜补肾养肝调经。方用归肾丸加何首乌、川牛膝、鸡血藤。

(3)阴虚血燥证:

主要证候:月经周期延后、经量少、色红、质稠,渐至月经停闭不行;五心烦热,额红唇干,盗汗甚至骨蒸劳热,干咳或咳嗽咯血;舌红,苔少,脉细数。

证候分析:阴血不足,日久益甚,虚热内生,火逼水涸,血海燥涩渐涸,故月经延后,量少,色红质稠,渐至月经停闭;阴虚日久,虚火内炽,故五心烦热,颧红唇干;虚热内扰,蒸津外泄则多盗汗,骨蒸劳热;热伤肺经则干咳或唾血;舌红,苔少,脉细数均为阴虚血燥之征。

治法:养阴清热调经。

方药:一阴煎加减,加丹参、黄精、女贞子、制香附。

（4）气滞血瘀证:

主要证候:月经停闭不行,胸胁、乳房胀痛;精神抑郁,少腹胀痛拒按,烦躁易怒;舌紫,有瘀点,脉沉弦而涩。

证候分析:气以通为顺,情志抑郁,气机郁滞,血行受阻,瘀血内阻,冲任瘀滞,胞脉阻隔,故月经停闭不行,少腹胀痛拒按;气机失畅,精神抑郁,烦躁易怒,乳房胀痛;舌紫黯、脉沉弦而涩,均为气滞血瘀之征。

治法:理气活血,祛瘀通经。

方药:血府逐瘀汤。

（5）痰湿阻滞证:

主要证候:月经延后,经量少,色淡质黏腻,渐至月经停闭;伴形体肥胖,胸闷泛恶,神疲倦怠,纳少痰多或带下量多,色白;舌苔厚腻,脉滑。

证候分析:脾虚运化失常,聚湿生痰,或素体肥胖,多痰多湿;痰湿下注,壅滞冲任,有碍血海满盈,以至月经延后,量少,色淡黏腻,甚至月经停闭;痰湿内停,滞于胸脘,则胸闷泛恶,纳少多痰;湿困脾阳,则神疲倦怠,形体肥胖;痰湿伤及任带二脉,则带下量多、色白;苔腻,脉滑均为痰湿内盛之征。

治法:健脾燥湿化痰,活血调经。

方药:四君子汤合苍附导痰丸加当归、川芎。

（二）西医治疗

1. 激素治疗 明确病变环节及病因后,给予相应激素治疗以调节体内激素水平而达到治疗目的。

（1）性激素补充治疗:①雌激素补充治疗:适用于无子宫者。戊酸雌二醇 1 mg/d,妊马雌酮 0.625 mg/d 或微粒化 17-雌二醇

1 mg/d,连用 21 天,停药 1 周后重复给药。②雌、孕激素人工周期疗法:适用于有子宫者。上述雌激素连服 21 天,最后 10 天同时给予地屈孕酮 10~20 mg/d 或醋酸甲羟孕酮 6~10 mg/d。③孕激素疗法:适用于体内有一定内源性雌激素水平者。可于月经周期后半期(或撤退性出血第 16~25 天)口服地屈孕酮 10~20 mg/d 或醋酸甲羟孕酮 6~10 mg/d。

(2) 促排卵:①对于低促性腺激素闭经患者,在采用雌激素治疗促进生殖器发育,子宫内膜已获得对雌、孕激素的反应后,可采用尿促性素(HMG)联合人绒毛膜促性腺激素(HCG)促进卵泡发育及诱发排卵,由于可能导致卵巢过度刺激综合征(OHSS),严重者可危及生命,故使用促性腺素诱发排卵必须由有经验的医师在有超声和激素水平监测的条件下用药;②对于 FSH 和 PRL 正常的闭经患者,由于患者体内有一定水平的内源性雌激素,可首选氯米芬作为促排卵药物;③对于 FSH 水平升高的闭经患者,由于其卵巢功能衰竭,不建议采用促排卵药物治疗(表 9-5)。

表 9-5 常用促排卵药物使用方法及不良反应

药物名称	药物说明	作用机制	给药方法	不良反应
氯米芬	最常用的促排卵药物。适用于有一定内源性雌激素水平的无排卵者	通过竞争性结合下丘脑细胞内的雌激素受体,以阻断内源性雌激素对下丘脑的负反馈作用,促使下丘脑分泌更多的 GnRH 及垂体促性腺激素	经期第 5 天开始口服,每天 50~100 mg,连用 5 天,治疗剂量选择主要根据体重或 BMI、女性年龄和不孕原因,治疗期间需监测卵泡或孕酮	黄体功能不足、对宫颈黏液的抗雌激素影响、未破裂卵泡黄素化综合征(LUFS)及卵子质量欠佳

药物名称	药物说明	作用机制	给药方法	不良反应
促性腺激素（包括尿促性腺素、卵泡刺激素及人绒毛膜促性腺激素）	适用于低促性腺激素闭经及氯米芬促排卵失败者	补充促性腺激素以促进卵泡成熟及诱发成熟卵泡排卵	常用 HMG 或 FSH 和 HCG 联合用药促排卵。HMG 或 FSH 一般每天剂量为 75～150 U,于撤药性出血第 3～5 天开始,卵巢无反应,每隔 7～14 天增加半支(37.5 U),直至超声下见优势卵泡,最大剂量为 225 U/d,待优势卵泡达成熟标准时,再使用 HCG 5000～10000 U 促排卵	多胎妊娠和 OHSS
促性腺激素释放激素	适用于下丘脑性闭经	通过补充促性腺激素释放激素以产生促性腺激素,从而达到促进卵泡成熟的目的	脉冲皮下注射或静脉给药	

（3）溴隐亭:为多巴胺受体激动剂,适用于垂体性闭经。单纯高催乳素(PRL)血症患者,每天 2.5～5 mg 口服,一般在服药的第 5～6 周能使月经恢复。垂体催乳素瘤患者,每天口服 5～7.5 mg,敏感者在服药 3 个月后瘤体明显缩小,较少采用手术。

（4）其他激素治疗:①肾上腺皮质激素:适用于先天性肾上腺皮

质增生所致的闭经患者,一般用泼尼松或地塞米松。②甲状腺素:如甲状腺素片,适用于甲状腺功能减退引起的闭经患者。

2. 辅助生殖技术 对于有生育要求,诱发排卵后未成功妊娠、合并输卵管问题的闭经患者或因男方因素不孕者可采用辅助生殖技术治疗。

3. 手术治疗 针对各种器质性病因,采用相应的手术治疗。

(1)生殖器畸形:如处女膜闭锁、阴道横膈或阴道闭锁者,均可通过手术切开或行成形术,使经血流畅;子宫隔膜可通过宫腔镜手术治疗。

(2)宫颈宫腔粘连:多采用宫腔镜直视下分离粘连,随后加用大剂量雌激素和放置宫腔内支撑的治疗方法。术后宫腔内支撑放置7~10天,每天口服戊酸雌二醇 2 mg,从第 3 周开始使用醋酸甲羟孕酮,每天 10 mg,共 7 天,根据撤退性出血量,重复上述用药 3~6 个月。宫颈狭窄和粘连者可采用宫颈扩张治疗。

(3)肿瘤:卵巢肿瘤一经确诊,应予以手术治疗。对于垂体肿瘤患者,应根据肿瘤部位、大小及性质确定治疗方案。对于催乳素瘤患者,常采用药物治疗,手术多用于药物治疗无效或巨腺瘤产生压迫症状者。对于中枢神经系统其他肿瘤患者,多采用手术和(或)放疗。含 Y 染色体的高促性腺激素闭经者,性腺易发生肿瘤,应行手术治疗。

【预防与调摄】

闭经的发生与诸多因素有关。虽然无确切的方法可以预防,但注意调摄,还是可以降低本病的发病率。如正确处理产程,防止产后大出血,注意精神调摄,保持精神乐观,情绪稳定,避免暴怒、过度紧张和压力过大。采取避孕措施,避免多次人流或刮宫。饮食适宜,少食辛辣、油炸、油腻之品,以保养脾胃,增强体质。经行之际,避免冒雨涉水,忌食生冷。适当参加体育活动,但需避免剧烈运动,注意营养。不宜长期服用某些药物,如避孕药、减肥药等。及时治疗某些慢性疾病,消除闭经因素。

【诊疗思路图】

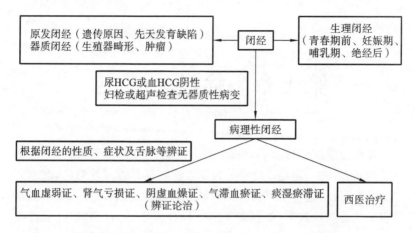

【名家经验】

（1）蒲辅周教授认为酿成闭经缘由有多种，血寒闭经者，温经活血，治宜温经汤、当归四逆汤随证化裁；血气凝结闭经者，大黄䗪虫丸破之；血虚闭经者，宜养血活血，归芪建中汤主之。

（2）罗元恺教授认为闭经可分为虚证和实证两大类。虚证之闭经多因血虚或肾虚；实证之闭经不外痰湿或血瘀。一般来说，久闭多虚，突闭多瘀（注意应与早孕相鉴别），虚证宜以补为通，或先补后攻，因势利导；实者可攻或兼温化。常用的去瘀通经方药有桃红四物汤、下瘀血汤、温经汤等。

（3）裘笑梅教授将本病分为气血亏虚、气滞血瘀、冲任不足、阴虚内热和风寒凝结等主要类型，应分别给予论治。

（4）刘云鹏教授认为调经之法，青春时期重在补肾，中年时期重在调肝，老年时期重在健脾。他认为这是妇科疾病在生理病理方面三个不同阶段发病的一般规律，有其常，必有其变，常是一般规律，变是特殊情况，故临床既需注意常规治疗，更需观察其病理变化，要机动灵活，才能效如桴鼓。

第十章 痛经

凡在经期或经行前后，出现周期性小腹疼痛，或痛引腰骶，甚至剧痛晕厥者，称为痛经。痛经分为原发性痛经和继发性痛经，前者又称功能性痛经，患者生殖器官无明显器质性病变，后者多继发于生殖器官某些器质性病变，如盆腔子宫内膜异位症、子宫腺肌病、慢性盆腔炎等。本节讨论的痛经，包括原发性痛经和继发性痛经。功能性痛经容易痊愈，器质性病变导致的痛经病程较长，缠绵难愈。

本病属中医学"痛经""经行腹痛"范畴。

【诊断要点】

（一）临床表现

（1）原发性痛经在青春期多见，常在初潮后 1～2 年内发病。

（2）疼痛多自月经来潮后开始，最早出现在经前 12 小时，以行经第 1 天疼痛最剧烈，持续 2～3 天后缓解，疼痛常呈痉挛性，通常位于下腹部耻骨上，可放射至腰骶部和大腿内侧。

（3）可伴有恶心、呕吐、腹泻、头晕、乏力等症状，严重时面色发白、出冷汗。

（4）妇科检查无异常发现。

（二）相关检查

需完善相关检查项目：超声检查子宫附件，以及肿瘤标志物、血常规、C-反应蛋白、血沉的检查。

【鉴别诊断】

需与以下疾病相鉴别：黄体破裂、急性盆腔炎、急性胃肠炎、急性阑尾炎、异位妊娠。

【治疗】

（一）中医治疗

1. 辨证论治

（1）肾气亏损证：

主要证候：经期或经后小腹隐隐作痛，喜按，月经量少，色淡质稀；头晕耳鸣，腰酸腿软，小便清长，面色晦暗；舌淡，苔薄，脉沉细。

证候分析：肾气本虚，精血不足，经期或经后，精血更虚，胞宫胞脉失于濡养，故小腹隐隐作痛，喜按；肾虚冲任不足，血海满溢不多，故月经量少，色淡质稀；肾精不足，不能上养清窍，故头晕耳鸣；肾亏则腰腿失养，故腰酸腿软；肾气虚，膀胱气化失常，故小便清长，面色晦暗；舌淡苔薄，脉沉细，为肾气亏损之征。

治法：补肾填精，养血止痛。

方药：调肝汤。

经量少者，酌加鹿角胶、熟地黄、枸杞子；腰骶酸痛剧烈者，酌加桑寄生、杜仲、狗脊。

（2）气血虚弱证：

主要证候：经期或经后小腹隐痛喜按，月经量少，色淡质稀；神疲乏力，头晕心悸，失眠多梦，面色苍白；舌淡，苔薄，脉细弱。

证候分析：气血本虚，经血外泻，气血更虚，胞宫胞脉失于濡养，故经期或经后，小腹隐痛喜按；气血虚，冲任不足，血海满溢不多，故月经量少，色淡质稀；气虚中阳不振，故神疲乏力；血虚不养心神，故心悸，失眠多梦；气血虚不能上荣头面，故头晕，面色苍白；舌淡，苔薄，脉细弱，也为气血虚弱之征。

治法：补气养血，和中止痛。

方药：黄芪建中汤加当归、党参。

（3）气滞血瘀证：

主要证候：经前或经期小腹胀痛拒按，胸胁、乳房胀痛，经行不畅，经色紫黯有块，块下痛减；舌紫黯，或有瘀点，脉弦或弦涩有力。

证候分析：肝郁气滞，瘀滞冲任，气血运行不畅，经前或经期，气血下注冲任，胞脉气血更加壅滞，不通则痛，故经行小腹胀痛拒按；肝气郁滞，故胸胁、乳房胀痛；冲任气滞血瘀，故经行不畅，经色紫黯有块；血块排出后，胞宫气血运行稍畅，故腹痛减轻；舌紫黯或有瘀点，脉弦或弦涩有力，均为气滞血瘀之征。

治法：行气活血，祛瘀止痛。

方药：膈下逐瘀汤。

痛经剧烈伴有恶心呕吐者，酌加吴茱萸、半夏、莪术；兼小腹胀坠或痛连肛门者，酌加姜黄、川楝子；兼寒者，小腹冷痛，酌加艾叶、小茴香；挟热者，口渴，舌红，脉数，宜酌加栀子、连翘、黄柏。

（4）寒凝血瘀证：

主要证候：经前或经期小腹冷痛拒按，得热则痛减，经血量少，色黯有块，畏寒肢冷，面色青白，舌黯，苔白，脉沉紧。

证候分析：寒客冲任，血为寒凝，瘀滞冲任，气血运行不畅，经行之际，气血下注冲任，胞脉气血壅滞，不通则痛，故痛经发作；寒客冲任，血为寒凝，故经血量少，色黯有块；得热则寒凝暂通，故腹痛减轻；寒伤阳气，阳气不能敷布，故畏寒肢冷，面色青白；舌黯，苔白，脉沉紧，为寒凝血瘀之征。

治法：温经散寒，祛瘀止痛。

方药：温经汤。

痛经发作者，酌加延胡索、小茴香；小腹冷凉，四肢不温者，酌加熟附子、巴戟天。若经行期间，小腹绵绵而痛，喜暖喜按，月经量少，色淡质稀，畏寒肢冷，腰骶冷痛，面色淡白，舌淡，苔白，脉沉细而迟或细涩，为虚寒所致痛经。治宜温经养血止痛，方用大营煎加小茴香、补骨脂。

（5）湿热蕴结证：

主要证候：经前或经期小腹灼痛拒按，痛连腰骶，或平时小腹痛，至经前疼痛加剧,经量多或经期长,经色紫红,质稠或有血块;平素带下量多,黄稠臭秽,或伴低热,小便黄赤;舌红,苔黄腻,脉滑数或濡数。

证候分析:湿热蕴结冲任,气血运行不畅,经之气血注冲任,胞脉气血壅,不通则痛,故痛经发作;湿热瘀结胞脉,胞脉系于肾,故腰骶坠痛,或平时小腹痛,至经前疼痛加剧;湿热伤于冲任,迫血妄行,故经量多,或经期长;血为热灼,故经色紫红,质稠或有血块;湿热下注,伤于带脉,带脉失约,故带下量多,黄稠臭秽;湿热熏蒸,故低热,小便黄赤;舌红,苔黄腻,脉滑数或濡数,为湿热蕴结之征。

治法:清热除湿,化瘀止痛。

方药:清热调血汤加红藤、败酱草、薏苡仁。

2. 外治法

(1)中药保留灌肠法。

(2)中药外敷下腹或腰骶部。

(3)中药溻渍疗法。

(4)中药熏蒸治疗。

(5)针灸拔罐法(穴位埋线):取穴关元、气海、血海、膈俞等穴位。

(6)灸法:选择应用艾灸仪、隔物灸、艾灸盒等疗法。可应用多功能艾灸仪进行治疗。

(二)西医治疗

1. 一般治疗　应重视心理治疗,向患者说明月经时的轻度不适是生理反应,消除紧张和顾虑可缓解疼痛。足够的休息和睡眠、规律而适度的锻炼、戒烟均对缓解疼痛有一定的帮助。疼痛不能忍受时可辅以药物治疗。

2. 药物治疗

(1)前列腺素合成酶抑制剂:通过抑制前列腺素合成酶的活性,减少前列腺素产生,防止过强子宫收缩和痉挛,从而减轻或消除痛经。该类药物治疗有效率可达80%。月经来潮即开始服用药物效果佳,连服 2~3 天。常用的药物有布洛芬、酮洛芬、甲氯芬那酸、双氯芬酸、甲芬那酸、萘普生。布洛芬 200~400 mg,每天 3~4 次,或酮洛芬 50 mg,每天 3 次。

(2)口服避孕药:通过抑制排卵减少前列腺素产生。适用于要求避孕的痛经女性,疗效达 90% 以上。

3. 手术治疗 针对子宫内膜异位囊肿、子宫腺肌症、深部子宫内膜异位症等。

4. 宫内节育环 曼月乐环。

【诊疗思路图】

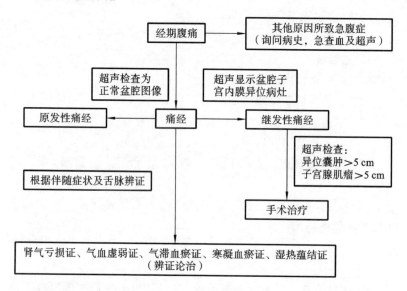

【名家经验】

(1)浙江何氏妇科血竭化瘀汤:血竭(吞服)3~6 g、干漆 5 g、穿山甲 5 g、桃仁 6 g、参三七(吞服)3 g、五灵脂 10 g、制大黄 6~9 g、片姜黄 10 g、制没药 6 g、炙甘草 5 g。功效:活血散结,破瘀消癥。主治:子宫内膜异位症、卵巢囊肿、盆腔炎性疾病、不孕症、产后或人流后腹痛等,属于中医痛经血瘀实证类疾病。加减:行经腹痛剧烈者,常以寒凝为主,药用肉桂、吴茱萸、乌药、淡附片等温经散寒止痛;少腹疼痛属于肝经湿热者加龙胆草、薏苡仁、蒲公英、重楼等。

（2）夏桂成国医大师逐瘀脱膜汤：肉桂（后下）3～5 g，五灵脂、三棱、莪术、炒当归、赤白芍各 10 g，益母草 15～30 g，广木香 6～10 g，延胡索 12 g，川续断 15 g，或加蒲黄 6 g，三七粉 6 g，炒枳壳 6～9 g。适应证：膜样性血瘀痛经，膜样性血瘀出血（月经过多）。

（3）朱南孙国医大师化膜汤：生蒲黄、五灵脂、山楂、青皮、血竭粉等。偏热型加红藤、熟大黄；偏寒型加小茴香、炮姜；至经期用炒蒲黄，血竭粉换成三七粉。

第十一章　经前期综合征

经前期综合征(PMS)是指在黄体期周期性出现的以情感、行为和躯体障碍为特征的综合征,月经来潮后,症状自然消失。多见于25~45岁女性,症状出现于月经前1~2周。

根据其不同的临床表现,分别将其归为中医"月经前后诸证"范畴。

【诊断要点】

(一)临床表现

1. 躯体症状　头痛、背痛、乳房胀痛、腹部胀满、便秘、肢体水肿、体重增加、运动协调功能减退。

2. 精神症状　易怒、焦虑、抑郁、情绪不稳定、疲乏以及饮食、睡眠、性欲改变。

3. 行为改变　注意力不集中、工作效率低、记忆力减退、易激动等。

4. 主要特点　具有经前期综合征的症状,黄体晚期持续反复发生,对日常工作、生活产生负面影响。

(二)相关检查

性激素检查、超声检查子宫附件、基础体温(BBT)检测。

【鉴别诊断】

需与轻度精神障碍或心、肝、肾等疾病引起的水肿相鉴别。

【治疗】

（一）中医治疗

女性在经前及经期,冲任、气血、子宫变化较平时急骤,气充而血流急,气血相对比较滞后;行经期到经后子宫发生由藏而泻,由盈而虚的变化,使全身已经偏虚的阴血更加不足而致肝失血养,是否发病取决于患者的体质因素及阴阳气血的偏虚偏旺。若平素机体肝郁、脾虚、肾虚或气血素虚,则月经前后、经期的机体平衡失常,出现某脏腑、气血功能暂时失调的月经前后诸证。经净后阴血渐复,气血调顺,脏腑、冲任、子宫功能渐复平衡,诸证随之消失。在非经期前后及经期,致病因素仍然存在,但由于冲任气血较平和,不足以引起气血亏或滞,故而不发病。本病常见的病因病机有肝郁、脾虚、肾虚、气血虚弱和血瘀。

本病的证型应根据各个经行前后病证的特点,结合月经的期、量、色、质,兼证,舌脉及患者的素体情况以辨寒热虚实。

本病的治法以调理肝、脾、肾及冲任、气血为主,尤以调肝为要。治疗分两步:经前、经期针对主证治其标;平时辨证求因治其本,使脏腑功能如常,气血和顺,冲任相资,诸证自除。

1. 肝气郁结证

主要证候:常见症状有经前乳房胀痛、吐衄、头晕头痛、烦躁失眠,月经周期紊乱,量少或多,或经行不畅,或有血块,苔薄白或薄黄,脉弦。

证候分析:经前阴血下注血海,肝血不足,肝气易郁,气机不畅,而出现经前乳房胀痛。肝郁化火,上扰清窍,灼伤血络,遂至经前吐衄、头晕头痛、烦躁失眠。肝郁犯脾,则出现经前泄泻、腹痛。肝疏泄失常,冲任失调,血海蓄溢无常,则月经周期紊乱,量少或多,气滞血瘀则经行不畅,或有血块,苔薄白或薄黄,脉弦为肝气郁结之征。

治法:疏肝理气。

方药:调经一号方加减。

2. 血虚肝旺证

主要证候:常见症状有经前乳房胀痛,头晕头痛、烦躁失眠、情志异常、身痛、吐衄、口舌糜烂,月经先期、量少,舌红,苔薄,脉细数。

证候分析:经前阴血下注血海,阴血不足则肝失血养,肝阳偏旺,则出现经前头痛、头晕;血不养心,则烦躁失眠、情志异常;血虚经脉失养,则经前身痛;阴虚火旺,虚火上炎,灼伤血络,则经前吐衄;虚火上乘于心,心火上炎,则口舌糜烂;阴血虚肝火旺则月经先期、量少,舌红,苔薄,脉细数为血虚肝旺之征。

治法:养血平肝。

方药:当归饮子加减。

3. 脾肾阳虚证

主要证候:常见症状有经前泄泻、水肿,经行量多,经色淡、质稀,舌淡,苔白,脉沉细。

证候分析:肾阳不足,命门火衰,脾失健运或经前经期经血盈于冲任,脾虚湿停,水湿下注大肠则经期泄泻,水湿泛溢肌肤则皮肤浮肿。气虚不能摄血则经行量多,脾肾阳虚气血生化不足则经色淡、质稀,舌淡、苔白,脉沉细为脾肾阳虚之征。

治法:温补脾肾。

方药:肾气丸合苓桂术甘汤加减。

4. 血瘀痰阻证

主要证候:常见症状有经前泄泻、水肿,月经量少,色淡或黯,舌质黯或紫,苔薄白,脉涩或弦。

证候分析:经前受寒,寒凝血瘀,素体肥胖或脾虚生痰,瘀血痰浊阻滞清窍,则经期头痛、头晕,瘀血痰浊阻滞经络则经前身痛;气血运行不畅则月经量少,色淡或黯;舌质黯或紫,苔薄白,脉涩或弦,均为血瘀痰阻证之征。

治法:活血祛瘀,燥湿化痰。

方药:偏血瘀者方用少腹逐瘀汤,偏痰湿者方用半夏白术天麻汤。

（二）西医治疗

1. 药物治疗

（1）有明显的焦虑症状者可抗焦虑治疗：阿普唑仑 0.25 mg，每天 2～3 次，口服。

（2）有明显的忧郁症状者可抗忧郁治疗：氟西汀 20 mg，每天 1 次，口服。

（3）醛固酮受体的竞争性抑制剂：螺内酯 20～40 mg，每天 2～3 次，口服。

（4）调节自主神经系统与下丘脑-垂体-卵巢轴的关系：维生素 B_6 10～20 mg，每天 3 次，口服。

（5）口服避孕药抑制排卵。

2. 其他干预 帮助患者建立健康合理的生活习惯，必要时可行认知-行为心理治疗。

【诊疗思路图】

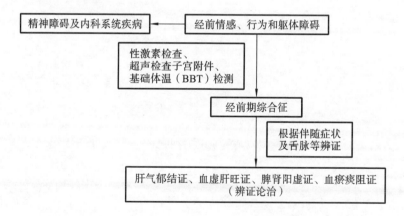

【名家经验】

肖承悰教授认为经前期综合征的发病机制主要责之于肝，与脾、肾也有关系，而引起此病主要与经前和经期冲任气血变化、患者素体因素及既往潜伏的致病因素有关，这些因素综合作用，导致气血失调、阴阳失衡,而出现一系列证候群。在治疗上立足于肝脏,兼顾脾、肾二脏,以养血调肝、健脾补肾、行气止痛为主要治疗法则。肝、脾、肾三脏之间关系密切,且易互相传变,如肝郁日久,木克脾土;肝阳过亢,子盗母气,又耗伤肾精,所以呈现出涉及多脏腑的证候群,且随疾病进展,证候群逐渐扩大。肖承悰教授以"未病先防,已病防传"为基本思想,创立"经前安宁汤",药物组成:丹参、白芍、生地黄、枸杞子、续断、合欢花、郁金、茯苓、薏苡仁,该方以养血柔肝为主,兼顾肝、肾二脏,临床中再根据症状加减。

第十二章 异常子宫出血

异常子宫出血(AUB)是妇科常见的症状和体征,作为一种总的术语,是指与正常月经的周期频率、规律性、经期长度、经期出血量中的任何1项不符,源自宫腔的异常出血。仅限于生育期非妊娠女性,不包括妊娠病及产褥期、青春期前、绝经后出血。

本病属中医学"月经过多""崩漏""经期延长"范畴。

【诊断要点】

(一)临床表现

1. 无排卵性异常子宫出血 少数患者有规律的月经周期,多数患者表现为出血间隔长短不一,短者几日,长者数月,出血量多少不一,出血量少者只有点滴出血,多者大量出血,不能自止。

2. 排卵性异常子宫出血

(1)黄体功能不足:患者常表现为月经周期缩短。

(2)子宫内膜不规则脱落:患者月经周期虽在正常范围,但经期延长,长达9~10天,且出血量多。

(3)子宫内膜局部异常:患者表现为月经过多(大于80 mL),经间期出血或经期延长,而周期、经期持续时间正常。

(二)相关检查

1. 妇科检查 异常子宫出血患者生殖器无明显病变,出血来自宫腔。

2. 诊断性刮宫 诊断性刮宫将刮出物送病理检查既有诊断意

义,也有治疗目的。

3. 宫腔镜检查 了解宫腔情况,宫腔镜下可见子宫内膜增厚,但也可不增厚,在宫腔镜下可对病变部位进行活检,提高早期宫腔病变(如子宫内膜息肉、子宫黏膜下肌瘤、子宫内膜癌)的诊断率。

4. 彩超检查 了解子宫内膜厚度,有无宫腔占位及生殖道其他器质性病变。

5. 内分泌检查 根据情况进行性激素六项、甲状腺功能检查。

6. 基础体温(BBT)测定 呈单相型,提示无排卵。

【鉴别诊断】

需与以下疾病鉴别。

(1) 全身性疾病,如血液病、高血压、肝脏疾病及甲状腺疾病等。

(2) 妊娠有关疾病,如宫外孕、滋养细胞疾病等。

(3) 性激素类药物使用不当。

【治疗】

(一) 中医治疗

1. 血热证

(1) 实热证:

主要证候:经血非时暴下,或淋漓不尽又时而增多,血色深红或鲜红,质稠,或有血块;唇红目赤,烦热口渴,或大便干结,小便黄;舌红苔黄,脉滑数。

证候分析:阳盛血热,实热内蕴,热扰冲任,血海不宁,迫血妄行,故血崩暴下或淋漓不尽;血热则色鲜红或深红;热灼阴津,则质稠或有血块;舌脉均为实热之征。

治法:清热凉血,止血调经。

方药:清热固经汤。

(2) 虚热证:

主要证候:经血非时而下,量少淋漓,血色鲜红而质稠;心烦潮热,小便黄少,或大便干燥;舌质红,苔薄黄,脉细数。

证候分析:阴虚失守,冲任不固,故经血非时而下;阴虚生热,虚热扰血,热迫血行,阴虚血少,则量少淋漓,质地黏稠;心烦潮热,尿黄便结;舌红,苔薄黄,脉细数,均为虚热之征。

治法:养阴清热,止血调经。

方药:上下相资汤。

2. 肾虚证

(1)肾阴虚证:

主要证候:月经紊乱无期,出血淋漓不尽或量多,色鲜红,质稠;头晕耳鸣,腰膝酸软,或心烦;舌质偏红,苔少,脉细数。

证候分析:肾阴亏虚,阴虚失守,封藏失司,冲任不固,故月经紊乱,经量多或淋漓不尽;阴虚生内热,热灼阴血,则血色鲜红,质稠;阴血不足,不能上荣于脑,故头晕耳鸣;阴精亏虚,外府不荣,作强无力,则腰酸膝软;水不济火,故心烦;舌红,苔少,脉细数,亦为肾阴亏虚之征。

治法:滋肾益阴,止血调经。

方药:左归丸去牛膝合二至丸。

(2)肾阳虚证:

主要证候:月经紊乱无期,出血量多或淋漓不尽,色淡质清;畏寒肢冷,面色晦暗,腰腿酸软,小便清长;舌质淡,苔薄白,脉沉细。

证候分析:肾阳虚弱,肾气不足,封藏失司,冲任不固,故月经紊乱,量多或淋漓;阳虚火衰,胞宫失序,故经血色淡质清;余证均为阳虚失煦之象。

治法:温肾固冲,止血调经。

方药:右归丸去肉桂,加补骨脂、淫羊藿。

3. 脾虚证

主要证候:经血非时而至,崩中暴下继而淋漓,血色淡而质薄;气短神疲,面色㿠白,或面浮肢肿,四肢不温;舌质淡,苔薄白,脉弱或沉细。

证候分析:脾虚气陷,统摄无权,故忽然暴下,或日久不止而成漏下;气虚火不足,故经血色淡而质薄;中气不足,清阳不升,故气短神疲;脾阳不振,则四肢不温,面色㿠白;脾虚水湿不运,泛溢肌肤,则面浮肢肿;舌淡,脉弱,均为脾虚阳气不足之象。

治法:补气升阳,止血调经。

方药:举元煎合安冲汤加炮姜炭。

4.血瘀证

主要证候:经血非时而下,时下时止,或淋漓不尽,色紫黑有块;或有小腹不适;舌质紫暗,苔薄白,脉涩或细弦。

证候分析:胞脉瘀滞,旧血不去,新血难安,故月经紊乱,离经之血时停时流,经血时来时止;冲任瘀阻,新血不生,旧血蓄积而满,故经血非时暴下;瘀阻则气血不畅,故小腹不适;血色紫黑有块,舌紫暗,脉涩,均为有瘀之征。

治法:活血化瘀,止血调经。

方药:四草汤加三七、蒲黄。

(二)西医治疗

无排卵性异常子宫出血

1.止血

(1)性激素为首选药物,尽量使用最低有效剂量。

①孕激素:适用于血红蛋白大于 80 g/L、生命体征稳定的患者,因停药后短期内必然会引起撤药性出血,不适用于严重贫血者。具体用法:地屈孕酮片 10 mg,口服,每天 2 次,共 10 天;或微粒化孕酮 200～300 mg,口服,每天 1 次,共 10 天;或黄体酮 20～40 mg,肌内注射,每天 1 次,共 3～5 天;或醋酸甲羟孕酮 6～10 mg,口服,每天 1 次,共 10 天。

②雌激素:止血有效剂量与患者内源性雌激素水平有关,具体用量根据出血量多少决定。首选口服药物,根据出血量和患者状态决定初治用药间隔和用药剂量。如戊酸雌二醇每次 2 mg,口服,每 6～8 小时 1 次;结合雌激素每次 1.25～2.5 mg,口服,每 6～8 小时 1 次。不能耐受口服药物者每天可用苯甲酸雌二醇 3～4 mg,分 2～3 次肌内注射,若出血量明显减少,维持剂量,若出血量未见减少则加量,每天最大量不超过 12 mg。大量出血患者,应该在性激素治疗的

6 小时内出血减少,24～48 小时内出血基本停止,若 96 小时仍没有止血,应考虑有器质性病变的可能。经上述用药,患者止血后每 3 天递减 1/3 量,直至维持量,如每天戊酸雌二醇 1～2 mg,或结合雌激素每次0.625～1.25 mg,维持至血止后的第 20 天以后。在此期间,给予补血药物或适当输血,使患者血红蛋白尽快上升。在患者血红蛋白增加至 80～90 g/L 及以上时必须加用孕激素,使子宫内膜转化,雌、孕激素同时撤退后同步脱落。

③复方短效口服避孕药:适用于长期而严重的无排卵出血患者。目前应用的是第 3 代短效口服避孕药,如去氧孕酮-炔雌醇、孕二烯酮-炔雌醇或复方醋酸环丙孕酮,用法为 1～2 片/次,每 6～8 小时 1 次,血止后每 3 天逐渐减 1/3 量至 1 片/天,维持至血止后的第 21 天停药。

④孕激素内膜萎缩法:此法不适用于青春期患者。炔诺酮治疗出血量较多时,首次剂量为 5 mg,每 8 小时 1 次,血止后每隔 3 天递减 1/3 量,直至维持量(2.5～5 mg/d),持续用至血止后 21 大停药,停药后 3～7 天发生撤药性出血。

⑤雄激素:可每天给丙酸睾酮 25～50 mg,肌内注射,用 1～3 天。

⑥GnRH-a:也可用于止血,但如应用 GnRH-α 治疗大于 3 个月,推荐应用雌激素反向添加治疗。

(2)刮宫术:刮宫可迅速止血,并具有诊断价值,适用于大量出血且药物治疗无效需立即止血或需要行子宫内膜组织学检查的患者。

2. 调节周期　调整月经周期是治疗的根本,也是巩固疗效、避免复发的关键。

(1)孕激素:可于撤退性出血第 15 天起,每天口服地屈孕酮 10～20 mg,用药 10 天;或微粒化孕酮 200～300 mg/d,用药 10 天;或醋酸甲羟孕酮 4～12 mg/d,每天分 2～3 次口服,连用 10～14 天。酌情应用 3～6 个周期。

(2)口服避孕药:一般在止血用药撤退性出血后,周期性使用口服避孕药 3 个周期,病情反复者酌情延至 6 个周期。

(3) 雌、孕激素序贯法。

(4) 左炔诺孕酮宫内缓释系统(LNG-IUS)。

3. 促排卵 用于生育期、有生育需求者,尤其是不孕患者。

(1) 氯米芬:月经期第 5 天起,每晚服 50 mg,连续 5 天。一般在停药 7～9 天排卵,若排卵失败,可重复用药,氯米芬剂量逐渐增至 100～150 mg/d。

(2) 人绒毛膜促性腺激素(HCG):超声检测卵泡发育接近成熟时,可大剂量肌内注射 HCG 5000～10000 U 诱发排卵。

(3) 尿促性素(HMG):月经第 5 天,每天肌内注射 HMG 1～2 支,直至卵泡成熟,停用 HMG,加用 HCG 5000～10000 U,肌内注射,以提高排卵率。

4. 手术治疗

(1) 子宫内膜去除术。

(2) 子宫切除术。

排卵性异常子宫出血

1. 黄体功能不足

(1) 促进卵泡发育:①卵泡期使用低剂量雌激素:月经第 5 天起,每天口服妊马雌酮 0.625 mg 或戊酸雌二醇 1 mg,连续 5～7 天。②氯米芬:月经第 3～5 天开始,每天口服氯米芬 50 mg,连服 5 天。

(2) 促进月经中期 LH 峰形成:在卵泡成熟后,给予 HCG 5000～10000 U,分 1～2 次肌内注射。

(3) 黄体功能刺激疗法:基础体温上升后开始,隔日肌内注射 1000～2000 U,共 5 次。

(4) 黄体功能补充疗法:排卵后开始每天肌内注射黄体酮 10 mg,共 10～14 天。

(5) 口服避孕药:适用于有避孕需求的患者,周期性使用口服避孕药 3 个周期,病情反复者酌情延至 6 个周期。

2. 子宫内膜不规则脱落

(1) 孕激素:排卵后第 1～2 天或下次月经前 10～14 天开始,每天口服醋酸甲羟孕酮 10 mg,连服 10 天。有生育要求者肌内注射黄体酮注射液,无生育要求者也可口服单相避孕药,自月经周期第 5 天起,每天 1 片,连续 21 天为一个周期。

（2）人绒毛膜促性腺激素（HCG）。

（3）复方短效口服避孕药。

3. 子宫内膜局部异常所致异常子宫出血　推荐的治疗顺序如下:左炔诺孕酮宫内缓释系统,氨甲环酸抗纤溶治疗或非甾体抗炎药,短效口服避孕药,孕激素子宫内膜萎缩治疗。

【诊疗思路图】

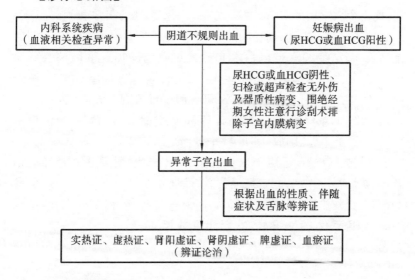

【名家经验】

（1）刘云鹏教授治崩十法:①益气摄血法:用补中益气汤加地黄、地黄炭、阿胶、棕榈炭等以益气升阳,摄血止血。②益气固脱法:用固本治崩汤补气补血,引血归经。③益气养血法:用归脾汤益气摄血,健脾养心。④健脾坚阴法:自拟健脾固冲汤,健脾坚阴止血。⑤养血固冲法:用胶艾汤加杜仲、续断、山萸肉、菟丝子等养血补肾,固冲止血。⑥调补肝肾法:用调补肝肾方（经验方）滋补肝肾、养阴固冲。方药:熟地黄 30 g、地黄炭 12 g、枸杞子 30 g、白芍 15 g、山萸肉 15 g、山药 15 g、阿胶 12 g、墨旱莲 15 g。⑦疏肝扶脾法:用逍遥散加减。⑧清热凉血法:实热证,用芩连四物汤加味,血热伤阴,用清经汤清热凉血滋阴。⑨活血祛瘀法:瘀血阻络,血不循经,用生化汤加味;久崩气血两虚,兼夹瘀血阻络,方用当归补血汤加减。⑩理气活血固冲法:用黑蒲黄散(《陈素庵妇科补解》),调和气血,固冲止血,药用当归、川芎、熟地黄、白芍、牡丹皮、香附、阿胶、荆芥炭、棕榈炭、蒲黄炭、地榆炭、血余炭。

(2)罗元恺教授认为治疗崩漏必须掌握塞流、澄源、复旧三个步骤,提出个人常用的三个处方。方一,二稔汤,本方补气摄血,适用于出血较多时期。方药:岗稔根 30~50 g、地稔根 30 g、续断 15 g、制何首乌 30 g、党参 20~30 g、白术 15~20 g、熟地黄 15~20 g、棕榈炭 10~15 g、炙甘草 9~15 g、桑寄生 15~30 g、赤石脂 20 g。方二,滋阴固气汤,适用于阴道出血已减缓、仍有漏下现象者。方药:熟地黄 20 g、续断 15 g、菟丝子 20 g、制何首乌 30 g、党参 20 g、黄芪 20 g、白术 15 g、岗稔子 30 g、阿胶 12 g、牡蛎 30 g、山萸肉 15 g、炙甘草 10 g。方三,补肾调经汤,适用于出血已止、身体未复、需要建立月经周期者,以防反复发作。方药:熟地黄 25 g、菟丝子 25 g、续断 15 g、党参 20~25 g、炙甘草 10 g、白术 15 g、制何首乌 30 g、枸杞子 15 g、金樱子 20 g、桑寄生 25 g、黄精 25 g、鹿角霜 15 g。

第十三章　多囊卵巢综合征

多囊卵巢综合征（PCOS）是一种常见的妇科内分泌疾病之一。在临床上以雄激素过高的临床或生化表现、持续无排卵、卵巢多囊改变为特征，常伴有胰岛素抵抗和肥胖。其病因至今尚未阐明，目前研究认为，其可能是由某些遗传基因与环境因素相互作用所致。

本病属中医学"月经后期""闭经"范畴。

【诊断要点】

（一）临床表现

1. 月经失调　主要表现为月经稀发与闭经；也有表现为月经频发或淋漓不尽等崩漏征象。

2. 不孕　主要与月经失调和无排卵有关，且妊娠也易出现不良妊娠。

3. 多毛　可出现毛发增粗、增多，尤以阴毛为主，还可见口唇细须。亦有部分患者出现脂溢性脱发。

4. 黑棘皮病　这是雄激素过多的另一体征，常在患者颈背部、腋下和腹股沟等处皮肤出现灰褐色色素沉着，呈对称性，轻抚如天鹅绒。

5. 痤疮　多见油性皮肤及痤疮，以颜面、背部较显著。

6. 肥胖　多始于青春期前后，其脂肪分布及体态并无特异性，常见腹部肥胖（腰围/臀围≥0.80），体重指数（BMI）≥25。

（二）相关检查

1. 基础体温（BBT）测定　表现为单相型基础体温曲线。

2. 超声检查　见卵巢增大,包膜回声增强,轮廓较光滑,间质回声增强;一侧或两侧卵巢各有 12 个及以上直径为 2～9 mm 无回声区,围绕卵巢边缘,呈车轮状排列,称为"项链征"。连续监测未见主导卵泡发育及排卵迹象。

3. 腹腔镜检查　见卵巢增大,包膜增厚,表面光滑,呈灰白色,有新生血管。包膜下显露多个卵泡,无排卵征象,如无排卵孔、无血体、无黄体。镜下取卵巢活组织检查可确诊。

4. 诊断性刮宫　应选在月经前数日或月经来潮 6 小时内进行,刮出的子宫内膜呈不同程度增生改变,无分泌期变化。对闭经或月经不规律者,可以了解子宫内膜增生情况。目前临床较少使用。

5. 内分泌检查

(1)血清雄激素:睾酮水平通常不超过正常范围上限 2 倍,雄烯二酮水平常升高,脱氢表雄酮、硫酸脱氢表雄酮水平正常或轻度升高。

(2)血清 LH、FSH:血清 FSH 水平正常或偏低,LH 水平升高但无排卵前 LH 峰值出现。LH/FSH 值≥2～3。LH/FSH 值升高多出现于非肥胖患者,肥胖患者因瘦素等因素对中枢 LH 的抑制作用,LH/FSH 值也可在正常范围。

(3)血清雌激素:雌酮(E_1)水平升高,雌二醇(E_2)水平正常或轻度升高并恒定于早卵泡期水平,E_1/E_2 值>1,高于正常周期。

(4)尿 17-酮类固醇:正常或轻度升高。正常时提示雄激素来源于卵巢,升高时提示肾上腺功能亢进。

(5)血清催乳素(PRL):20％～35％的患者可伴有血清 PRL 水平轻度增高。

(6)抗米勒管激素(AMH):血清 AMH 水平多为正常人的 2～4 倍。

(7)其他:腹部肥胖患者,应检测空腹血糖及口服葡萄糖耐量试验(OGTT),还应检测空腹胰岛素及葡萄糖负荷后血清胰岛素水平。肥胖患者可有甘油三酯水平增高。

【鉴别诊断】

1. 卵泡膜细胞增殖症 临床表现及内分泌检查与 PCOS 相仿但更严重,血睾酮高值,血硫酸脱氢表雄酮正常,LH/FSH 值可正常。卵巢活组织检查,镜下见卵巢皮质黄素化的卵泡膜细胞群,皮质下无类似 PCOS 的多个小卵泡。

2. 肾上腺皮质增生或肿瘤 血清硫酸脱氢表雄酮值超过正常范围上限 2 倍时,应与肾上腺皮质增生或肿瘤相鉴别。肾上腺皮质增生患者的血 17α-羟孕酮明显增高,ACTH 兴奋试验反应亢进,地塞米松抑制试验抑制率不高于 0.70。肾上腺皮质肿瘤患者对上述两项试验均无明显反应。

3. 分泌雄激素的卵巢肿瘤 卵巢睾丸母细胞瘤、卵巢门细胞瘤等均可产生大量雄激素。多为单侧、实性瘤。超声、CT 或 MRI 检查可协助诊断。

4. 甲状腺功能异常 临床上也可出现月经失调或闭经,可通过检测血清 TSH 鉴别。

【治疗】

（一）中医治疗

1. 肾虚证

（1）肾气虚证:

主要证候:月经初潮来迟,或月经后期量少,渐至闭经;头晕耳鸣,腰酸腿软,小便频数,性欲淡漠;舌淡红,苔薄白,脉沉细。

证候分析:肾气不足,精血衰少,冲任气血不足,血海不能满溢,故月经初潮来迟,或后期量少,渐至停闭;肾虚不能化生精血,髓海、腰府失养,故头晕耳鸣,腰酸腿软;肾气虚阳气不足,故性欲淡漠;肾虚不能温化膀胱,故小便频数;舌淡红,苔薄白,脉沉细,也为肾气虚之征。

治法:补肾益气,养血调经。

方药:大补元煎加丹参、牛膝。

闭经日久,畏寒肢冷甚者,酌加菟丝子、肉桂、紫河车;夜尿频数

181

者,酌加金樱子、覆盆子。

(2)肾阴虚证:

主要证候:月经初潮来迟,或月经后期量少,渐至闭经;头晕耳鸣,腰膝酸软,或足跟痛,手足心热,甚则潮热盗汗,心烦少寐,颧红唇赤;舌红,苔少或无苔,脉细数。

证候分析:肾阴不足,精血亏虚,冲任气血虚少,血海不能满溢,故月经初潮来迟,或后期量少,渐至停闭;精亏血少,上不能濡养空窍,故头晕耳鸣;下不能濡养外府,故腰膝酸软,或足跟痛;阴虚内热,故手足心热;热劫阴液外泄,故潮热盗汗;虚热内扰心神,则心烦少寐;虚热上浮,则颧红唇赤;舌红,少苔或无苔,脉细数,也为肾阴虚之征。

治法:滋肾益阴,养血调经。

方药:左归丸。

潮热盗汗者,酌加青蒿、鳖甲、地骨皮;心烦不寐者,酌加柏子仁、丹参、珍珠母;阴虚肺燥,咳嗽咯血者,酌加白及、仙鹤草。

(3)肾阳虚证:

主要证候:月经初潮来迟,或月经后期量少,渐至闭经;头晕耳鸣,腰痛如折,畏寒肢冷,小便清长,夜尿多,大便溏薄,面色晦暗,或目眶黯黑;舌淡,苔白,脉沉弱。

证候分析:肾阳虚衰,脏腑失于温养,精血化生之源匮足,冲任气血不足,血海不能满溢,故月经初潮来迟,或后期量少,渐至停闭;肾阳虚衰,阳气不布,故形寒肢冷;肾阳虚,不足以温养髓海、外府,故头晕耳鸣,腰痛如折;肾阳虚,膀胱气化失常,故小便清长,夜尿多;肾阳虚,不能温运脾阳,运化失司,故大便溏薄;肾在色为黑,肾阳虚,故面色晦暗,目眶黯黑;舌淡,苔白,脉沉弱,也为肾阳虚之征。

治法:温肾助阳,养血调经。

方药:十补丸。

2. 脾虚证

主要证候:月经停闭数月,肢倦神疲,食欲不振,脘腹胀闷,大便溏薄,面色淡黄;舌淡胖有齿痕,苔白腻,脉缓弱。

证候分析:脾虚生化之源匮乏,冲任气血不足,血海不能满溢,故月经停闭数月;脾虚运化失职,湿浊内盛,故食欲不振,脘腹胀闷,大便溏薄;脾主四肢,脾虚中阳不振,故肢倦神疲;舌淡胖,有齿痕,苔白腻,脉缓弱,也为脾虚之征。

治法:健脾益气,养血调经。

方药:参苓白术散加当归、牛膝。

3. 血虚证

主要证候:月经停闭数月,头晕目花,心悸怔忡,少寐多梦,皮肤不润,面色萎黄;舌淡,苔少,脉细。

证候分析:营血亏虚,冲任气血衰少,血海不能满溢,故月经停闭;血虚上不能濡养脑髓清窍,故头晕目花;血虚内不养心神,故心悸怔忡、少寐多梦;血虚外不荣肌肤,故皮肤不润,面色萎黄;舌淡,苔少,脉细,也为血虚之征。

治法:补血养血,活血调经。

方药:小营煎加鸡内金、鸡血藤。

血虚日久,渐至阴虚血枯闭经者,症见月经停闭,形体羸瘦,骨蒸潮热,或咳嗽唾血,两颧潮红,舌绛苔少,甚或无苔,脉细数。治宜滋肾养血,壮水制火,方用补肾地黄汤。

4. 气滞血瘀证

主要证候:月经停闭数月,小腹胀痛拒按;精神抑郁,烦躁易怒,胸胁胀满,嗳气叹息;舌紫黯或有瘀点,脉沉弦或涩而有力。

证候分析:气机郁滞,气滞血瘀,瘀阻冲任,血海不能满溢,故归经停闭;瘀阻胞脉,故小腹胀痛拒按;气机不畅,故精神抑郁,烦躁易怒,胸胁胀满,嗳气叹息;舌紫黯或有瘀点,脉沉弦或涩而有力,也为气滞血瘀之征。

治法:行气活血,祛瘀通络。

方药:膈下逐瘀汤。

烦躁、胁痛者,酌加柴胡、郁金、栀子;挟热而口干,便结,脉数者,酌加黄柏、知母、大黄。

5. 寒凝血瘀证

主要证候:月经停闭数月,小腹冷痛拒按,得热则痛缓,形寒肢冷,面色青白;舌紫黯,苔白,脉沉紧。

证候分析:寒邪客于冲任,与血相搏,血为寒凝致瘀,瘀阻冲任,气血不通,血海不能满溢,故闭经不行;寒客胞中,血行不畅,不通则痛,故小腹冷痛拒按,得热后血脉暂通,故腹痛得以缓解;寒伤阳气,阳气不达,故形寒肢冷,面色青白;舌紫黯,苔白,脉沉紧,也为寒凝血瘀之征。

治法:温经散寒,活血调经。

方药:温经汤。小腹冷痛较剧者,酌加艾叶、小茴香、姜黄;四肢不温者,酌加制附子、淫羊藿。

6. 痰湿阻滞证

主要证候:月经停闭数月,带下量多,色白质稠,形体肥胖,或面浮肢肿,神疲肢倦,头晕目眩,心悸气短,胸脘满闷;舌淡胖,苔白腻,脉滑。

证候分析:痰湿阻于冲任,占住血海,经血不能满溢,故月经数月不行;痰湿下注,损伤带脉,故带下量多,色白质稠;痰湿内盛,故形体肥胖;痰湿困阻脾阳,运化不良,水湿泛溢肌肤,故面浮肢肿,神疲肢倦;痰湿停于心下,清阳不升,故头晕目眩,心悸气短,胸脘满闷;舌淡胖,苔白腻,脉滑,也为痰湿之征。

治法:豁痰除湿,活血通经。

方药:丹溪治湿痰方。

若胸脘满闷者,酌加瓜蒌、枳壳;肢体浮肿明显者,酌加益母草、泽泻、泽兰。

(二)西医治疗

1. 调整生活方式 对肥胖型多囊卵巢综合征患者,应控制饮食和增加运动以降低体重和缩小腰围,可增加胰岛素敏感性,降低胰岛素、睾酮水平,从而恢复排卵及生育功能。

2. 药物治疗

（1）调节月经周期：定期合理应用药物，对控制月经周期非常重要。

口服避孕药：为雌孕激素联合周期疗法，孕激素通过负反馈抑制垂体 LH 异常高分泌，减少卵巢产生雄激素，并可直接作用于子宫内膜，抑制子宫内膜过度增生和调节月经周期。雌激素可促进肝脏产生性激素结合球蛋白，减少游离睾酮。常用口服短效避孕药，周期性服用，疗程一般为 3~6 个月，可重复使用，能有效抑制毛发生长和治疗痤疮。

孕激素后半周期疗法：可调节月经并保护子宫内膜。对 LH 过高分泌同样有抑制作用。亦可达到恢复排卵效果。

（2）降低血雄激素水平：

①糖皮质类固醇：适用于雄激素过多且来源于肾上腺或肾上腺和卵巢混合的多囊卵巢综合征患者。常用药物为地塞米松，每晚口服 0.25 mg，能有效抑制脱氢表雄酮硫酸盐浓度。剂量不宜超过每天 0.5 mg，以免过度抑制垂体-肾上腺轴功能。

②环丙孕酮：为 17-羟孕酮类生物，具有很强的抗雄激素作用，能抑制垂体促性腺激素的分泌，使体内睾酮水平降低。与炔雌醇组成口服避孕药，对降低高雄激素水平和治疗高雄激素体征有效。

③螺内酯：醛固酮受体的竞争性抑制剂，抗雄激素机制是抑制卵巢和肾上腺合成雄激素，增强雄激素分解，并有在毛囊竞争雄激素受体的作用。剂量为每天 40~200 mg，治疗多毛症状需用药 6~9 个月。出现月经不规则时，可与口服避孕药联合应用。

（3）改善胰岛素抵抗：对肥胖或有胰岛素抵抗患者常用胰岛素增敏剂。二甲双胍可抑制肝脏合成葡萄糖，增加外周组织对胰岛素的敏感性。通过降低血胰岛素水平达到纠正患者高雄激素状态，改善卵巢排卵功能，提高促排卵治疗的效果。常用剂量为每次口服 500 mg，每天 2~3 次。

（4）诱发排卵：对有生育要求者，在生活方式调整、抗雄激素和改善胰岛素抵抗等基础治疗后，进行促排卵治疗。氯米芬为一线促排卵药物,氯米芬抵抗患者可给予来曲唑或二线促排卵药物如促性腺激素等。诱发排卵时易发生卵巢过度刺激综合征(OHSS),需严密监测,加强预防。

3. 手术治疗

(1) 腹腔镜下卵巢打孔术(LOD):对 LH 和游离睾酮水平升高者效果较好。LOD 的促排卵机制为破坏产生雄激素的卵巢间质,间接调节垂体-卵巢轴,使血清 LH 及睾酮水平下降,增加妊娠机会,并可能降低流产的风险。在腹腔镜下对多囊卵巢应用电针或激光打孔,每侧卵巢打孔 4 个为宜,并且注意打孔深度和避开卵巢门,可获得 90% 排卵率和 70% 妊娠率。LOD 可能出现的问题有治疗无效、盆腔粘连及卵巢功能低下。

(2) 卵巢楔形切除术:将双侧卵巢各楔形切除 1/3 可降低雄激素水平,减轻多毛症状,提高妊娠率。术后卵巢周围粘连发生率较高,临床已不常用。

【诊疗思路图】

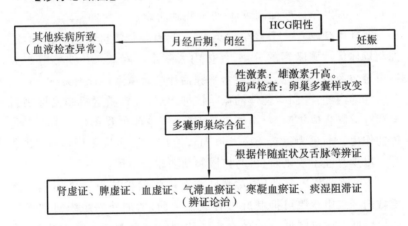

【名家经验】

(1) 浙江何氏妇科瓜石汤加减:葛根 30 g、石斛 12 g、天花粉 10 g、鸡内金 15 g、白芥子 10 g、川牛膝 15 g、五味子 5 g。功效:滋水育肾,养阴生津,化痰调经。主治:多囊卵巢综合征,证属真阴不足,灼液成痰。症见月经先后不定期,甚至闭经,量少色红质稠,咽中有痰,口干喜饮,或有口苦,或面部痤疮,或大便秘结,舌质红绛,苔黄腻,脉弦细滑。

(2) 浙江何氏妇科导痰通经汤:生鸡内金 20 g、白芥子 15 g、香附 10 g、海藻 15 g、葛根 15～30 g、丹参 15 g、当归 12 g、川芎 10 g、益母草 15～30 g。功效:涤痰软坚,养血填精,通经助孕。主治:痰湿阻滞,胞脉不通之不孕症、多囊卵巢综合征等。加减:痰湿较著,形体肥胖者,加用姜半夏、石菖蒲、陈皮、苍术;痰瘀互阻,卵巢较大,排卵障碍者,加用炙甲片、皂角刺、路路通;月经闭止,瘀血较重者,加用马鞭草、月季花、川牛膝、卷柏,严重者合用下瘀血汤;肾精不足,腰膝酸软者,加用五子衍宗丸、制何首乌、黄精、紫河车粉等;阴虚血燥者,加用天花粉、石斛、生地黄、玉竹;胃热炽盛,合用大黄黄连泻心汤;阳虚气馁者,选用人参、白术、黄芪、淫羊藿、巴戟天、制附子等。

第十四章　高催乳素血症

各种原因导致的血清催乳素（PRL）水平异常升高，称为高催乳素血症。

本病属中医学"闭经""月经后期""月经过少"范畴。

【诊断要点】

（一）临床表现

1. 月经紊乱及不孕　85%以上高催乳素血症患者有月经紊乱。生育期患者可不排卵或黄体期缩短，表现为月经少、稀发甚至闭经。青春期前或青春期早期患者可出现原发性闭经，生育期后多为继发性闭经。

2. 溢乳　本病特征之一，通常表现为双乳流出或可挤出非血性乳白色或透明液体。

3. 头痛、眼花及视觉障碍　可出现头痛、眼花、呕吐、视野缺损及动眼神经麻痹等症状。

4. 性功能改变　表现为阴道壁变薄或萎缩，分泌物减少，性欲减退。

（二）相关检查

1. 血液学检查　血 PRL＞1.14 nmol/L（25 μg/L）可确诊为高催乳素血症，检测最好在 9～12 时。

2. 影像学检查　血 PRL＞4.55 nmol/L（100 μg/L）时，应行垂体磁共振检查，明确是否存在垂体微腺瘤或腺瘤。

3. 眼底检查　眼底、视野检查有助于确定垂体腺瘤的大小及部位。

【治疗】

（一）中医治疗

1. 肾虚证

（1）肾气虚证：

主要证候：月经初潮来迟，或月经后期量少，渐至闭经；头晕耳鸣，腰膝酸软，小便频数，性欲降低；舌淡红，苔薄白，脉沉细。

证候分析：肾气不足，精血衰少，冲任气血不充，血海空虚，不能按时满盈，故月经初潮来迟，或后期量少，渐至停闭；肾虚不能化生精血，髓海、腰府失养，故头晕耳鸣，腰膝酸软；肾气虚则阳气不足，故性欲降低；肾气虚而膀胱失于温化，故小便频数；舌淡红，苔薄白脉沉细，均为肾气虚之征。

治法：补肾益气，养血调经。

方药：大补元煎加丹参、牛膝。

（2）肾阴虚证：

主要证候：月经初潮来迟，或月经后期量少，渐至闭经；头晕耳鸣，腰膝酸软，或足跟痛，手足心热，甚则潮热盗汗，心烦少寐，颧红唇赤；舌红，苔少或无苔，脉细数。

证候分析：肾阴不足，精血亏虚，冲任气血不充，血海不能满溢，故月经初潮来迟，或后期量少，渐至停闭；精亏血少，不能濡养空窍、外府，故头晕耳鸣，腰膝酸软，或足跟痛；阴虚内热，故手足心热；虚热迫津外泄，故潮热盗汗；虚热内扰心神，则心烦少寐；虚热上浮，则颧红唇赤；舌红，苔少或无苔，脉细数，均为肾阴虚之征。

治法：滋肾益阴，养血调经。

方药：左归丸。

（3）肾阳虚证：

主要证候：月经初潮来迟，或月经后期量少，渐至闭经；头晕耳鸣，腰痛如折，畏寒肢冷，小便清长，夜尿多，大便溏薄，面色晦暗，或目眶黯黑;舌淡,苔白,脉沉弱。

证候分析:肾阳虚衰,脏腑失于温养,精血化生乏源,冲任气血不充,血海不能满溢,故月经初潮来迟,或后期量少,渐至停闭;肾阳虚衰,阳气不布,故畏寒肢冷;肾阳虚不足以温养髓海、外府,故头晕耳鸣,腰痛如折;肾阳虚膀胱气化失常,故小便清长,夜尿多;肾阳虚不能温运脾阳,运化失司,故大便溏薄;肾阳虚其脏色外现,故面色晦暗,目眶黯黑;舌淡,苔白,脉沉弱,均为肾阳虚之征。

治法:温肾助阳,养血调经。

方药:十补丸加佛手、川芎。

2. 脾虚证

主要证候:月经停闭数月;神疲肢倦,食少纳呆,脘腹胀满,大便溏薄,面色淡黄;舌淡胖有齿痕,苔白腻,脉缓弱。

证候分析:脾虚气血生化乏源,冲任气血不足,血海不能满溢,故月经停闭数月,面色淡黄;脾虚运化失司,湿浊内生而渐盛,故食少纳呆,脘腹胀满,大便溏薄;脾主四肢,脾虚中阳不振,故神疲肢倦;舌淡胖有齿痕,苔白腻,脉缓弱,均为脾虚之征。

治法:健脾益气,养血调经。

方药:参苓白术散加泽兰、怀牛膝。

3. 精血亏虚证

主要证候:月经停闭数月;头晕目花,心悸少寐,面色萎黄,阴道干涩,皮肤干枯,毛发脱落,生殖器官萎缩;舌淡,苔少,脉沉细弱。

证候分析:精血亏虚,冲任气血衰少,血海不能满溢,故月经停闭;精血乏源,上不能濡养脑髓清窍而头晕目花,下不能荣养胞宫而生殖器官萎缩;精不化气,气不生津,故阴道干涩;血虚内不养心神,故心悸少寐;外不荣肌肤,故皮肤干枯,毛发脱落,面色萎黄;舌淡,苔少,脉沉细弱,均为精血亏虚之征。

治法:填精益气,养血调经。

方药:归肾丸加北沙参、鸡血藤。

精血亏虚日久,渐至阴虚血枯闭经者,兼见形体羸瘦,骨蒸潮热,或咳嗽唾血,两颧潮红,舌绛苔少或无苔,脉细数;治宜滋肾养血,壮水制火,可选用补肾地黄汤。精血亏虚日久,渐至阳虚血枯闭经者,兼见神疲倦怠,面色苍白,畏寒肢冷,性欲淡漠,舌淡,脉沉缓;治宜温肾养血,益火之源,可选用四二五合方。

4. 气滞血瘀证

主要证候:月经停闭数月,小腹胀痛拒按;精神抑郁,烦躁易怒,胸胁胀满,嗳气叹息;舌紫黯或有瘀点,脉沉弦或涩而有力。

证候分析:气机郁滞,气滞血瘀,冲任瘀阻,血海不能满溢,故停闭不行;瘀阻胞脉,故小腹胀痛拒按,胸胁胀满;气机不畅,肝气不舒,故精神抑郁,烦躁易怒,嗳气叹息;舌紫黯或有瘀点,脉沉弦或涩而有力,也为气滞血瘀之征。

治法:行气活血,祛瘀通经。

方药:膈下逐瘀汤。

5. 寒凝血瘀证

主要证候:月经停闭数月,小腹冷痛拒按,得热则痛缓;形寒肢冷,面色青白;舌紫黯,苔白,脉沉紧。

证候分析:寒邪客于冲任,与血相搏,血为寒凝而瘀塞,冲任瘀阻,血海不能满溢,故闭经不行;寒客胞中,血脉不畅,不通则痛,故小腹冷痛拒按,得热后血脉暂通,故腹痛得以缓解;寒邪伤阳,阳气不达,故形寒肢冷,面色青白;舌紫黯,苔白,脉沉紧,也为寒凝血瘀之征。

治法:温经散寒,活血通经。

方药:温经汤。

6. 痰湿阻滞证

主要证候:月经停闭数月,带下量多,色白质稠;形体肥胖,胸脘满闷,神疲肢倦,头晕目眩;舌淡胖,苔白腻,脉滑。

证候分析:痰湿阻于冲任,壅遏血海,经血不能满溢,故闭经不行;痰湿下注,损伤带脉,故带下量多,色白质稠;痰湿内盛,清阳不升,故头晕目眩,形体肥胖;痰湿困阻脾阳,运化失司,故胸脘满闷,神疲肢倦;舌淡胖,苔白腻,脉滑,也为痰湿阻滞之征。

治法:豁痰除湿,活血通经。

方药:丹溪治湿痰方。

(二)西医治疗

1. 药物治疗

(1)甲磺酸溴隐亭:在治疗垂体微腺瘤时,常用方法如下:第 1 周 1.25 mg,每晚 1 次;第 2 周 1.25 mg,每天 2 次;第 3 周每天晨服 1.25 mg,每晚服 2.5 mg;第 4 周及以后 2.5 mg,每天 2 次,3 个月为一个疗程。新型溴隐亭长效注射剂可克服口服药物造成的胃肠功能紊乱,用法为 50~100 mg,每 28 天注射一次,起始剂量为 50 mg。

(2)喹高利特:多用于甲磺酸溴隐亭副作用无法耐受时。每天 25 μg,连服 3 天,随后每 3 天增加 25 μg,直至获得最佳效果。

(3)维生素 B_6:20~30 mg,每天 3 次口服。和甲磺酸溴隐同时使用起协同作用。

2. 手术治疗
当垂体肿瘤产生明显压迫症状及神经系统症状或药物治疗无效时,应考虑手术切除肿瘤。

3. 放射治疗
用于不能坚持或耐受药物治疗者,不愿手术者,不能耐受手术者。放射治疗显效慢,可能引起垂体功能低下、视神经损伤、诱发肿瘤等并发症,不主张单纯放疗。

【诊疗思路图】

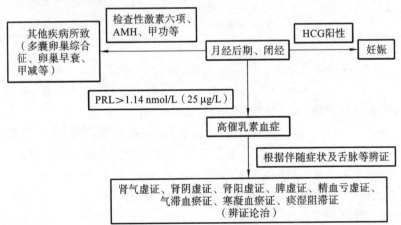

【名家经验】

蔡小荪教授认为"阳明胃热壅滞"是高催乳素血症的主要病机,选用玉烛汤加减,该方具有益气敛阴、清泄阳明之功,既调经血又下热结,药用当归、生地黄、白芍、川芎、怀牛膝、生大黄、玄明粉、制香附、郁金、鸡血藤、生麦芽。

第十五章　绝经综合征

绝经综合征是指女性在绝经前后出现烘热面赤，进而汗出，精神倦怠，烦躁易怒，头晕目眩，耳鸣心悸，失眠健忘，腰背酸痛，手足心热，或伴有月经紊乱等与绝经有关的症状，这些证候常参差出现，发作次数和时间无规律性，病程长短不一，短者数月，长者可迁延数年甚至十数年。

本病属中医学"绝经前后诸证"范畴。

【诊断要点】

（一）临床表现

1. 近期症状

（1）月经紊乱：月经紊乱是绝经过渡期的常见症状，表现为月经周期不规则、经期持续时间长、经量增多或减少。此期症状的出现取决于卵巢功能状态的波动性变化。

（2）血管舒张、收缩症状：皮肤发红、潮热、出汗等。

（3）神经精神症状：激动易怒、焦虑、多疑、情绪低落、自信心降低、不能自我控制、记忆力减退及注意力不集中、睡眠障碍等。

2. 远期症状

（1）泌尿生殖道症状：外阴瘙痒、阴道干燥疼痛、性交困难、性欲低下、子宫脱垂、膀胱直肠膨出、尿频、尿急、压力性尿失禁、反复尿路感染。

（2）代谢异常和心血管疾病：血压升高、血压波动、心悸或心律失常、体重明显增加、糖脂代谢异常、冠心病及心肌梗死。

（3）骨质疏松：周身疼痛、骨折等。

（二）相关检查

1. 体格检查 可见外阴、阴道萎缩变薄、干涩、分泌物少，阴道壁充血。

2. 辅助检查 性激素检查、超声子宫附件、骨密度测定。

【鉴别诊断】
需与甲状腺疾病、心血管疾病、精神疾病等相鉴别。

【治疗】

（一）中医治疗

1. 辨证论治
（1）肾阴虚证：

主要证候：经断前后，头晕耳鸣，腰酸腿软，烘热汗出，五心烦热，失眠多梦，口燥咽干，或皮肤瘙痒；月经周期紊乱，量少或多，经色鲜红；舌红，苔少，脉细数。

证候分析：经断前后，天癸渐竭，肾阴不足，精血衰少，髓海失养，故头晕耳鸣；腰为肾府，肾主骨，肾之精亏血少，故腰酸腿软；肾阴不足，阴不维阳，虚阳上越，故烘热汗出；水亏不能上制心火，心神不宁，故失眠多梦；肾阴不足，阴虚内热，津液不足，故五心烦热，口燥咽干；精亏血少，肌肤失养，血燥生风，故皮肤瘙痒；肾虚天癸渐竭，冲任失调，血海蓄溢失常，故月经周期紊乱，经量少或多，色鲜红；舌红，苔少，脉细数，也为肾阴虚之征。

治法：滋肾益阴，育阴潜阳。

方药：六味地黄丸加生龟板、生牡蛎、石决明。

（2）肾阳虚证：

主要证候：经断前后，头晕耳鸣，腰痛如折，腹冷阴坠，形寒肢冷，小便频数或失禁；带下量多，月经不调，量多或少，色淡质稀，精神萎靡，面色晦暗；舌淡，苔白滑，脉沉细而迟。

证候分析：经断前后，肾气渐衰。肾主骨生髓，腰为肾府，肾虚则髓海、外府失养,故头晕耳鸣,腰酸腿软;肾阳虚下焦失于温煦,故腹冷阴坠;膀胱气化失常,关门不固,故使小便频数或失禁;气化失常,水湿内停,下注冲任,伤带脉,约固无力,故带下量多;肾阳虚冲任失司,故月经不调,量多或少;血失阳气温化,故色淡质稀;肾阳虚命火衰,中阳不振,故形寒肢冷,精神萎靡,肾主黑,肾阳虚肾水上泛,故面色晦暗;舌淡,苔白滑,脉沉细而迟,也为肾阳虚衰之征。

治法:温肾壮阳,填精养血。

方药:右归丸。

肾阳虚不能温运脾土,致脾肾阳虚者,症见腰膝酸痛,食少腹胀,四肢倦怠,或四肢浮肿,大便溏薄,舌淡胖,苔薄白,脉沉细缓。治宜温肾健脾,方用健固汤加补骨脂、淫羊藿、山药。

(3)肾阴阳俱虚证:

主要证候:经断前后,时而畏寒恶风,时而潮热汗出,腰酸乏力,头晕耳鸣,五心烦热,舌红,苔薄,脉沉细。

证候分析:经断前后,肾之元阳不足,阴精亏损,不能温煦、濡养脏腑经络,故见时而畏寒恶风,时而潮热汗出,肾之元阳不足则髓海、外府失养,故头晕耳鸣,腰酸腿软;肾阴精亏损,阴虚内热,故五心烦热;舌红,苔薄,脉沉细为肾阴阳俱虚之征。

治法:补肾扶阳,滋肾养血。

方药:二仙汤加生龟板、女贞子。

2. 外治法

(1)耳穴埋豆:①主穴:肾、内生殖器、内分泌、皮质下。②配穴:神门、交感、对屏尖,阴虚证加肝、心,阳虚证加脾,左右耳交替贴压。

(2)穴位埋线:双侧复溜、阴郄穴、肾俞、子宫、三阴交。

(二)西医治疗

1. 一般治疗 谷维素、钙剂、维生素 D,必要时用镇静剂:安定。

2. 激素治疗 克龄蒙 2 mg,1 次/天,口服。

(1)使用激素前一定要评估激素治疗适应证、禁忌证或慎用。

(2)进行综合评估,确定激素使用的必要性,无禁忌证者可给予短期诊断性激素治疗。

【诊疗思路图】

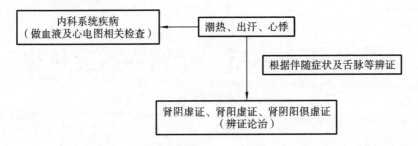

【名家经验】

肖承悰教授从女性的生理病理特点出发,运用中医理论结合临床实践,审症求因,认为更年期综合征的主要病机是肝肾阴虚,心肾不交。在治疗方面紧紧抓住更年期女性的生理病理特点,强调心肝肾三脏同治,滋肾养肝,交通心肾,使肾水渐充,肝得柔养,心肾相通,水火既济,而绝经前后诸证得平,同时注重心理疏导。其交通心肾经验方取得了较显著的临床疗效,处方:女贞子、生地黄、制首乌、百合、丹参、墨旱莲、生龙牡、合欢皮、茯苓、莲子心、盐知母。

第十六章 子宫内膜异位症

子宫内膜组织(腺体和间质)出现在宫体以外的部位时,称为子宫内膜异位症(EMT),简称内异症。异位内膜可侵犯全身任何部位,如脐、膀胱、肾、输尿管、肺、胸膜、乳腺,甚至手臂、大腿等处,但绝大多数位于盆腔脏器和壁腹膜,以卵巢、宫骶韧带较常见,其次为子宫及其他脏腹膜、阴道直肠隔等部位,故有盆腔子宫内膜异位症之称。由于内异症是激素依赖性疾病,在自然绝经和人工绝经(包括药物作用、射线照射或手术切除双侧卵巢)后,异位内膜病灶可逐渐萎缩被吸收;妊娠或使用性激素抑制卵巢功能,可暂时阻止疾病发展。内异症在形态学上呈良性表现,但在临床行为学上具有类似恶性肿瘤的特点,如种植、侵袭及远处转移等。

本病属中医学"痛经"范畴。

【诊断要点】

(一)临床表现

内异症的临床表现因人和病变部位的不同而异,症状特征与月经周期密切相关。有 25% 患者无任何症状。

1. 症状

(1)下腹痛和痛经:疼痛是内异症的主要症状,典型症状为继发性痛经、进行性加重。疼痛多位于下腹、腰骶及盆腔中部,有时可放射至会阴部、肛门及大腿,常于月经来潮时出现,并持续整个经期。疼痛严重程度与病灶大小不一定成正比,粘连严重的卵巢异位囊肿患者可能并无疼痛,而盆腔内小的散在病灶却可引起难以忍受的疼痛。少数患者可表现为持续性下腹痛,经期加剧。但有 27%～40% 患者无痛经,因此痛经不是内异症诊断的必需症状。

(2) 不孕:内异症患者不孕率高达 40%。引起不孕的原因复杂,如盆腔微环境改变影响精卵结合及运送、免疫功能异常导致抗子宫内膜抗体增加而破坏子宫内膜正常代谢及生理功能、卵巢功能异常导致排卵障碍和黄体形成不良等。此外,未破裂卵泡黄素化综合征(LUFS)在内异症患者中具有较高的发病率。中、重度患者可因卵巢、输卵管周围粘连而影响受精卵运输。

(3) 性交不适:多见于直肠子宫陷凹有异位病灶或因局部粘连使子宫后倾固定者。性交时碰撞或子宫收缩上提而引起疼痛,一般表现为深部性交痛,月经来潮前性交痛最明显。

(4) 月经异常:15%～30%患者有经量增多、经期延长或月经淋漓不尽或经前期点滴出血。可能与卵巢实质病变、无排卵、黄体功能不足或合并有子宫腺肌病和子宫肌瘤有关。

(5) 其他特殊症状:盆腔外任何部位有异位内膜种植生长时,均可在局部出现周期性疼痛、出血和肿块,并出现相应症状。肠道内异症患者可出现腹痛、腹泻、便秘或周期性少量便血,严重者可因肿块压迫肠腔而出现肠梗阻症状;膀胱内异症患者常在经期出现尿痛和尿频,但多被痛经症状掩盖而被忽视;异位病灶侵犯和(或)压迫输尿管时,引起输尿管狭窄、阻塞,出现腰痛和血尿,甚至形成肾盂积水和继发性肾萎缩;手术瘢痕内异症患者常在剖宫产或会阴侧切术后数月至数年出现周期性瘢痕处疼痛和包块,并随时间延长而加剧。

除上述症状外,卵巢子宫内膜异位囊肿破裂时,可发生急腹痛。多发生于经期前后、性交后或其他腹压增加的情况,症状类似输卵管妊娠破裂,但无腹腔内出血。

2. 体征　卵巢异位囊肿较大时,妇科检查可扪及与子宫粘连的肿块。囊肿破裂时腹膜刺激征阳性。双合诊检查典型盆腔内异症患者时,可发现其子宫后倾固定,直肠子宫陷凹、宫骶韧带或子宫后壁下方可扪及触痛性结节,一侧或双侧附件处触及囊实性包块,活动度差。病变累及直肠阴道间隙时,可在阴道后穹隆触及,触痛明显,或直接看到局部隆起的小结节或紫蓝色斑点。

（二）相关检查

1. 影像学检查　超声检查是诊断卵巢异位囊肿和膀胱、直肠内异症的重要方法，可确定异位囊肿位置、大小和形状，其诊断敏感性和特异性均在 96％以上。囊肿呈圆形或椭圆形，与周围特别是与子宫粘连，囊壁厚而粗糙，囊内有细小的絮状光点。因囊肿回声图像无特异性，不能单纯依靠超声图像确诊。盆腔 CT 及磁共振对盆腔内异症有诊断价值，但费用昂贵，不作为初选的诊断方法。

2. 血清 CA125 和人附睾蛋白 4（HE4）测定　血清 CA125 水平可能升高，重症患者更为明显，但变化范围很大，多用于重度内异症和疑有深部异位病灶者。但 CA125 在其他疾病如卵巢癌、盆腔炎性疾病中也可以出现升高，CA125 诊断内异症的敏感性和特异性均较低，不作为独立的诊断依据，但有助于监测病情变化、评估疗效和预测复发。HE4 在内异症患者中多为正常水平，可用于与卵巢癌的鉴别诊断。

3. 腹腔镜检查　目前国际公认的诊断内异症的最佳方法，除了阴道或其他部位可直视的病变外，腹腔镜检查是确诊盆腔内异症的标准方法。对在腹腔镜下见到大体病理所述的典型病灶或可疑病变进行活组织检查即可确诊。下列情况应首选腹腔镜检查：疑为内异症的不孕症患者、妇科检查及超声检查无阳性发现的慢性腹痛及痛经进行性加重者、有症状特别是血清 CA125 水平升高者，只有在腹腔镜检查或剖腹探查直视下才能确定内异症临床分期。

【鉴别诊断】

内异症易与下述疾病混淆，应予以鉴别。

1. 卵巢恶性肿瘤　早期无症状，有症状时多呈持续性腹痛、腹胀，病情发展快，一般情况差。超声图像显示包块为混合性或实性。血清 CA125 和 HE4 的表达水平多显著升高。腹腔镜检查或剖腹探查可鉴别。

2. 盆腔炎性包块　多有急性或反复发作的盆腔感染史，疼痛无周期性,平时亦有下腹部隐痛,可伴发热和白细胞增高等,抗生素治疗有效。

3. 子宫腺肌病　痛经症状与内异症相似,但多位于下腹正中且更剧烈,子宫多呈均匀性增大,质硬,经期检查时,子宫触痛明显。此病常与内异症并存。

【治疗】

(一)中医治疗

1. 寒凝血瘀证

主要证候:经前或经期,小腹冷痛拒按,得热痛减,或周期延后,经血量少,色黯有块;畏寒肢冷,面色青白;舌黯,苔白,脉沉紧。

证候分析:寒客胞宫,血为寒凝,瘀滞冲任,血行不畅,故经前或经期小腹冷痛;寒得热化,瘀滞暂通,故得热痛减;寒凝血瘀,冲任失畅,可见周期后延,经色黯而有块;寒邪内盛,阻遏阳气,故畏寒肢冷,面色青白;舌黯,苔白,脉沉紧,均为寒凝血瘀之征。

治法:温经散寒,化瘀止痛。

方药:少腹逐瘀汤。

2. 气滞血瘀证

主要证候:经前或经期,小腹胀痛拒按,月经量少,经行不畅,色紫黯有块,块下痛减,胸胁、乳房胀痛;舌紫黯,或有瘀点,脉弦涩。

证候分析:肝失条达,冲任气血郁滞,经血不利,不通则痛,故经前或经期小腹胀痛拒按;冲任气滞血瘀,故经量少,经行不畅,色黯有块;块下气血暂通,则疼痛减轻;肝郁气滞,经血不利,故胸胁、乳房胀痛;舌紫黯,或有瘀点,脉弦涩,均是气滞血瘀之征。

治法:行气活血,化瘀止痛。

方药:膈下逐瘀汤。

3. 湿热蕴结证

主要证候:经前或经期,小腹疼痛或胀痛不适,有灼热感,或痛连腰骶,或平时小腹痛,经前加剧,月经量多或经期长,色黯红,质稠或有血块;平素带下量多,色黄稠臭秽,或伴低热,小便黄赤;舌红,苔黄腻,脉滑数或濡数。

证候分析:湿热蕴结冲任,阻滞气血运行,经前或经期气血下注冲任,加重气血壅滞,故见小腹疼痛或胀痛,有灼热感,痛连腰骶,或平时小腹痛,经前加剧;湿热损伤冲任,迫血妄行,故见经量多,或经期长;血为热灼,故色黯红,质稠或有血块;湿热下注,伤于带脉,带脉失约,故带下量多,黄稠臭秽;湿热熏蒸,故低热,小便黄赤;舌红,苔黄腻,脉滑数或濡数,均为湿热蕴结之征。

治法:清热除湿,化瘀止痛。

方药:清热调血汤加车前子、败酱草、薏苡仁。

4. 气血虚弱证

主要证候:经期或经后,小腹隐痛喜按,月经量少,色淡质稀;神疲乏力,头晕心悸,面色苍白,失眠多梦;舌质淡,苔薄,脉细弱。

证候分析:气血不足,冲任亦虚,经行之后,血海更虚,胞宫、冲任失于濡养,故经期或经后小腹隐隐作痛,喜按;气血两虚,血海未满而溢,故经量少,色淡质稀;气虚中阳不振,故神疲乏力;血虚则无以养心神,荣头面,故见头晕心悸,失眠多梦,面色苍白;舌淡,苔薄,脉细弱,均是气血两虚之征。

治法:益气养血,调经止痛。

方药:圣愈汤。

5. 肝肾亏损证

主要证候:经期或经后,小腹绵绵作痛,喜按,伴腰骶酸痛,月经量少,色淡黯,质稀;头晕耳鸣,面色晦暗,失眠健忘,或伴潮热;舌质淡红,苔薄白,脉沉细。

证候分析:肾气虚损,精血本已不足,经期或经后,血海更虚,胞宫、冲任失养,故小腹隐隐作痛,喜按,腰骶酸痛;肾虚冲任不足,血海满溢不多,故月经量少,色淡质稀;肾精亏虚,不能上荣头窍,故头晕耳鸣,面色晦暗,失眠健忘;肾水亏于下,肝木失养,则肝阳亢于上,故可伴潮热;舌淡红,脉薄白,脉沉细,均为肝肾亏损之征。

治法:补养肝肾,调经止痛。

方药:益肾调经汤。

（二）西医治疗

1. 药物治疗　治疗的目的是抑制卵巢功能,阻止内异症的发展。适用于有慢性盆腔痛、痛经症状明显、有生育要求及无卵巢囊肿形成患者。对较大的卵巢内膜异位囊肿,特别是卵巢包块性质未明者,宜采用手术治疗。

（1）非甾体抗炎药:一类不含糖皮质激素的抗炎、解热、镇痛药物,主要作用机制是通过抑制前列腺素的合成,减轻疼痛。用法:根据需要应用,间隔不少于 6 小时。副作用主要为胃肠道反应,偶有肝肾功能异常。长期应用要警惕胃溃疡的可能。

（2）口服避孕药:最早用于治疗内异症的激素类药物,其目的是降低垂体促性腺激素水平,并直接作用于子宫内膜和异位内膜,导致内膜萎缩和经量减少。长期连续服用避孕药造成类似妊娠的人工闭经,称假孕疗法。适用于轻度内异症患者。临床上常用低剂量高效孕激素和炔雌醇复合制剂,用法为每天 1 片,连续用 6～9 个月。副作用主要有恶心、呕吐,并警惕血栓形成风险。

（3）孕激素:单用人工合成高效孕激素,通过抑制垂体促性腺激素分泌,造成无周期性的低雌激素状态,并与内源性雌激素共同作用,造成高孕激素性闭经和内膜蜕膜化形成假孕,各种制剂疗效相近。所用剂量为避孕剂量的 3～4 倍,连续应用 6 个月,如醋酸甲羟孕酮 30 mg/d,副作用有恶心、轻度抑郁、水钠潴留、体重增加及阴道不规则点滴出血等,患者在停药数月后痛经缓解,月经恢复。

（4）孕激素受体拮抗剂:米非司酮与子宫孕酮受体的亲和力是孕酮的 5 倍,具有强抗孕激素作用,每天口服 25～100 mg,造成闭经使病灶萎缩。副作用轻,无雌激素样影响,亦无骨质丢失危险,长期疗效有待证实。

（5）孕三烯酮:为 19-去甲睾酮甾体类药物,有抗孕激素、中度抗雌激素和抗性腺效应,也是一种假绝经疗法。每周用药 2 次,每次 2.5 mg,于月经第 1 天开始服药,6 个月为 1 个疗程,治疗后 50%～100%患者发生闭经,症状缓解率达 95%以上。孕三烯酮与达那唑相比,疗效相近,但副作用较小,对肝功能影响较小且可逆,且用药量少,方便。

(6)达那唑:为合成的17α-乙炔睾酮衍生物。抑制 FSH、LH 峰和卵巢合成甾体激素,导致子宫内膜萎缩,出现闭经。因 FSH、LH 呈低水平,又称假绝经疗法。适用于轻度及中度内异症痛经明显的患者,用法:月经第 1 天开始口服 200 mg,每天 2～3 次,持续用药 6 个月。若痛经不缓解或未闭经,可加到每天 4 次。疗程结束后约 90％症状消失,停药后 4～6 周恢复月经及排卵。副作用有恶心、头痛、潮热、乳房缩小、体重增加、性欲减退、多毛、痤疮、皮脂增加、肌痛性痉挛等,一般能耐受。药物主要在肝脏代谢,已有肝功能损害者不宜使用,也不适用于高血压、心力衰竭、肾功能不全者。

(7)促性腺激素释放激素激动剂(GnRH-a):为人工合成的十肽类化合物,对 GnRH 受体的亲和力较天然 GnRH 高百倍,在短期促进垂体 LH 和 FSH 释放后持续抑制垂体分泌促性腺激素,导致卵巢激素水平明显下降,出现暂时性闭经,此疗法又称药物性卵巢切除。目前常用的 GnRH-a 类药物:亮丙瑞林 3.75 mg,月经第 1 天皮下注射后,每隔 28 天注射 1 次,共 3～6 次;戈舍瑞林 3.6 mg,用法同前,用药后一般第 2 个月开始闭经,可使痛经缓解,停药后在短期内排卵可恢复。副作用主要有潮热、阴道干燥、性欲减退和骨质丢失等绝经症状,停药后多可消失,但骨质丢失需 1 年才能逐渐恢复正常。因此在应用 GnRH-a 3～6 个月时可以酌情给予反向添加治疗以提高雌激素水平,预防低雌激素状态相关的血管症状和骨质丢失的发生,如妊马雌酮 0.625 mg 加醋酸甲羟孕酮 2 mg,每天 1 次或每天替勃龙 1.25 mg。

2. 手术治疗　治疗的目的是切除病灶、恢复解剖。适用于药物治疗后症状不缓解、局部病变加剧或生育功能未恢复者、较大的卵巢内膜异位囊肿者。腹腔镜手术是首选的手术方法,目前认为腹腔镜确诊、手术＋药物为内异症的"金标准"治疗。手术方式:①保留生育功能手术:切净或破坏所有可见的异位内膜病灶、分离粘连、恢复正常的解剖结构,但保留子宫、一侧或双侧卵巢,至少保留部分卵巢组织,适用于药物治疗无效、年轻和有生育要求的患者,术后复发率约40%,因此术后宜尽早妊娠或使用药物以减少复发;②保留卵巢功能手术:切除盆腔内病灶及子宫,保留至少一侧或部分卵巢,适用于Ⅲ、Ⅳ期患者、症状明显且无生育要求的 45 岁以下患者,术后复发率约为 5%;③根治性手术:将子宫、双附件及盆腔内所有异位内膜病灶予以切除和清除,适用于 45 岁以上的重症患者,术后不用雌激素补充治疗者,几乎不复发。

【诊疗思路图】

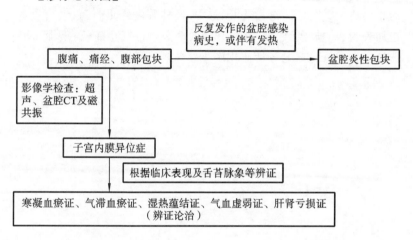

【名家经验】

（1）海派蔡氏妇科认为子宫内膜异位症辨证以肝郁气滞、瘀血阻络者为多数。研制子宫内膜异位症系列方。内异Ⅰ方:炒当归 10 g、川牛膝 10 g、赤芍 10 g、制香附 10 g、五灵脂 10 g、川芎 6 g、制没药 6 g、丹参 12 g、延胡索 12 g、蒲黄(包) 12 g、血竭 3 g;内异Ⅱ方:炒当归 10 g、生地黄 10 g、制香附 10 g、大黄炭 10 g、丹参 10 g、白芍 10 g、蒲黄(包) 30 g、花蕊石 20 g、震灵丹 12 g、三七 2 g;内异Ⅲ方:茯苓 12 g、莪术 10 g、桂枝 3 g、赤芍 10 g、牡丹皮 10 g、桃仁 10 g、皂角刺 20 g、石见穿 20 g、穿山甲(炮) 9 g、水蛭 6 g。治疗需按患者的禀赋差异、受邪性质、病机转归、症状特点进行辨证施治。

（2）黔贵丁氏妇科温经化瘀止痛汤，该方由当归、川芎、桃仁、干姜、桂枝、乌药、吴茱萸、生蒲黄、五灵脂、小茴香、细辛、延胡索、白芍、炙甘草等 15 味药组成。全方温经散寒，化瘀通络，行气止痛。子宫内膜异位症、子宫腺肌病痛经的治疗，丁氏常于经前 1 周开始服用温经化瘀止痛汤至月经来潮 1～2 天，视其痛经持续的时间长短和程度而定；经净 3 天后上方选加穿山甲、皂角刺、鳖甲、三棱、莪术、鸡内金、瓦楞子、海藻、昆布等活血消癥、软坚散结之品，以消散内膜异位结节或囊肿，辨证与辨病结合治疗。在辨证治疗痛经时，常配伍相应的止痛药，寒邪重者，选加艾叶、炮姜、肉桂等温经止痛药；气郁重者，选加香附、川楝子、姜黄、木香、枳壳、槟榔等行气止痛药；瘀滞重者，选加乳香、没药、三七等活血化瘀止痛药等。

第十七章　先兆流产

先兆流产指妊娠 28 周前出现少量阴道流血，常为暗红色或血性白带，无妊娠物排出，随后出现阵发性下腹痛或腰背痛。妇科检查宫颈口未开，胎膜未破，子宫大小与停经周数相符。经休息及治疗后症状消失，可继续妊娠。若阴道流血量增多或下腹痛加剧，可发展为难免流产。

本病属中医学的"胎漏、胎动不安"的范畴。

【诊断要点】

（一）临床表现

先兆流产主要为腰酸、腹痛、小腹下坠，或伴有阴道少量出血或不伴有阴道少量流血。

（二）相关检查

1. 体格检查　测量体温、脉搏、呼吸、血压；注意有无贫血及感染征象。消毒外阴后行妇科检查，注意宫颈口是否扩张，羊膜囊是否膨出，有无妊娠物堵塞宫颈口；子宫大小与停经周数是否相符，有无压痛；双侧附件有无压痛、增厚或包块。操作应轻柔。

2. 辅助检查

（1）超声检查：可明确妊娠囊的位置、形态及有无胎心搏动，确定妊娠部位和胚胎是否存活，以指导正确的治疗方法。若妊娠囊形态异常或位置下移，则预后不良。不全流产及稽留流产均可借助超声检查协助确诊。妊娠 8 周前经阴道超声检查更准确。

（2）尿、血 HCG 测定：采用 HCG 检测试纸（胶体金法）检测尿液，可快速明确是否妊娠。为进一步判断妊娠转归，多采用敏感性更高的血 HCG 水平动态测定，正常妊娠 6～8 周时，其值每天应以 66% 的幅度增长，若 48 小时增长幅度 < 66%，提示妊娠预后不良。

（3）孕酮测定：因体内孕酮呈脉冲式分泌，血孕酮的测定值波动程度很大，对临床的指导意义不大。

【鉴别诊断】

鉴别诊断见表 17-1。

表 17-1　鉴别诊断

		先兆流产	难免流产	完全流产	不全流产	稽留流产	异位妊娠	葡萄胎
主要症状	阴道出血	少量,色淡红、暗红或鲜红或淡黯	量多、色鲜红	少或停止	少量淋漓或大出血	无或如咖啡色	点滴状或少量褐色	不规则少量或大出血
	下腹痛	无或轻	加剧	消失	加剧或减轻	无	少腹隐痛、突发剧痛	不明显或胀痛
	组织物排出	无	无	全部	部分	无	无或有蜕膜组织	无或有葡萄状胎块
妇科检查	宫颈口	未扩张	已扩张或已破膜	已闭	已扩张有组织物堵塞	闭或松	宫颈口未扩张,摇举痛	松或有葡萄状胎块阻塞
	宫体大小	与孕周相符	与孕周相符	正常或略大于正常	较孕周小	较孕周小	较孕周小或较正常略大	多大于孕周
	附件	（一）	（一）	（一）	（一）	（一）	可有小包块,触痛明显	可有囊肿,不痛

续表

		先兆流产	难免流产	完全流产	不全流产	稽留流产	异位妊娠	葡萄胎
辅助检查	尿妊娠试验	（＋）	（±）	（－）	（－）	（－）	（＋）	强（＋）
	B超	有胎心胎动	可有胎动或弱	无	部分残留妊娠组织	孕囊变形,无胎心胎动	宫内无胚胎,宫外（多在附件内）有包块或孕囊	有葡萄状胎块

【治疗】

（一）中医治疗

1. 肾虚证

主要证候:妊娠期腰膝酸软,腹痛下坠,或伴有阴道少量流血,色淡黯,或曾屡孕屡堕,或伴头晕耳鸣,小便频数,夜尿多;舌淡,苔白,脉沉滑尺弱。

证候分析:胞络系于肾,肾虚则骨髓不充,故腰膝酸软;筋脉失于温养,则腹痛下坠;气不摄血,则有阴道少量流血;血失阳化,故血色淡黯;肾虚,髓海不足,脑失所养,故头晕耳鸣;肾与膀胱相表里,肾虚则膀胱失约,故小便频数;舌淡,苔白,脉沉弱,均为肾虚之征。

治法:固肾安胎,佐以益气。

方药:寿胎丸加党参、白术。

2. 气血虚弱证

主要证候:妊娠期阴道少量下血,腰酸,小腹空坠而痛,或伴有阴道少量流血,色淡红,质稀薄;或神疲肢倦,面色㿠白,心悸气短;舌质淡,苔薄白,脉滑无力。

证候分析:气虚冲任不固,固摄无力,故腰酸,小腹空坠而痛,阴道少量流血;气虚不化,则血色淡,质稀薄;气虚中阳不振,故神疲肢倦,气短懒言;舌淡,苔薄白,脉滑,均为气虚之征。

治法:益气养血,固冲安胎。

方药:胎元饮。

3. 血热证

(1)实热证:

主要证候:妊娠期腰酸、小腹灼痛,或伴有阴道少量流血,色鲜红或深红,质稠;渴喜冷饮,小便短黄,大便秘结;舌红,苔黄而干,脉滑数或弦数。

证候分析:热伏冲任,迫血妄行,故阴道流血;损伤胎气,故腰酸腹痛;血为热灼,伤及津液,故渴喜冷饮,小便短黄,大便秘结;舌红,苔黄而干,脉滑数或弦数,均为血热之征。

治法:清热凉血,固冲止血。

方药:阿胶汤去当归、川芎。

(2)虚热证:

主要证候:妊娠期腰酸、小腹灼痛,或伴有阴道少量流血,色鲜红,质稀;或伴心烦不安,五心烦热,咽干少津,便结溺黄;舌红少苔,脉细数。

证候分析:阴虚内热,热扰冲任,损伤胎气,故腰酸腹痛;热伏冲任,迫血妄行,故阴道少量流血;热扰心神,故心烦不安;五心烦热,咽干少津,舌红少苔,脉细数,均为阴虚内热之征。

治法:滋阴清热,养血安胎。

方药:保阴煎。

4. 血瘀证

主要证候:宿有癥积,孕后常有腰酸,下腹刺痛,阴道不时流血,色黯红,或妊娠期不慎跌仆闪挫,或劳力过度,或妊娠期手术创伤,继之腰酸腹痛,胎动下坠或阴道少量流血;大小便正常;舌黯红,或有瘀斑,苔薄,脉弦滑或沉弦。

证候分析:癥积占据胞宫,或妊娠期跌仆闪挫,或妊娠期手术创伤致血离经,瘀血阻滞冲任胞脉,气血壅滞不通,故腰酸腹痛;血不归经,故阴道不时下血,色黯红;因无寒热,大小便正常;舌黯红,或有瘀斑,苔薄,脉沉滑或沉弦,为瘀血之征。

治法:活血化瘀,补肾安胎。

方药:桂枝茯苓丸合寿胎丸去桃仁。

5. 湿热证

主要证候:妊娠期腰酸腹痛,阴道少量流血,或淋漓不尽,色黯红;或伴有低热起伏,小便黄赤,大便黏;舌质红,苔黄腻,脉滑数或弦数。

证候分析:素体湿热内蕴,或孕期不慎感受湿热之邪,湿热与血相搏,流注冲任,蕴结胞中,气血不得下达冲任以养胎,故腰酸腹痛;湿热扰血,故阴道少量流血,淋漓不尽;湿热绵延,故低热起伏;湿热下注,故小便黄赤,大便黏;舌质红,苔黄腻,脉滑数或弦数,均为湿热之征。

治法:清热利湿,补肾安胎。

方药:当归散合寿胎丸去川芎、阿胶加茵陈。

(二)西医治疗

先兆流产的患者应适当休息,禁性生活。黄体功能不全者可肌内注射黄体酮 20 mg,每天 1 次,或口服孕激素制剂;甲状腺功能减退者可口服小剂量甲状腺素片。经治疗,若阴道流血停止,超声检查提示胚胎存活,可继续妊娠。若临床症状加重,超声检查发现胚胎发育不良,血 HCG 持续不升或下降,表明流产不可避免,应终止妊娠。

【诊疗思路图】

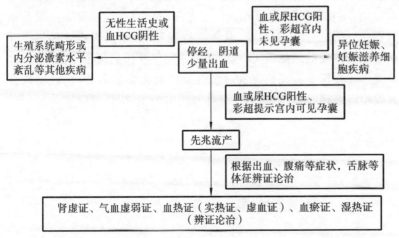

【名家经验】

(1) 天津哈氏妇科认为冲为血海,任主胞胎,冲任脉盛,则胎之稳固。若肾气不足,孕后不节房事,或堕胎小产数伤肾气,以致肾虚冲任不固,胎失所养,因而导致流产,甚屡孕屡堕。若脾肾虚弱,气血化源不足,气不摄血,胎失所养,亦可导致流产。哈氏妇科治疗流产,在补肾安胎药中多选用菟丝子、炒杜仲、川续断、桑寄生等,于阴中求阳,水中补火,守而能走,效果满意;在补气健脾药中多用黄芪、党参、白术、山药、茯苓之类,其温而不燥,补而不滞;在养血安胎药中多选用山茱萸、枸杞子、熟地黄、阿胶之类,以滋肝补血,益肾填精,也常阿胶、鹿角胶同用,而达"阳生阴长"安胎固胎之功。同时强调治疗习惯性流产,未孕期固胎补肝肾;妊娠期则应补肾健脾,固气养血;对有滑胎史者,在孕后每 3~5 天可服泰山磐石散 1 剂,直服至超过滑胎日期 1~2 周。

(2) 岭南罗氏妇科认为,胎孕之形成,主要在于先天的肾气,而长养胎儿又赖母体后天脾胃生化的气血所滋养。若先天禀赋不足,如子宫发育不良或形态异常,为先天之虚;若大病久病,为后天之虚;若因妊娠期劳累过度或房劳所伤,甚或屡次堕胎、小产,是封藏失司,皆属肾虚。除先天禀赋不足者外,病因多由劳伤,影响肾之封藏,以致胎元不固,发生胎漏、胎动不安,甚则堕胎、小产、滑胎。安胎之基本原则,重在补肾以固胎元。肾主先天,脾主后天,故安胎还须兼顾脾胃,益气养血。肾脾合治,从先天以固胎元,从后天以养胎体。并结合孕妇体质的寒热虚实,适当加以用药。罗氏妇科创制的"补肾固冲丸",主要用于先兆流产和习惯性流产有先兆症状者,由此而研究开发中药新药"滋肾育胎丸",以补肾固摄为主,佐以健脾养血。

第十八章　反复流产

　　反复流产指与同一性伴侣连续发生 3 次及 3 次以上的自然流产。反复流产大多数为早期流产,少数为晚期流产。虽然反复流产的定义为连续 3 次或 3 次以上,但大多数专家认为连续发生 2 次流产即应重视并予以评估,因为其再次流产的风险与 3 次者相近。

　　本病属中医学"滑胎""数堕胎"范畴。

【诊断要点】

临床表现

1. 病史　与同一性伴侣连续发生 2 次以上的自然流产。

2. 症状　孕前多有腰酸乏力的症状。孕后可无明显症状,或有腰酸腹痛,或阴道有少量流血等自然流产的症状。宫颈机能不全的中晚期流产者,多无自觉症状,突然阵发腹痛,胎儿随之排出。

3. 检查

　　(1) 体格检查:测血压,检查全身一般情况,了解有无肥胖、多毛,有无溢乳等,行甲状腺检查。妇科检查了解有无合并子宫畸形、子宫肌瘤、子宫腺肌病、宫颈内口松弛,是否存在宫颈手术史或宫颈重度裂伤等病史。

　　(2) 辅助检查:①血常规、卵巢储备功能、性激素、甲状腺激素等;②夫妇双方染色体和血型检查;③男方精液检查;④免疫功能检查:抗磷脂抗体、狼疮抗凝物、抗 β_2 糖蛋白 1 抗体等;⑤其他:风疹病毒、巨细胞病毒、弓形虫等病原体相关检查有助于诊断;⑥超声检查了解子宫形态、大小,有无畸形,宫颈内口的宽度。有较大月份流产史者应注意是否存在宫颈机能不全。非孕期,8号宫颈扩张器可顺利通过宫颈内口,妊娠期超声检查宫颈内口宽>15 mm者,有助于诊断宫颈功能不全。子宫输卵管造影、宫腹腔镜检查可了解生殖道畸形、子宫肌瘤、子宫腺肌病、宫腔粘连等情况。

【治疗】

(一) 中医治疗

1. 孕前需预培其损

(1) 肾虚证:

主要证候:屡孕屡堕,甚或应期而堕;精神萎靡,头晕耳鸣,腰酸膝软,小便频数,目眶黯黑,或面色晦暗;舌质淡,苔白,脉沉弱。

证候分析:肾气亏虚,冲任不固,胎元失养,胎失所系,故屡孕屡堕;肾阳亏虚,命火不足,阳气不布,则精神萎靡,目眶黯黑,或面色晦暗;肾主骨生髓,肾虚则腰酸膝软,髓海不足;清窍失养,故头晕耳鸣;膀胱失约,气化失职,则小便频数;舌质淡,苔白,脉沉弱,为肾虚之征。

治法:补肾益气固冲。

方药:补肾固冲丸。

若偏于阳虚,兼见畏寒肢凉,小便清长,大便溏薄,舌质淡,苔薄,脉沉迟或弱,治宜温补肾阳,固冲安胎,方可用肾气丸加菟丝子、杜仲、白术;若偏于阴虚,兼见心烦少寐,便结溲黄,形体消瘦,舌质红,苔薄黄,脉细滑而数,治宜养血清热固冲,方用保阴煎加菟丝子、桑寄生、杜仲。

(2) 气血虚弱证:

主要证候:屡孕屡堕;头晕眼花,神倦乏力,心悸气短,面色苍白;舌质淡,苔薄,脉细弱。

证候分析:气血两虚,冲任不足,不能养胎载胎,故使屡孕屡堕;气血两虚,上不荣清窍,则头晕眼花;外不荣肌肤,则面色苍白;内不荣脏腑,则神倦乏力,心悸气短;舌质淡,苔薄,脉细弱,为气血两虚之征。

治法：益气养血固冲。

方药：泰山磐石散。

（3）血瘀证：

主要证候：素有癥瘕之疾，孕后屡孕屡堕；时有少腹隐痛或胀痛，肌肤无华；舌质紫黯或有瘀斑，苔薄，脉细弦或涩。

证候分析：子宫素有癥瘕，有碍于胎儿生长发育，瘀血阻滞，冲任损伤，胎元受损，则屡孕屡堕；瘀血阻滞，冲任气血不畅，故时有少腹隐痛或胀痛；不能荣于肌肤，故肌肤无华；舌质紫黯或有瘀斑，苔薄，脉弦或涩，均为血瘀之征。

治法：祛瘀消癥固冲。

方药：桂枝茯苓丸。

2. 孕后　立即参照"胎动不安"辨证安胎治疗。对于宫颈功能不全者，可在孕前或孕后行宫颈内口环扎术，配合补肾健脾，益气固冲治疗。

（二）西医治疗

反复流产患者，针对不同病因，选择不同治疗方法。

（1）染色体异常夫妇，应于妊娠前进行遗传咨询，确定是否可以妊娠。夫妇一方或双方有染色体结构异常，仍有可能分娩健康婴儿，其胎儿有可能遗传异常的染色体，必须在妊娠中期行产前诊断。

（2）黏膜下肌瘤应在宫腔镜下行摘除术，影响妊娠的肌壁间肌瘤可考虑行剔除术。

（3）纵隔子宫、宫腔粘连应在宫腔镜下行纵隔切除、粘连松解术。

（4）宫颈机能不全者应在妊娠 12～14 周行预防性宫颈环扎术，术后定期随诊，妊娠达到 37 周或以后拆除环扎的缝线。若环扎术后有阴道流血、宫缩，经积极治疗无效，应及时拆除缝线，以免造成宫颈撕裂。

（5）抗磷脂抗体阳性患者可在确定妊娠以后使用低分子肝素皮下注射，或加阿司匹林小剂量口服。继发于自身免疫性疾病（如 SLE

等)的抗磷脂抗体阳性患者,除了进行抗凝治疗之外,还需要使用免疫抑制剂。

(6)黄体功能不全者,应每天肌内注射黄体酮 20~40 mg,也可考虑口服黄体酮,或使用黄体酮阴道制剂,用药至妊娠 12 周时可停药。

(7)甲状腺功能减退者应在孕前及整个孕期补充甲状腺素。

(8)原因不明的反复流产女性,尤其是怀疑同种免疫性流产者,可行淋巴细胞主动免疫或静脉输注免疫球蛋白治疗,但仍有争议。

【诊疗思路图】

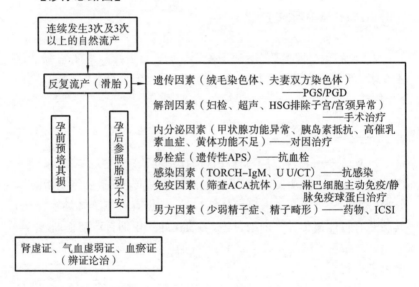

【名家经验】

(1)刘云鹏教授认为临床所见习惯性流产(早产),均由脾肾双亏所致,治当脾肾双补。自拟经验方固胎汤,方药以人参、白术、扁豆、山药、炙甘草补脾,熟地黄、山萸肉、杜仲、枸杞补肾,方中重用人参、白术、熟地黄,意在大补气血,使脾气旺,肾精足,则胎元自固。若小腹隐痛加白芍 24~30 g,以养血和营止痛;若小腹胀痛加枳实、白芍,以调气活血止痛;若小腹坠加升麻、柴胡,以升阳举陷;少腹坠甚者,可直接服用补中益气汤,以升举下陷之阳,益气安胎;腹痛阴道下血者,先服胶艾汤以养血止血,固冲安胎;阴道下血,腹不痛者则于主方中加阿胶、地黄炭即可;腰痛者,可选加续断、桑寄生、补骨脂、菟丝子,以补肾治腰痛;口干便结,脉数属热者,加黄芩以清热安胎。

(2) 罗元恺教授认为,习惯性流产患者,因连续自然流产 3 次以上,身体必然受到耗损而虚弱,肾、脾、气、血均受到影响,在下次受孕之前要调理,在调理期间,必须避孕。治疗原则亦应以补肾、健脾、补气、养血为主,基本处方为补肾固冲丸(自拟经验方):菟丝子 240 g、川续断 120 g、阿胶 120 g、熟地黄 180 g、鹿角胶 90 g、白术 120 g、党参 150 g、川杜仲 90 g、枸杞子 120 g、巴戟天 120 g、当归 90 g、砂仁 70 g、大枣肉 50 枚、吉林红参 30 g。制法和服法:研细末,炼蜜为丸,每丸 6 g,每次 1 丸,每天 2 次,连服 3 个月为一个疗程,月经期停服。罗元恺教授还指出,习惯性流产的治疗在于未孕之前的治疗和调理,两次受孕之间隔时间必须在一年以上。

第十九章　异位妊娠

　　受精卵在子宫体腔以外着床称为异位妊娠,习惯称宫外孕。异位妊娠以输卵管妊娠为最常见(占95％),少见的还有卵巢妊娠、腹腔妊娠、宫颈妊娠、阔韧带妊娠。此外,剖宫产瘢痕部位妊娠近年来在国内明显增多。近30年来异位妊娠发病率明显增高,是早期妊娠孕妇死亡的主要原因。本病为妇产科常见"急腹症"之一。

　　中医学古籍中没有"异位妊娠"的病名,但在"妊娠腹痛""停经腹痛""少腹瘀血""经漏""妊娠下血"及"癥瘕"等病中有类似症状的描述。

　　【诊断要点】

(一)病史

　　(1) 既往可有盆腔炎性疾病、不孕症、异位妊娠等病史。

　　(2) 多有停经史。

(二)症状

　　1. 腹痛　患侧下腹出现隐痛、胀痛(未破裂)或突感患侧下腹部撕裂样剧痛(破裂),血液集聚在直肠子宫陷凹而出现肛门坠胀感(里急后重)。

　　2. 阴道流血　常表现为短暂停经后出现不规则阴道流血,色暗红,一般不超过月经量,亦有阴道流血量较多者,可同时排出蜕膜样组织。

　　3. 晕厥和休克　部分患者由于腹腔内急性出血及剧烈腹痛而

出现休克,休克程度取决于内出血速度及出血量。

(三)检查

1. 全身检查　可出现痛苦面容、面色苍白;严重者脉率增快,血压下降,呈休克状态;下腹明显压痛、反跳痛,以患侧为甚。出血较多时可出现全腹压痛及反跳痛,移动性浊音阳性。

2. 妇科检查　可见阴道少量血液,后穹隆饱满、触痛;宫颈举痛明显,子宫略增大,变软,内出血多时检查子宫有漂浮感,患侧附件扪及压痛性包块。

3. 辅助检查

(1)超声检查:宫腔内未探及妊娠囊,一侧附件区出现低回声或混合性回声团,甚至于包块中可见血管搏动。

(2)血或尿 HCG:超过 99% 的异位妊娠患者 HCG 阳性。

(3)经阴道后穹隆穿刺:适用于疑有腹腔内出血的患者。抽出暗红色不凝血液,说明有腹腔积血。

(4)诊断性刮宫:刮出的宫内组织物病理检查未见绒毛等妊娠组织物。

(5)腹腔镜检查:镜下可见患侧输卵管局部肿胀增粗,表面呈紫蓝色;或患侧输卵管管壁见破裂口,破口处活动性出血。目前很少将腹腔镜作为检查的手段,更多用于手术治疗。

【治疗】

(一)中医治疗

1. 辨证论治

(1)未破损期:

①胎元阻络证:停经,或有不规则阴道流血,或伴下腹隐痛;超声检查一侧附件区或有包块,血 HCG 阳性,但未发生破裂或流产;舌质黯,苔薄,脉弦滑。

证候分析:孕后停经,血 HCG 阳性;在未破损的早期,胎元不能运达子宫而停于宫外,瘀阻冲任,阻滞气机,故少腹隐痛,有附件区包块;血不循经,则有不规则阴道流血;舌质黯,苔薄,脉弦滑,为妊娠瘀阻之征。

治法:化瘀消癥杀胚。

方药:宫外孕Ⅰ号方。

②胎瘀阻滞证:停经,可有小腹坠胀不适;超声检查或有一侧附件区局限性包块,血 HCG 曾经阳性可转为阴性;舌质黯,苔薄,脉弦细涩。

证候分析:孕后故停经;在未破损的晚期,胎元自殒,则血 HCG 阴性;自殒的胎元与血互结成瘀,故有局限性包块;瘀阻冲任,气机不畅,故小腹坠胀不适;舌质黯,苔薄,脉弦细涩,为胎瘀阻滞之征。

治法:化瘀消癥。

方药:宫外孕Ⅱ号方。

可酌加三七、水蛭加强化瘀消癥。兼神疲乏力,心悸气短者,加黄芪、党参以益气;兼见腹胀者,加枳壳、川楝子以理气行滞。

(2)已破损期:

①气血亏脱证:停经,不规则阴道流血,突发下腹剧痛;血 HCG 阳性,超声提示有盆腔、腹腔积液,后穹隆穿刺或腹腔穿刺抽出不凝血;面色苍白,冷汗淋漓,四肢厥冷,烦躁不安,甚或昏厥,血压明显下降;舌淡,苔白,脉细微。

证候分析:胎元停于宫外并致破损,故突发下腹剧痛;络伤血崩,阴血暴亡,气随血脱,则面色苍白,四肢厥逆,冷汗淋漓;亡血则心神失养,故烦躁不安;舌淡,苔白,脉细微,为气血亏脱之征。

治法:益气止血固脱。

此证为腹腔内出血所致,首应及时手术进行止血治疗。术后再辅以益气养血、活血化瘀治疗。

方药:四物汤加黄芪。

②正虚血瘀证:输卵管妊娠发生破损不久,腹痛拒按,不规则阴道流血;血 HCG 阳性,超声检查盆腔一侧有混合性包块;头晕神疲,但生命体征平稳;舌质黯,苔薄,脉细弦。

证候分析:输卵管妊娠破损后。血溢脉外成瘀,胎元与瘀互结,故有包块;瘀阻冲任,"不通则痛",则腹疼痛拒按;头晕神疲,舌质黯,苔薄,脉细弦,为正虚血瘀之征。

治法:益气养血,化瘀杀胚。

方药:宫外孕Ⅰ号方加党参、黄芪、何首乌、熟地黄、蜈蚣(去头足)、紫草、天花粉。

③瘀结成癥证:输卵管妊娠发生破损已久,腹痛减轻或消失,小腹坠胀不适,血 HCG 曾经阳性可转为阴性,检查盆腔一侧有局限的混合性包块;舌质黯,苔薄,脉弦细涩。

证候分析:络伤血溢于外而成瘀,瘀积日久则成癥,故见盆腔包块;瘀阻冲任,阻滞气机,故小腹坠胀不适;舌质黯,苔薄,脉弦细涩,为瘀血内阻之征。

治法:活血化瘀消癥。

方药:宫外孕Ⅱ号方加乳香、没药。

若气短乏力,神疲纳呆,加黄芪、党参、神曲以益气扶正,健脾助运;腹胀甚者,加枳壳、川楝子以理气行滞。

2.其他疗法

(1)中成药治疗:

①血府逐瘀颗粒。每次 1 包,3 次/天,温开水送服。适用于胎瘀阻滞证。

②散结镇痛胶囊。每次 4 粒,3 次/天,温开水送服。适用于胎瘀阻滞证。

③丹参注射液。20 mL 加入 5%葡萄糖注射液 500 mL 静脉滴注,1 次/天。适用于血瘀证。

(2)中药外敷:以侧柏叶、大黄、黄柏、薄荷、泽兰等研末,加适量蜂蜜调敷患侧下腹部,可活血化瘀消癥,促进包块吸收。每天 1 次。

(3)中药保留灌肠:以毛冬青、败酱草、忍冬藤、大黄等煎液保留灌肠,可促进包块吸收。每天 1 次,每次 100 mL。适用于胎瘀阻滞证和瘀结成癥证。

（二）西医治疗

异位妊娠的治疗包括手术治疗、药物治疗和期待治疗。

1. 手术治疗 手术治疗适用于：①生命体征不稳定或有腹腔内出血征象者；②异位妊娠有进展者（如血 HCG＞3000 U/L 或持续升高、有胎心搏动、附件区大包块等）；③随诊不可靠者；④有药物治疗禁忌证或药物治疗无效者；⑤持续性异位妊娠者。术前需完善相关辅助检查：全血细胞分析、血型、凝血功能检查、空腹血糖、肝肾功能、电解质全套、C 反应蛋白、血沉、输血前全套＋乙肝三系、血 HCG、床旁心电图。嘱患者暂禁食水，积极术前准备。

（1）保守手术：适用于有生育要求的年轻女性，特别是对侧输卵管已切除或有明显病变者。根据受精卵着床部位及输卵管病变情况选择术式，若为伞部妊娠可行挤压将妊娠产物挤出；壶腹部妊娠行输卵管切开术，取出胚胎再缝合；峡部妊娠行病变节段切除及断端吻合。术后应密切监测血 HCG 水平，每周复查 1 次，直至正常水平。若术后血 HCG 不降或升高、术后 1 天血 HCG 未下降至术前的 50％以下、术后 12 天未下降至术前的 10％以下，均可诊断为持续性异位妊娠，可给予甲氨蝶呤治疗，必要时需再手术。

（2）根治手术：适用于无生育要求的输卵管妊娠、有内出血并发休克的急症患者；目前的循证依据支持对对侧输卵管正常者行患侧输卵管切除术。重症患者应在积极纠正休克的同时，手术切除输卵管，并酌情处理对侧输卵管。输卵管间质部妊娠者应做子宫角部楔形切除及患侧输卵管切除，必要时切除子宫。若为卵巢妊娠，则行患侧卵巢部分切除＋卵巢修补术；若为子宫角部妊娠，需行宫腔镜检查术，必要时行子宫患侧角部切除术。

2. 药物治疗 采用化学药物治疗，常用药物为甲氨蝶呤，主要适用于病情稳定的输卵管妊娠患者及保守性手术后发生持续性异位妊娠者。符合下列条件可采用此法：①无药物治疗的禁忌证；②输卵管妊娠未发生破裂；③妊娠囊直径＜4 cm；④血 HCG＜2000 U/L；⑤无明显内出血。主要的禁忌证如下：a. 生命体征不稳定；b. 异位妊娠破裂;c.妊娠囊直径≥4 cm 或≥3.5 cm 伴胎心搏动;d.药物过敏、慢性肝病、血液系统疾病、活动性肺部疾病、免疫缺陷、消化性溃疡等。化疗主要采用全身用药,亦可采用局部用药。全身用药采用甲氨蝶呤肌内注射,常用剂量为 0.4 mg/(kg·d),5 天为一个疗程;若单次剂量肌内注射常用 50 mg/m²,在治疗第 4 天和第 7 天测血 HCG,若治疗后 4~7 天血 HCG 下降幅度小于 15%,应重复治疗,然后每周测血 HCG,直至 HCG 降至 5 U/L,一般需 3~4 周。使用化学药物治疗期间,应用超声检查和血 HCG 进行严密监护,并注意患者的病情变化及药物毒副反应。若用药后 14 天血 HCG 下降并连续 3 次阴性,腹痛缓解或消失,阴道流血减少或停止者为显效。若病情无改善,甚至发生急性腹痛或输卵管破裂症状,则应立即进行手术治疗。局部用药可采用在超声引导下穿刺或在腹腔镜下将甲氨蝶呤直接注入输卵管的妊娠囊内。

3. 期待治疗 适用于病情稳定、血清 HCG 水平较低(<1500 U/L)且呈下降趋势。期待治疗必须向患者说明病情及征得同意。

【诊疗思路图】

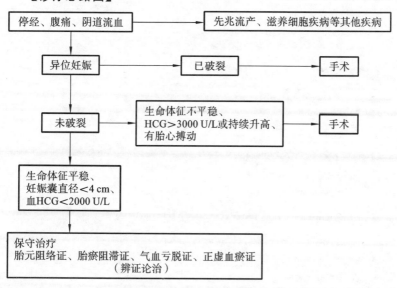

【名家经验】

褚玉霞教授认为中药的保守治疗主要针对处于未破损期的异位妊娠，活血化瘀，消癥杀胚为治疗的主要方法。拟定由黄芪、丹参、赤芍、桃仁、红花、三棱、莪术、蜈蚣、全蝎、花粉、紫草、车前子、枳壳、炙甘草组成的基本方治疗本病。

第二十章 妊娠剧吐

妊娠早期至妊娠 16 周间,频繁恶心、呕吐,不能进食,导致体液电解质失衡及新陈代谢障碍,甚至危及孕妇生命,发生率为 0.3%～1%。

本病属中医学"妊娠恶阻"范畴。

【诊断要点】

(一)临床表现

(1)以早孕期频繁恶心、呕吐为主症。

(2)早期表现为频繁呕吐或食入即吐,甚则呕吐苦水或夹血丝,随着病情发展,可出现精神萎靡,身体消瘦,目眶下陷,严重者可出现血压降低、体温升高、脉搏增快、黄疸、少尿、嗜睡和昏迷等征象。

(二)相关检查

1. 实验室检查 尿液分析、尿酮体;血细胞分析、血红蛋白水平、红细胞比容;电解质(血清钾、钠、氯水平降低);血肝肾功能,24 小时尿量,血 IICG;血气分析＋血清二氧化碳结合力;甲状腺功能检查(并发症为甲状腺功能亢进)。

2. 超声检查 排除葡萄胎。

3. 心电图 了解有无低血钾或高血钾所致心电图异常,以及心肌情况。

4. 眼底检查 了解有无视网膜出血。

5. 神经系统检查 必要时行神经系统检查,如脑电图、头部

MRI(并发症有韦尼克脑病)。

【鉴别诊断】

需与以下疾病相鉴别:葡萄胎;甲状腺功能亢进;消化系统疾病,如肝炎、胃肠炎、胰腺炎、胆道疾病、胃癌等;神经系统疾病,如脑膜炎、脑肿瘤等。

【治疗】

(一)中医治疗

1. 辨证论治

(1)脾胃虚弱证:

主要证候:妊娠期间,恶心,呕吐清水、清涎或食物,甚或食入即吐;口淡,脘腹胀满,神疲思睡,纳差便溏;舌质淡、苔白润,脉缓滑无力。

证候分析:孕后血聚于下以养胎元,冲气偏盛而上逆,胃气虚弱,失于和降,冲气挟胃气上逆,是以呕吐不食,或食入即吐;脾胃虚弱,运化失职,因而脘腹胀闷,不思饮食;中阳不振,清阳不升,则头晕体倦,怠惰思睡;舌淡,苔白,脉缓滑无力,为脾胃虚弱之征。

治法:健脾和胃,降逆止呕。

方药:香砂六君子汤加减。

(2)肝胃不和证:

主要证候:妊娠期间,呕吐酸水或苦水;胸胁胀满,嗳气叹息,头晕目眩,心烦口苦、咽干,渴喜冷饮,便秘溲赤;舌红、苔黄,脉弦滑。

证候分析:孕后冲气挟肝火上逆犯胃,故呕吐酸水或苦水;肝郁气滞,气机不利,是以胸冷胁满闷,嗳气叹息;肝火上逆,因而头晕目眩,口苦咽干;热盛伤津,故渴喜冷饮,便秘溲赤;舌红,苔黄,脉弦滑数,为肝胃不和之征。

治法:清肝和胃,降逆止呕。

方药:加味温胆汤加减。

(3)痰湿阻滞证:

主要证候:妊娠早期,呕吐痰涎,胸膈满闷,不思饮食,口中淡腻,头晕目眩,心悸气短;舌淡胖,苔白腻,脉滑。

证候分析:痰湿之体,或脾虚停饮,孕后血壅气盛,冲气上逆,挟痰饮上泛,故呕吐痰涎;膈间有痰饮,中阳不运,故胸膈满闷,不思饮食;痰饮中阻,清阳不升,故有头晕目眩;饮邪上凌心肺,则心悸气短;舌淡胖,苔白腻,脉滑,也为痰饮内停之征。

治法:化痰除湿,降逆止呕。

方药:青竹茹汤。

(4)气阴两虚证:

主要证候:妊娠期间,呕吐剧烈,甚至呕吐咖啡色或血性分泌物;精神萎靡,身体消瘦,目眶下陷,发热口渴,唇舌干燥,尿少便秘;舌红无津、苔薄黄而干或花剥,脉细滑数无力。

证候分析:孕后呕吐不止,呕吐剧烈,损伤胃络,故呕吐咖啡色或血性分泌物;呕吐不能进食,导致阴液亏损,阴虚内热,故见发热口渴,唇舌干燥,尿少便秘;气随液脱,精气耗散,故见精神萎靡、目眶下陷;舌红无津、苔薄黄而干或花剥,脉细滑数无力为气阴两虚之征。

治法:补气养阴,生津止吐。

方药:生脉散合增液汤加减。

2. 外治法 以下中医医疗技术适用于所有证型。

(1)针灸:取穴足三里、内关、中脘,脾虚者加上脘穴,肝热者加太冲穴。针法补虚泻实,宜柔和,避免强刺激,每天1~2次,留针20分钟左右。

(2)拔罐:取中脘穴,用负压瓶或中号火罐吸附,10分钟后进食或服药。饮食后10~20分钟拔出负压瓶。

(3)耳穴疗法:将中药王不留行籽压于耳穴(脾、胃、肝)上,用拇、食指指腹相对按压1~3分钟,以患者能够耐受为度,每天按压2~3次。

(二)西医治疗

1. 常规治疗 尿酮体阳性,住院治疗,镇静、止吐、纠正电解质紊乱,卧床休息,保证充足睡眠,调整饮食,给予患者喜欢、富于营养、易于消化的食物,重者禁食,必要时终止妊娠。

2. 补液治疗 依脱水程度,补充液体量;依脱水性质,决定补液类型如糖、糖盐及盐等比例,每天总量至少 3000 mL,加入维生素 B_6、维生素 C,维持尿量在 1000 mL,并予以维生素 B_1 肌内注射。

3. 纠正电解质紊乱 每天补钾 3 g,严重缺钾者,补钾需持续数天。

4. 代谢性酸中毒 给予 5‰碳酸氢钠溶液 125～250 mL 静滴纠正。

5. 营养不良 予氨基酸、脂肪乳静滴。

【诊疗思路图】

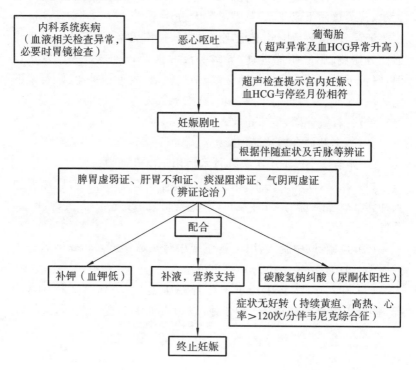

【名家经验】

(1) 刘云鹏教授治疗妊娠恶阻,认为妊娠之后,阴血下聚养胎,冲气上逆,肝火犯胃,肝胃不和,常导致胸闷、呕吐酸苦水,脉弦滑,舌质红,舌苔黄。治宜清肝和胃,常用左金丸(《丹溪心法》)和温胆汤(《三因极一病证方论》)加味治疗。

（2）浙江何氏妇科定呕饮:石决明 18 g、桑叶 10 g、炒白芍 15 g、焦白术 10 g、黄芩 10 g、绿萼梅 5 g、砂仁 5 g、苏梗 5 g、陈皮 5 g、当归身 10 g。功效:清肝和胃,降逆安胎。主治:妊娠恶阻证,证属肝胃不和之虚阳上越或胃火冲逆者。加减:呕吐多痰涎者可酌情加用姜半夏、姜竹茹;伴腰酸者加桑寄生、炒杜仲、续断。

第二十一章　产褥感染

产褥感染指分娩及产褥期生殖道受病原体侵袭,引起局部或全身感染,其发病率约为6%。产褥病率指分娩24小时以后的10天内,每天测量体温4次,间隔时间4小时,有2次体温达到或超过38℃。产褥病率常由产褥感染引起,但也可由生殖道以外感染如急性乳腺炎、上呼吸道感染、泌尿系统感染、血栓静脉炎等原因所致。本病以产后发热持续不退,且伴有小腹疼痛或恶露异常为特点,严重者可危及生命,应当引起高度重视。

本病属中医学的"产后发热"范畴。

【诊断要点】

(一)临床表现

发热、疼痛、异常恶露,为产褥感染三大主要症状。产褥早期发热的最常见原因是脱水,但在2~3天低热后突然出现高热,应考虑感染可能。由于感染部位、程度、扩散范围不同,其临床表现也不同,依感染发生部位,分为会阴、阴道、宫颈、腹部伤口、子宫切口局部感染,急性子宫内膜炎,急性盆腔结缔组织炎、腹膜炎,血栓静脉炎,脓毒血症等。

1. 急性外阴、阴道、宫颈炎　分娩时会阴部损伤导致感染,以葡萄球菌和大肠杆菌感染为主。会阴裂伤或会阴侧切伤口感染,表现为会阴部疼痛,坐位困难,可有低热。局部伤口红肿、发硬、伤口裂开,压痛明显,有脓性分泌物流出,较重时可出现低热。阴道裂伤及挫伤感染表现为黏膜充血、水肿、溃疡、脓性分泌物增多。感染部位较深时,可引起阴道旁结缔组织炎。宫颈裂伤感染向深部蔓延,可达宫旁组织,引起盆腔结缔组织炎。

2. 子宫感染 包括急性子宫内膜炎、子宫肌炎,病原体经胎盘剥离面侵入,扩散至子宫蜕膜层称为子宫内膜炎,侵入子宫肌层称为子宫肌炎,两者常伴发。若为子宫内膜炎,则有子宫内膜充血、坏死,阴道内有大量脓性分泌物且有臭味;若为子宫肌炎,则有腹痛,恶露增多呈脓性,子宫压痛明显,子宫复旧不良,可伴发高热、寒战、头痛,白细胞明显增高等全身感染症状。

3. 急性盆腔结缔组织炎和急性输卵管炎 病原体沿宫旁淋巴和血行达宫旁组织,出现急性炎性反应而形成炎性包块,同时波及输卵管,形成急性输卵管炎,临床表现为下腹痛伴肛门坠胀,可伴寒战、高热、脉速、头痛等全身症状,体征为下腹明显压痛、反跳痛、肌紧张;宫旁一侧或两侧结缔组织增厚、压痛和(或)触及炎性包块,严重者整个盆腔形成"冰冻骨盆"。淋病奈瑟菌沿生殖道黏膜上行感染,达输卵管与盆腹腔,形成脓肿后,高热不退,患者白细胞持续增高,中性粒细胞明显增多,核左移。

4. 急性盆腔腹膜炎及弥漫性腹膜炎 炎症继续发展,扩散至子宫浆膜,形成盆腔腹膜炎。继而发展成弥漫性腹膜炎,全身中毒症状明显,高热、恶心、呕吐、腹胀,检查时下腹部明显压痛、反跳痛。腹膜面分泌大量渗出液,纤维蛋白覆盖引起肠粘连,也可在直肠子宫陷凹形成局限性脓肿,若脓肿波及肠管与膀胱,会出现腹泻、里急后重与排尿困难。急性期治疗不彻底可发展成盆腔炎性疾病后遗症而导致不孕。

5. 血栓性静脉炎 盆腔内血栓性静脉炎常侵及子宫静脉、卵巢静脉、髂内静脉、髂总静脉及阴道静脉,厌氧菌为常见病原体。病变以单侧居多,产后1~2周多见,患者表现为寒战、高热,症状可持续数周或反复发作。局部检查不易与盆腔结缔组织炎相鉴别。下肢血栓性静脉炎常继发于盆腔静脉炎,多发生在股静脉、腘静脉及大隐静脉,表现为弛张热,下肢持续性疼痛,局部静脉压痛或触及硬索状,常导致血液回流受阻,引起下肢水肿,皮肤发白,习称"股白肿"。病变轻时无明显阳性体征,彩色多普勒超声检查可协助诊断。

6. 脓毒血症 感染血栓脱落进入血液循环可引起菌血症,继续发展可并发脓毒血症和迁徙性脓肿(肺脓肿、肾脓肿)。若病原体大量进入血液循环,繁殖并释放毒素,可形成严重脓毒血症感染性休克及多器官功能衰竭,表现为持续高热、寒战、全身明显中毒症状、多器官受损,甚至危及生命。

(二)相关检查

1. 妇科检查 如外阴、阴道、宫颈创面或伤口感染,可见局部红肿、化脓或伤口裂开、压痛,脓血性恶露,气臭;若出现子宫内膜炎或子宫肌炎,则子宫复旧不良,压痛,活动受限;若炎症蔓延至附件及宫旁组织,检查时可触及附件增厚、压痛或盆腔肿物,表现出盆腔炎性疾病和腹膜炎的体征。

2. 辅助检查

(1)血液检查:血常规检查可见白细胞总数及中性粒细胞升高;血培养可发现致病菌,并做药敏试验。检测血清 C-反应蛋白>8 mg/L,有助于早期诊断产褥感染。

(2)宫颈分泌物检查:分泌物检查或培养并做药敏试验,可发现致病菌。

(3)超声检查:有助于盆腔炎性肿物、脓肿的诊断。

【鉴别诊断】

1. 蒸乳发热 产后 3～4 天泌乳期见低热,可自然消失,俗称"蒸乳",不属病理范畴。

2. 乳痛发热 产后 3～4 天内出现发热,伴乳房局部症状(如乳房胀硬、红肿、热痛),甚则溃腐化脓。而产后发热不伴有乳房局部症状,可资鉴别。

3. 产后小便淋痛 发热恶寒的同时,伴有尿频、尿急、淋沥涩痛、尿黄或赤,尿常规检查可见红细胞、白细胞,尿培养可见致病菌。而产后发热不伴有泌尿系症状。

【治疗】

（一）中医治疗

1. 感染邪毒证

主要证候：产后发热恶寒，或高热寒战，小腹疼痛拒按，恶露初时量多，继则量少，色紫黯，质如败酱，其气臭秽；心烦不宁，口渴喜饮，小便短赤，大便燥结；舌红，苔黄而干，脉数有力。

证候分析：新产血室正开，百脉俱虚，邪毒乘虚内侵，损及胞宫、胞脉，正邪交争，发热恶寒，高热寒战；邪毒与血相搏，结而成瘀，胞脉阻滞，则小腹疼痛拒按，恶露色紫黯；热迫血行则量多，热与血结则量少；热毒熏蒸，故恶露质如败酱，其气臭秽；热扰心神，则心烦不宁；热为阳邪，灼伤津液，则口渴喜饮，小便短赤，大便燥结；舌红，苔黄而干，脉数有力，为毒热内盛之征。

治法：清热解毒，凉血化瘀。

方药：解毒活血汤加金银花、黄芩。

2. 外感证

（1）外感风寒证：

主要证候：产后恶寒发热，头痛身疼，鼻塞流涕，咳嗽，无汗；舌淡，苔薄白，脉浮紧。

证候分析：产后元气虚弱，卫阳失固，腠理不实，风寒袭表，正邪交争，则恶寒发热，头痛身疼。肺与皮毛相表里，肺气失宣，则鼻塞流涕，咳嗽；无汗，舌淡，苔薄白，脉浮紧，为风寒表实之征。

治法：养血祛风，散寒解表。

方药：荆穗四物汤加苏叶。

（2）外感风热证：

主要证候：产后发热，微汗或汗出恶风；头痛，咳嗽或有黄痰，咽痛口干，口渴，恶露正常，无下腹痛；舌红，苔薄黄，脉浮数。

证候分析：产后气血俱虚，卫外之阳不固，风热之邪袭表，热郁肌腠，卫表失和，故发热；风性开泄，卫表不固，则微汗或汗出恶风；风热上扰清窍，则头痛；肺失肃降，则咳嗽；风热之邪熏蒸清道，故咽痛口干；热邪伤津，则口渴；邪尚在表，未伤及胞宫气血，故恶露正常，无下

233

腹痛;舌红,苔薄黄,脉浮数,为风热侵于肺卫之征。

治法:辛凉解表,疏风清热。

主方:银翘散。

3. 血瘀证

主要证候:产后乍寒乍热,恶露不下,或下亦甚少,色紫黯有块,小腹疼痛拒按;舌紫黯,或有瘀点、瘀斑,苔薄,脉弦涩有力。

证候分析:产后瘀血内阻,营卫不通,阴阳失和,则乍寒乍热;瘀血内停,阻滞胞脉,则恶露不下,或下也甚少,色紫黯有块;胞脉瘀阻不通,则腹痛拒按。舌紫黯,或有瘀点、瘀斑,苔薄,脉弦涩有力,为血瘀之征。

治法:活血祛瘀,和营除热。

方药:生化汤加牡丹皮、丹参、益母草。

4. 血虚证

主要证候:产时、产后失血过多,身有微热;头晕眼花,心悸少寐,恶露或多或少,色淡质稀,小腹绵绵作痛,喜按;舌淡红,苔薄白,脉细弱。

证候分析:产后亡血伤津,阴血骤虚,阳无所依,虚阳越浮于外,则身有微热;血虚不能上荣清窍,则头晕眼花;血虚心神失养,则心悸少寐;气随血耗,气虚冲任不固,则恶露量多;血虚冲任不足,则恶露量少;气血虚弱,则恶露色淡质稀;血虚不荣,则小腹绵绵作痛,喜按;舌淡红,苔薄白,脉细弱,为血虚之征。

治法:养血益气,和营退热。

方药:八珍汤加枸杞子、黄芪。

(二)西医治疗

一旦诊断产褥感染,原则上应给予广谱、足量、有效抗生素,并根据感染的病原体调整抗生素治疗方案。对脓肿形成或宫内残留感染组织者,应积极进行感染灶的处理。

1. 支持疗法 加强营养并补充足够维生素,增强全身抵抗力,纠正水、电解质失衡。病情严重或贫血者,多次少量输新鲜血或血浆,以增加抵抗力。取半卧位,利于恶露引流或使炎症局限于盆腔。

2. 胎盘、胎膜残留处理　在有效抗感染的同时,清除宫腔内残留物。或急性感染伴发高热,应有效控制感染,同时行宫内感染组织的钳夹术,在彻底控制感染、体温正常后,再彻底清宫,避免因刮宫引起感染扩散、子宫内膜破坏和子宫穿孔。

3. 应用抗生素　未能确定病原体时,应根据临床表现及临床经验,选用广谱高效抗生素。然后依据细菌培养和药敏试验结果,调整抗生素种类和剂量,保持有效血药浓度。当中毒症状严重者,短期加用适量的肾上腺皮质激素,提高机体应激能力。

4. 抗凝治疗　血栓性静脉炎者,应用大量抗生素同时,可加用肝素钠,即 150 U/(kg·d)肝素加入 5％葡萄糖液 500 mL 静脉滴注,每 6 小时 1 次,体温下降后改为每天 2 次,连用 4～7 天;尿激酶40 万单位加入 500 mL 0.9％氯化钠注射液或 5％葡萄糖注射液,静脉滴注 10 天。用药期间监测凝血功能。同时,还可口服双香豆素、阿司匹林等其他抗凝药物。

5. 手术治疗　会阴伤口或腹部切口感染者,应及时切开引流,盆腔脓肿可经腹或后穹隆穿刺或切开引流;子宫严重感染者,经积极治疗无效,炎症继续扩展,出现不能控制的出血、脓毒血症或感染性休克时,应及时行子宫切除术,清除感染源,挽救患者生命。

【诊疗思路图】

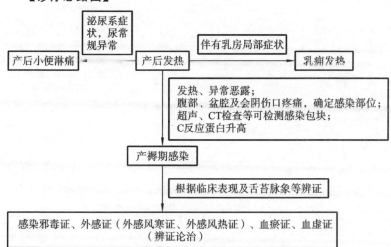

【名家经验】

天津哈氏妇科认为产褥感染属于中医学"产后发热"的范畴,主要是产后感受外界邪毒,使得血行受阻,形成瘀血,从而导致瘀热互相结聚而发病。根据临床的症状表现可分为"瘀热互结"和"热瘀成脓"两种证型进行辨证治疗。

瘀热互结证的表现:产后高热寒战,小腹疼痛拒按,或阴部红肿热痛,恶露量多或量少,颜色紫黯,气味臭秽,并有烦躁口渴,大便燥结,小便短黄,舌红苔黄,脉数有力等症。这种证型要用清热解毒、凉血化瘀的治法,可选五味消毒饮合失笑散加味,药如:蒲公英、紫花地丁各 30 g,金银花、野菊花、天葵子、蒲黄、五灵脂、生地黄、丹皮各 15 g;恶露量少不畅者加益母草 25 g,赤芍 15 g;腹痛重者加元胡 15 g,白芍 30 g,炙甘草 6 g;恶露量多有味者,加败酱草 20 g,红藤 30 g;大便干结者,加大黄 9 g。

热瘀成脓证的表现:产后高热汗出,持续不退,腹痛剧烈、拒按,可触及包块,恶露量少,淋漓不畅,或阴户损伤,破损成脓,烦躁口渴,斑疹隐隐,大便燥结,小便短黄,舌绛苔燥,脉弦细数。这种证型的治疗,则要采用清热凉血,化瘀排脓之法,可选用大黄牡丹皮汤合清营汤加减。药如:大黄 15 g,牡丹皮、薏苡仁、冬瓜仁、生地黄、金银花、败酱草各 20 g,芒硝 10 g,玄参 15 g,连翘 15 g,红藤 30 g。

第二十二章　晚期产后出血

分娩 24 小时后,在产褥期内发生的子宫大量出血,称为晚期产后出血。以产后 1~2 周发病最常见,亦有迟至产后 2 月余发病者。

本病属中医学"产后恶露不绝"范畴。

【诊断要点】

(一) 临床表现

(1) 胎盘胎膜残留、蜕膜残留。临床表现为血性恶露持续时间延长,之后反复出血或突然大量流血,合并感染时伴恶露增加,有恶臭。

(2) 子宫胎盘附着面复旧不全。多发生在产后 2 周左右,表现为大量阴道流血。

(3) 剖宫产术后子宫切口愈合不良者可出现大量阴道流血,甚至休克。

(4) 产后子宫滋养细胞肿瘤、子宫黏膜下肌瘤、宫颈癌等,均可引起晚期产后出血。

(二) 相关检查

1. 血常规　了解贫血和感染情况。

2. 超声检查　了解子宫大小、宫腔有无残留物、子宫切口愈合及切口周围血肿情况。

3. 病原体和药敏试验　宫腔分泌物培养、发热时行血培养,指导选择有效广谱抗生素。

4. 血 HCG 测定　有助于排除胎盘残留及绒毛膜癌。

5. 病理检查 宫腔刮出物或子宫切除标本,应送病理检查。

6. 妇科检查 可发现子宫增大、变软,宫口松弛,伴有感染者子宫明显压痛。

【鉴别诊断】

(1)与宫颈或阴道恶性肿瘤、滋养细胞肿瘤、黏膜下子宫肌瘤相鉴别。

(2)与血液系统疾病相鉴别。

【治疗】

(一)中医治疗

1. 气虚证

主要证候:产后恶露过期不止,量多,色淡红,质稀,无臭味;面色㿠白,精神倦怠,四肢无力,气短懒言,小腹空坠;舌淡,苔薄白,脉缓弱。

证候分析:气虚统摄无权,冲任不固,则恶露过期不止,血量较多;血失气化,则色淡,质稀,无臭味;气虚中阳不振,则精神倦怠,四肢无力,气短懒言;中气不足,则小腹空坠;气虚清阳不升,则面色㿠白;舌淡,苔薄白,脉缓弱,为气虚之征。

治法:益气摄血固冲。

方药:补中益气汤加阿胶、艾叶、乌贼骨。

2. 血热证

主要证候:产后恶露过期不止,量较多,色鲜红,质黏稠;口燥咽干,面色潮红;舌红苔少,脉细数无力。

证候分析:产后营阴耗损,虚热内生,或气郁化热,或感热邪,热扰冲任,迫血妄行,故恶露过期不止,量较多;阴虚热灼,则血色鲜红,质黏稠;虚热上浮,故面色潮红;阴液不足,则口燥咽干;舌红,苔少,脉细数无力,为阴虚内热之征。

治法:养阴清热,凉血止血。

方药:保阴煎加煅牡蛎、地榆。

3. 血瘀证

主要证候:产后恶露过期不止,淋漓量少,或突然量多,色黯有块,或伴小腹疼痛拒按,块下痛减;舌紫黯,或有瘀点,苔薄,脉弦涩。

证候分析:瘀血阻滞冲任,新血不得归经,则恶露过期不止,淋漓量少,或突然量多,色黯有块;瘀血内阻,不通则痛,故小腹疼痛拒按;块下瘀滞稍通,故使痛减;舌紫黯,脉弦涩,苔薄,为瘀血阻滞之征。

治法:活血化瘀,理血归经。

方药:生化汤加益母草、茜草、三七、蒲黄。

(二)西医治疗

针对病因进行处理。

(1)少量或中等量阴道流血者,应给予广谱抗生素、子宫收缩剂、支持疗法。

(2)疑有胎盘、胎膜、蜕膜残留者,静脉输液,备血及准备手术的条件下行清宫术,刮出物应送病理检查,以明确诊断。术后继续给予抗生素及子宫收缩剂。

(3)疑剖宫产子宫切口裂开者,仅有少量阴道出血也应住院,给予广谱抗生素及支持疗法,密切观察病情变化;若阴道出血量多,可行剖腹探查或腹腔镜检查,若切口周围组织坏死范围小,炎症反应轻微,可行清创缝合及髂内动脉、子宫动脉结扎止血。若为切口假性动脉瘤形成,首选髂内动脉或选择性子宫动脉栓塞术。若组织坏死范围大,酌情行次全子宫切除术或全子宫切除术。

(4)肿瘤引起的阴道出血,应按肿瘤性质、部位做相应处理。

【诊疗思路图】

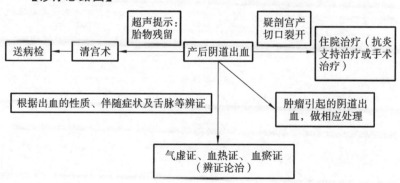

【名家经验】

(1) 许润三教授经验方"缩宫逐瘀汤"治疗血瘀型产后恶露不绝,药物组成:党参 15 g,当归 6 g,川芎 10 g,生蒲黄 10 g,五灵脂 10 g,枳壳 15 g,益母草 15 g。

(2) 郑长松教授认为瘀血滞留胞宫,新血不得归经而恶露不绝者,非小剂活血化瘀所能及,自拟"活血化瘀汤"治疗,药物组成:益母草、当归各 30 g,赤芍、白芍、川芎、炒桃仁各 20 g,蒲黄、五灵脂各 10 g,炮姜、广木香各 6 g,肉桂、生甘草各 3 g。

第二十三章　产后缺乳

产后缺乳是指产妇产后哺乳期完全无乳或乳汁甚少,不足以喂养婴儿。多发生在产后 2～3 天至半个月内,也可发生在整个哺乳期。

本病属中医学"缺乳""乳汁不足""乳汁不行"范畴。

【诊断要点】

(一) 临床表现

哺乳期乳汁甚少,不足以喂养婴儿,或乳汁全无。

(二) 相关检查

乳腺发育正常,乳房柔软,不胀不痛,挤出乳汁点滴而下,质稀;或乳房胀满而痛,挤压乳汁难出,质稠;或有乳腺发育不良者。此外,还应注意有无乳头凹陷和乳头皲裂造成的哺乳困难而致乳汁壅塞不通。

【鉴别诊断】

需与乳腺炎相鉴别。乳腺炎患者可出现乳汁减少,但伴有畏寒发热症状,乳房有局部红肿热痛。

【治疗】

(一) 中医治疗

1. 气血虚弱证

主要证候:产后乳少,甚或全无,乳汁清稀,乳房柔软,无胀感;面色少华,倦怠乏力,神疲食少;舌质淡,苔薄白,脉细弱。

证候分析:气血虚弱,乳汁化源不足,无乳可下,故乳少或全无,乳汁清稀;乳汁不充,乳腺空虚,故乳房柔软,无胀感;气虚血少,不能上荣头面、四肢,故面色少华,倦怠乏力;阳气不振,脾虚失运,故神疲食少;舌质淡,苔薄白,脉细弱,均为气血虚弱之征。

治法:补气养血,佐以通乳。

方药:通乳丹。

2. 肝郁气滞证

主要证候:产后乳少,甚或全无,乳汁浓稠,乳房胀硬、疼痛;胸胁胀满,情志抑郁,食欲不振;舌质正常,苔薄黄,脉弦或弦数。

证候分析:情志不舒,肝气郁结,气机不畅,乳络受阻,故乳汁少或全无;乳汁壅滞,运行受阻,故乳房胀满而痛,乳汁浓稠;肝经布胁肋,肝气郁结,疏泄不利,故胸胁胀满;肝气不疏,故情志抑郁;肝气犯胃,脾胃受累,故食欲不振;舌质正常,苔薄黄,脉弦或弦数,均为肝郁气滞之征。

治法:疏肝解郁,通络下乳。

方药:下乳涌泉散。

(二)西医治疗

1. 一般治疗　加强营养,给予高蛋白、高热量、易消化饮食,并注意补充体液;少食生冷、收涩食物,保持心情舒畅,充分休息,正确掌握哺乳方式。

2. 早期哺乳　在产后 2~3 小时开始泌乳,早期利用婴儿吸吮,或者用吸乳器适当抽吸乳头,起到刺激乳头的作用。

【名家经验】

黔贵丁氏妇科认为产妇产时、产后流血较多,或产后失于调摄则气血亏虚,或本为气血不足之体,致产后乳汁量少,乳汁清稀,或有乳汁即漏;常伴见气短乏力,面色无华,心悸失眠,纳谷不香,或大便难解;舌胖淡,脉细弱无力。可予产后缺乳方。组成:炙黄芪 30 g,党参 15~30 g,炒白术 12 g,山药 15 g,熟地黄 15 g,枸杞子 15 g,当归 15

g,川芎 12 g,阿胶珠 15 g,黄精 15 g,大枣 10 枚,通草 10 g,桔梗 10 g,炙甘草 6 g。功用:益气养血,通络催乳。方中炙黄芪、党参、炒白术、山药、黄精健脾益气;熟地黄、枸杞子、当归、川芎、阿胶珠、大枣补养精血;通草通利乳络;桔梗载药上行;炙甘草益气,调和诸药。全方大补元气,养血生精,通络催乳。纳谷不香,可加砂仁;大便难解时加肉苁蓉、郁李仁、麦冬;心悸失眠时加柏子仁、酸枣仁、百合。

第二十四章　不孕症

女性无避孕性生活至少 12 个月而未孕称为不孕症,对男性则称为不育。不孕症分为原发性和继发性两大类,既往从未有过妊娠史,未避孕而从未妊娠者为原发不孕;既往有过妊娠史,而后未避孕连续 12 个月未孕者为继发不孕。不同人种和地区间不孕症发病率差异并不显著,我国不孕症发病率为 $7\% \sim 10\%$。

本病属中医学"无子""全不产""断续"范畴。

【诊断要点】

(一)临床表现

(1)可伴随闭经、痛经、月经稀发、月经量少或不规则阴道流血等月经失调表现。

(2)可有因生殖系统炎症导致阴道分泌物增多、腰酸腹痛、附件肿物、附件增厚或压痛等症状。

(3)全身可伴有过度肥胖或消瘦、毛发分布异常、皮脂腺分泌旺盛、乳房溢乳、子宫发育不良或畸形、甲状腺功能亢进或甲状腺功能减退等情况。

(二)相关检查(必须男女双方共同检查)

1. 男方检查

(1)询问不育年限、有无性交或射精障碍;既往疾病(如腮腺炎、糖尿病)和治疗史;手术史,如输精管结扎术。

（2）体格检查包括全身检查和生殖系统检查。

（3）精液分析是不孕症夫妇首选的检查项目，需行 2～3 次精液检查，以明确精液质量。

（4）其他辅助检查：包括激素检测、生殖系统超声和遗传筛查等。

2. 女方检查

（1）体格检查：

全身检查：第二性征发育情况，评估体格发育及营养状况，包括身高、体重和体脂分布特征，乳房发育及甲状腺情况，注意有无皮肤改变，如多毛、痤疮和黑棘皮病等。

妇科检查：查看外阴发育、阴毛分布、阴蒂大小、阴道和宫颈，注意有无异常排液和分泌物，检查子宫位置、大小、质地和活动度，检查附件有无增厚、包块和压痛，直肠子宫陷凹有无触痛结节，下腹有无压痛、反跳痛和异常包块。

（2）不孕相关辅助检查：

①超声检查：明确子宫和卵巢的大小、位置、形态以及有无异常结节或囊、实性包块；检查窦卵泡数量以评估卵巢储备。监测优势卵泡发育情况及同期子宫内膜厚度和形态分型。

②激素测定：排卵障碍和年龄≥35 岁女性均应行基础内分泌测定，于月经周期第 2～4 天测定性激素水平。排卵期 LH 测定有助于预测排卵时间，黄体期孕酮测定有助于提示有无排卵、评估黄体功能。

③输卵管通畅检查：应在月经干净后 3～7 天无任何禁忌证时进行。既可评估宫腔病变，又可了解输卵管通畅度。

④其他检查：基础体温显示双相型体温变化提示排卵可能，但不能作为独立的诊断依据；宫腔镜、腹腔镜检查，适用于体格检查、超声检查和（或）输卵管通畅检查提示存在宫腔或盆腔异常的患者，可明确病变位置和程度，并进行相应的治疗。

【治疗】

（一）中医治疗

1. 辨证论治

（1）肾虚证：

①肾气虚证。

主要证候：婚久不孕，月经不调或停闭，量多或少，色淡黯质稀；腰酸膝软，头晕耳鸣，精神疲倦，小便清长；舌淡，苔薄白，脉沉细，两尺尤甚。

证候分析：肾气不足，冲任虚衰，不能摄精成孕，而致不孕；冲任不调，血海失司，故月经不调或停闭，量或多或少；肾主骨生髓，腰为肾之府，肾虚则腰酸膝软，精神疲倦；肾开窍于耳，脑为髓海，髓海不足，则头晕耳鸣；气化失常，则小便清长，经色淡黯质稀；舌淡，苔薄白，脉沉细，均为肾气虚之征。

治法：补益肾气，调补冲任。

方药：毓麟珠。

②肾阳虚证。

主要证候：婚久不孕，初潮延迟，月经后期，量少，色淡质稀，甚至停闭，带下量多，清稀如水；腰膝酸冷，性欲淡漠，面色晦暗，大便溏薄，小便清长；舌淡，苔白，脉沉迟。

证候分析：肾阳不足，冲任虚寒，胞宫失煦，故婚久不孕；阳虚内寒，天癸迟至，冲任血海空虚，故初潮延迟，月经后期，甚至闭经；阳虚水泛，湿注任带，故带下量多，清稀如水；肾阳虚外府失煦，则腰膝酸冷，火衰则性欲淡漠；火不暖土，脾阳不足，则大便溏薄；膀胱失约，则小便清长；肾阳虚衰，血失温养，脉络拘急，血行不畅，则面色晦暗，经少色淡质稀；舌淡，苔白，脉沉迟，均为肾阳虚之征。

治法：温肾助阳，调补冲任。

方药：温胞饮。

③肾阴虚证。

主要证候:婚久不孕,月经先期,量少,色红质稠,甚或闭经,或带下量少,阴中干涩;腰酸膝软,头晕耳鸣,形体消瘦,五心烦热,失眠多梦;舌淡或舌红,少苔,脉细或细数。

证候分析:肾阴亏虚,冲任血海匮乏,胞宫失养,故致不孕;精血不足,则月经量少,甚或闭经;阴虚内热,热迫血行,故月经先期;血少津亏,阴液不充,任带失养,阴窍失濡,故带下量少,阴中干涩;腰为肾之府,肾虚则腰膝酸软;阴虚血少,清窍失荣,血不养心,故头晕耳鸣,失眠多梦;阴虚火旺,故形体消瘦,五心烦热,经色红质稠;舌淡或舌红,少苔,脉细或细数,均为肾阴虚之征。

治法:滋肾养血,调补冲任。

方药:养精种玉汤。

(2)肝气郁结证:

主要证候:婚久不孕,月经周期先后不定,量或多或少,色黯,有血块,经行腹痛,或经前胸胁、乳房胀痛;情志抑郁,或烦躁易怒;舌淡红,苔薄白,脉弦。

证候分析:肝气郁结,疏泄失常,冲任失和,故婚久不孕;气机不畅,血海蓄溢失常,故月经周期先后不定,量或多或少;气郁血滞,则经色黯,有血块;足厥阴肝经循少腹布胁肋,肝失条达,经脉不利,故经前胸胁、乳房胀痛;肝郁气滞,血行不畅,不通则痛,故经行腹痛;情怀不畅,郁久化火,故情志抑郁,或烦躁易怒;舌淡红,苔薄白,脉弦,均为肝郁之征。

治法:疏肝解郁,理血调经。

方药:开郁种玉汤。

(3)痰湿内阻证:

主要证候:婚久不孕,月经后期,甚或闭经,带下量多,色白质黏;形体肥胖,胸闷呕恶,心悸头晕;舌淡胖,苔白腻,脉滑。

证候分析:素体脾虚,聚湿成痰,或肥胖之体,躯脂满溢,痰湿内盛,壅滞冲任,故婚久不孕;痰阻冲任、胞宫,气机不畅,故月经后期,甚或闭经;湿浊下注,则带下量多,质黏稠;痰浊内阻,饮停心下,清阳不升,则胸闷呕恶,头晕心悸;舌淡胖,苔白腻,脉滑,均为痰湿内停之征。

治法:燥湿化痰,理气调经。

方药:苍附导痰丸。

(4)瘀滞胞宫证:

主要证候:婚久不孕,月经后期,量或多或少,色紫黑,有血块,可伴痛经;平素小腹或少腹疼痛,或肛门坠胀不适;舌质紫黯,边有瘀点,脉弦涩。

证候分析:瘀血内停,冲任阻滞,胞脉不通,故致不孕;冲任气血不畅,血海不能按时满溢,故月经期延后,量少,色紫黑;瘀阻冲任,血不归经,则月经量多,有血块,血瘀气滞,不通则痛,故经行腹痛,或小腹、少腹疼痛,肛门坠胀不适;舌质紫黯,边有瘀点,脉弦涩,均为血瘀之征。

治法:活血化瘀,止痛调经。

方药:少腹逐瘀汤。

2. 其他疗法

(1)中成药治疗:

①滋肾育胎丸。每次 5 g,3 次/天,口服。适用于脾肾两虚证。

②右归丸。每次 1 丸,3 次/天,口服。适用于肾阳虚证。

③坤泰胶囊。每次 6 g,2 次/天,口服。适用于心肾不交证。

④逍遥丸。每次 9 g,2 次/天,口服。适用于肝气郁结证。

⑤定坤丹。每次 3.5～7 g,2 次/天,口服。适用于气血不足证。

⑥少腹逐瘀丸。每次 1 丸,2 次/天,口服。适用于瘀滞胞宫证。

(2)针灸治疗:对排卵障碍所致不孕症,应用针灸促进卵泡发育及排卵。体针取关元、中极、三阴交、子宫、气海、足三里等穴,随症加减;灸法以艾灸为主,取神阙、关元等为主穴。

(3)中药外敷热熨、肛门导入、穴位离子导入及导管介入等疗法,对输卵管性不孕有较好效果,临证多以内治法与外治法联合应用。

（二）西医治疗

1. 纠正盆腔器质性病变

（1）输卵管病变：

①一般疗法：对男方精液指标正常，女方卵巢功能良好，不孕年限小于 3 年的年轻夫妇，可先试行期待治疗，也可用中药配合调整。

②输卵管成形术：适用于输卵管周围粘连、远端梗阻和轻度积水患者，可通过腹腔镜下输卵管造口术、周围粘连松解术和输卵管吻合术等，恢复输卵管及周围组织正常解剖结构，改善通畅度和功能。但对于严重的或伴有明显阴道排液的输卵管积水，目前主张行输卵管切除或结扎，阻断炎性积水对子宫内膜的不良影响，为下一步辅助生殖技术助孕提供有利条件。

（2）子宫病变：对于子宫黏膜下肌瘤、较大的肌壁间肌瘤、子宫内膜息肉、宫腔粘连和纵隔子宫等，若显著影响宫腔形态，则建议手术治疗；子宫明显增大的子宫腺肌症患者，可先行 GnRH-a 治疗 2～3 个周期，待子宫体积缩至理想范围再行辅助生殖技术助孕治疗。

（3）卵巢肿瘤：对非赘生性卵巢囊肿或良性卵巢肿瘤，有手术指征者，可考虑手术予以剥除或切除；性质不明的卵巢肿块，应先明确诊断，必要时行手术探查，根据病理结果决定手术方式。

（4）子宫内膜异位症：可通过腹腔镜进行诊断和治疗，但复发性子宫内膜异位症或卵巢功能明显减退的患者应慎重选择手术。中重度患者术后可辅以 GnRH-a 或孕激素治疗 3～6 个周期后尝试自然受孕 3～6 个月，如仍未妊娠，则需积极行辅助生殖技术助孕。

（5）生殖器结核：活动期应先行规范的抗结核治疗，药物作用期及药物敏感期需避孕。对于盆腔结核导致的子宫和输卵管后遗症，可在评估子宫内膜情况后决定是否行辅助生殖技术助孕。

2. 诱导排卵

（1）氯米芬：月经第 3～5 天开始，每天口服 50 mg（每天最大剂量不超过 150 mg），连用 5 天。排卵率可达 70％～80％，每周期的妊娠率 20%～30%。推荐结合阴道超声检查监测卵泡发育,必要时可联合应用尿促性素(HMG)和人绒毛膜促性腺激素(HCG)诱发排卵。排卵后可进行 12～14 天黄体功能支持,药物选择天然黄体酮制剂。

(2)来曲唑:适应证和用法同氯米芬,剂量一般为每天 2.5～5 mg,诱发排卵及黄体支持方案同前。

(3)HMG:从周期第 2～3 天开始,每天或隔天肌内注射 HMG 75～150 U,直至卵泡成熟。用药期间必须辅以超声监测卵泡发育,可同时进行血清雌激素水平测定,待卵泡发育成熟给予 HCG 促进排卵和黄体形成,排卵后黄体支持方案同前。

(4)HCG:结构与 LH 极相似,常用于卵泡成熟后模拟内源性 LH 峰诱发排卵,用法:4000～10000 U 肌内注射一次。也可用于黄体支持。

3. 不明原因性不孕的治疗 对于年轻、卵巢功能良好女性可进行期待治疗,但一般试孕不超过 3 年;年龄超过 30 岁、卵巢储备开始减退的患者则建议试行 3～6 个周期宫腔内夫精人工授精作为诊断性治疗,若仍未受孕则可考虑体外受精-胚胎移植。

4. 辅助生殖技术 包括人工授精、体外受精-胚胎移植及其衍生技术等。

【诊疗思路图】

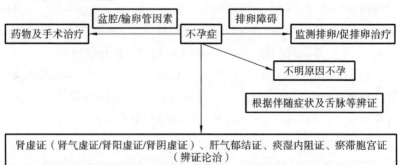

【名家经验】

（1）蔡小荪教授认为不孕症的调治，除调经外，主要以育肾为其大法。据此蔡氏自制孕1方和孕2方，以育肾为主，并随证加减。①孕1方的组成：云茯苓12 g，生、熟地黄各9 g，怀牛膝9 g，路路通9 g，炙甲片9 g，公丁香2.5 g，淫羊藿12 g，石楠叶9 g，桂枝2.5 g，制黄精12 g。本方为阴阳并调，并具通络作用。②孕2方的组成：云茯苓12 g，生、熟地黄各9 g，石楠叶9 g，紫石英12 g，熟女贞9 g，狗脊12 g，淫羊藿12 g，仙茅9 g，胡芦巴9 g，鹿角霜9 g，肉苁蓉9 g。本方具有育肾温煦、暖宫摄精之功，以利胞宫受胎。

（2）王渭川教授认为不孕症从女性论治，分为"脾肾阳虚证""肝肾阴虚证""阴虚阳亢证""气血两虚证"四种证型论治。①脾肾阳虚证：其特征为腰痛耳鸣，畏寒肢冷，平时食少便溏，胸闷乳胀，带下清稀，月经紊乱，经量少，色污有块，少腹两侧隐痛，婚后多年不孕，舌质淡，苔白而润，脉见沉细或沉迟；治则拟温肾运脾，调冲化湿，佐以祛瘀之法；方选河间地黄饮子合理中汤加减。②肝肾阴虚证：特征为眩晕耳鸣，手足心热，或低热，头痛肢麻，面色萎黄，有时潮红，胸胁刺痛，消瘦，失眠，咽干口苦，大便秘结，月经量少或停经，经期腹痛，两侧尤甚，带下黄而腥臭，结婚多年不孕，舌质红，苔黄，脉弦细或弦数；治则滋养肝肾，活血调经，佐以清湿之法，方选一贯煎合血府逐瘀汤加减。③阴虚阳亢证：其特征为眩晕耳鸣，手足心热，低热自汗，性情急躁易怒，头胀痛，往往彻夜不寐，形体羸瘦，胸闷胁痛，腰膝酸软，口苦咽干，偶发颧红，大便秘结，月经紊乱，量少，婚后久不孕，舌质红，无苔，脉见弦数；选滋水清肝饮加味。④气血两虚证：其特征为畏寒肢冷，腹部不温，面色萎黄，体困乏力，食少眠差，短气懒言，腰痛，小便频数不禁，左少腹有包块，深按则痛，月经过频量多，期长不净，白带多，婚久不孕，舌质淡，苔薄腻，脉濡缓；治则补气血，滋肝肾，调经化瘀之法；选自拟方参芪菟鹿饮。

第二十五章　子宫脱垂

子宫从正常位置沿阴道下降,在宫颈外口达坐骨棘水平,甚至子宫全部脱出阴道口外,称为子宫脱垂。

本病属中医学"阴挺"范畴。

【诊断要点】

(一)临床表现

(1)患者自觉小腹下坠隐痛,阴道口有物脱出,持重、站立、咳嗽等腹压增高后脱出加重。

(2)外阴潮湿瘙痒,带下增多,当脱垂严重不能自行还纳,与衣裤摩擦易发生溃疡、感染,使分泌物增多,阴道出血。

(3)小便频数或者尿失禁,当大笑、提重物、咳嗽时,腹压增加引起尿液外溢。

(二)相关检查

1. 体格检查

(1)妇检时直接可见宫颈甚至子宫脱出于阴道口,或嘱患者向下屏气或加腹压(咳嗽)时宫颈甚至子宫脱出阴道口,并可判断临床分度,根据子宫脱垂程度可分为三度,分度检查应在最大屏气状态下进行。

Ⅰ度　轻型。宫颈外口位于坐骨棘水平以下但仍在阴道内(宫颈外口距处女膜缘少于 4 cm)。

Ⅰ度　重型。宫颈已达处女膜缘,阴道口可见宫颈。

Ⅱ度 轻型。宫颈已脱出于阴道口外,但宫体仍在阴道口之内。

Ⅱ度 重型。宫颈与部分宫体均脱出于阴道口之外。

Ⅲ度 宫颈与宫体全部脱出于阴道口外。

（2）宫颈可见溃疡。

（3）患者膀胱充盈时咳嗽,观察有无尿液溢出(压力性尿失禁)。

（4）可并见阴道前后壁膨出。

2. 实验室检查 宫颈 TCT 及 HPV 检查排除宫颈病变。

3. 超声检查 了解子宫附件情况。

【鉴别诊断】

1. 阴道壁肿物 阴道壁肿物在阴道壁内,固定、边界清楚。膀胱膨出时可见阴道前壁有半球形块状物膨出,柔软,指诊时可于肿块上方触及宫颈和宫体。

2. 宫颈延长 双合诊检查阴道内宫颈虽长,但宫体在盆腔内,屏气并不下移。

3. 子宫黏膜下肌瘤 患者有月经过多病史,宫颈口见红色、质硬之肿块,表面找不到宫颈口,但周围或一侧可扪及被扩张变薄的宫颈边缘。

4. 慢性子宫内翻 罕见。阴道内见翻出的宫体,被覆暗红色绒样子宫内膜,两侧角可见输卵管,三合诊检查盆腔内无宫体。

【治疗】

（一）中医治疗

1. 辨证论治

（1）气虚证:

主要证候:子宫下脱,劳则加剧,小腹下坠,神倦乏力,少气懒言,小便频数,或带下量多,色白质稀,面色少华;舌淡,苔薄,脉缓弱。

证候分析:脾司中气,脾虚则中气不足,气虚下陷,冲任不固,无力系胞,故子宫下脱,小腹下坠;脾主四肢,脾虚中阳不振,则神倦乏力,少气懒言,面色不华;下元气虚,膀胱失约故小便频数;脾虚不能运化水湿,湿浊下注,则带下量多,色白质稀;舌淡,苔薄,脉缓弱,为气虚之征。

治法:补中益气,升提胞宫。

方药:补中益气汤加减。

尿频者,加金樱子 10 g、桑螵蛸 10 g、菟丝子 10 g;便溏者,加炮姜 6 g、淮山药 12 g;便秘者,加火麻仁 10 g、瓜蒌仁 10 g。

(2)肾虚证:

主要证候:生育过多,子宫下脱,腰膝酸软,头晕耳鸣,小腹坠胀,小便频数,色清,夜间尤甚;苔薄舌淡,脉沉细无力。

证候分析:肾虚冲任不固,带脉失约,不能系胞,故子宫脱垂,小腹下坠;肾气不足,下焦不固,膀胱失约,故小便频数;肾虚精血不足,外府及髓海失养,故腰酸腿软,头晕耳鸣;舌淡,苔薄,脉沉细,为肾虚之征。

治法:补肾培元,固脱提胞。

方药:大补元煎。

便秘者,去巴戟天加肉苁蓉 10 g、制何首乌 10 g;带多色清者,加海螵蛸 15 g、菟丝子 10 g、煅牡蛎 30 g;带多色黄者,加黄柏 10 g、椿根皮 12 g。

(3)湿热下注证:

主要证候:子宫下脱Ⅱ~Ⅲ度,脱出阴道口外伴红肿糜烂,黄水淋漓,带多色黄或伴秽臭,下腹坠痛,小便黄赤,或灼痛;舌质红,苔黄腻,脉滑数。

证候分析:脾虚无力系胞,故子宫下脱,脾虚不能运化水湿,湿热蕴结下焦,气血凝滞,蕴结成毒,腐肉成脓,故子宫脱出阴道口外,红肿糜烂,黄水淋漓;湿热蕴积于下,损伤任带二脉,故带下量多,色黄,黏稠,臭秽;湿热蕴结,瘀阻胞脉,则小腹或少腹作痛;湿热伤津,则小便短赤;舌红,苔黄腻,脉滑数,为湿热之征。

治法:健脾利湿,清热止带。

方药:参苓白术散合四妙丸加减。

2. 中成药

(1)补中益气丸:2次/天,每次 6~9 g,吞服。适用于气虚者。

(2)金匮肾气丸:2次/天,每次 6~9 g,吞服。适用于肾气虚弱者。

(3)龙胆泻肝丸:2次/天,每次 6~9 g,吞服。适用于湿热下注者。

(4)知柏地黄丸:2次/天,每次 6~9 g,吞服。适用于肾虚兼有湿热者。

3. 简方

(1)棉花根 60 g,水煎服。

(2)金樱子根 60 g,水煎服,连服 3~4 天。

(3)枳壳 15 g,升麻 30 g,水煎服。

4. 外治法

(1)蒲公英 30 g、蛇床子 30 g、枯矾 10 g,煎水熏洗(用于湿热者)。

(2)生枳壳 30 g、莲蓬壳 20 g、升麻 15 g,煎水熏洗(用于气虚者)。

(3)针灸:

①主穴:维胞、子宫、三阴交(维胞、子宫穴强刺激,三阴交中度刺激)。

②配穴:肾虚取长强穴(补法)。气虚取百会、阴陵泉(补法),也可灸百会穴;隔天针 1 次,10 次为 1 个疗程。有膀胱膨出者,可针关元透曲骨,或斜刺横骨(双);有直肠膨出者,可针提肛肌,有往上抽动感为度。

(二)西医治疗

1. 非手术疗法　为盆腔器官脱垂的一线治疗方法。非手术治疗对于所有盆腔器官脱垂患者都是应该首先推荐的一线治疗方法。通常用于Ⅰ~Ⅱ度有症状的患者,也适用于希望保留生育功能、不能耐受手术治疗或者不愿意采取手术治疗的重度脱垂患者。非手术治疗的目标为缓解症状,增加盆底肌肉的强度、耐力和支持力,预防脱垂加重,避免或延缓手术干预。目前的非手术治疗方法包括应用子宫托、盆底康复治疗和行为指导。

(1)盆底肌肉锻炼和物理疗法:可增加盆底肌肉群的张力。盆底肌肉(肛提肌)锻炼适用于分期轻度或分期Ⅰ度和Ⅱ度的盆腔器官脱垂者。也可作为重度手术前后的辅助治疗方法。嘱咐患者行收缩肛门运动,用力收缩盆底肌肉 3 秒以上后放松,每次 10~15 分钟,每天 2~3 次。

(2)子宫托:一种支持子宫和阴道壁并使其维持在阴道内而不脱出的工具。有支撑型和填充型。

以下情况尤其适用子宫托治疗:患者全身状况不适宜做手术;妊娠期和产后;膨出面溃疡手术前促进溃疡面的愈合。

子宫托也可能造成阴道刺激和溃疡。子宫托应间断性地取出、清洗并重新放置,否则会出现包括瘘的形成、嵌顿、出血和感染等严重后果。

2. 手术治疗 对脱垂超出处女膜的有症状的患者可考虑手术治疗,根据患者不同年龄、生育要求及全身健康状况,治疗应个体化。手术的主要目的是缓解症状,恢复正常的解剖位置和脏器功能,有满意的性功能并能够维持效果。手术分封闭手术和重建手术,合并压力性尿失禁患者应同时行膀胱颈悬吊手术或阴道无张力尿道悬带吊术。

阴道封闭术分阴道半封闭术和阴道全封闭术。该手术将阴道前后壁分别剥离出长方形黏膜面,然后将阴道前后壁剥离创面相对缝合以部分或完全封闭阴道。术后失去性交功能,故仅适用于年老体弱不能耐受较大手术者。

盆底重建手术主要针对中盆腔的建设,通过吊带、网片和缝线把阴道穹隆组织或宫骶韧带悬吊固定于骶骨前、骶棘韧带,也可行自身宫骶韧带缩短缝合术,子宫可以切除或保留。手术可经阴道或经腹腔镜或开腹完成,目前应用较多的是子宫/阴道骶前固定术、骶棘韧带固定术、高位骶韧带悬吊术和经阴道植入网片盆底重建手术。

3. 术后处理及随诊　建议绝经后阴道黏膜萎缩者术后开始局部使用雌激素制剂,每周 2 次,至少半年以上。术后 3 个月内避免增加腹压及负重活动。禁性生活 3 个月,或者直到确认阴道黏膜修复完好为止。术后建议规律随访终身,及时发现复发、处理手术并发症。

【健康教育】

本病之发生主要在于房劳多产或产程过长,临产用力过猛,阴道、会阴撕裂,以及产后过早劳动,或久咳、便秘等慢性疾病,以致中气下陷,肾气失固,胞络受损,不能提摄子宫。为了防止本病的发生须加强下列预防措施:①大力宣传提倡晚婚和计划生育及女性"五期"卫生;②推广新法接生,提高接产技术,正确处理好各个产程,注意保护会阴,及时缝合会阴及修补阴道裂伤;③注意产后保健,产褥期及流产后应适当休息,不宜过早参加体力劳动,避免长期蹲位和站位劳动;④提倡产后早期离床活动及体育锻炼,增强体质,恢复子宫的生理功能,增强盆底肌肉的功能;⑤积极治疗咳嗽、便秘等慢性疾病。

【诊疗思路图】

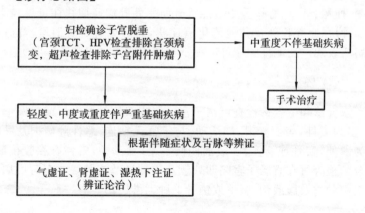

第二十六章　卵巢肿瘤

卵巢肿瘤是常见的妇科肿瘤，可发生于任何年龄，其组织成分非常复杂。卵巢是全身各脏器原发肿瘤类型最多的器官。不同类型的组织学结构和生物学行为，存在很大差异。卵巢的恶性肿瘤是女性三大恶性肿瘤之一，目前缺乏有效的早期诊断方法。

本病属中医学"癥瘕"范畴。

【诊断要点】

（一）症状

良性肿瘤较小时多无症状，常在妇科检查时偶然发现。肿瘤增大时，感腹胀或腹部扪及肿块。肿瘤长大占满盆腔、腹腔时，可出现尿频、便秘、气急、心悸等压迫症状。而恶性肿瘤晚期往往可见腹胀、腹部肿块、腹腔积液及其他消化道症状，部分患者可有消瘦、贫血等恶病质表现。功能性肿瘤可出现不规则阴道流血或绝经后出血。

（二）体征

双合诊和三合诊检查可在子宫一侧或双侧触及圆形或类圆形肿块，多为囊性，表面光滑，能活动，与子宫无粘连；恶性肿瘤扪及肿块多为双侧，实性或囊实性，表面凹凸不平，活动差，常伴有腹腔积液，三合诊检查可在直肠子宫陷凹处触及质硬结节或肿块。有时可扪及上腹部肿块及腹股沟、腋下或锁骨上肿大淋巴结。

（三）检查

1. 影像学检查

（1）超声检查：可根据肿块的囊性或实性、囊内有无乳头等判断肿块性质,诊断符合率大于 90％。彩色多普勒超声扫描可测定肿块血流变化,有助于诊断。

（2）MRI、CT、PET 检查:MRI 可较好地判断肿块性质及其与周围器官的关系,有利于病灶定位及病灶与相邻结构关系的确定;CT可判断周围侵犯、淋巴结转移及远处转移情况;PET 或 PET-CT 检查一般不推荐用于初次诊断。

2. 实验室检查

（1）血清 CA125:80％患者的血清 CA125 水平升高,但近半数的早期病例并不升高,不单独用于早期诊断,更多用于病情监测和疗效评估。

（2）血清甲胎蛋白（AFP）:对卵巢卵黄囊瘤有特异性诊断价值。卵巢未成熟畸胎瘤、混合型无性细胞瘤中含卵黄囊成分者,AFP 也可升高。

（3）血清 HCG:对非妊娠性绒毛膜癌有特异性诊断价值。

（4）性激素:卵巢颗粒细胞瘤、卵泡膜细胞瘤产生较高水平雌激素,而浆液性黏液性囊腺瘤或勃勒纳瘤有时也可分泌一定量雌激素。

（5）血清 HE4:与 CA125 联合应用来判断盆腔肿块的良恶性。

3. 腹腔镜检查　可直接观察肿块外观和盆腔、腹腔及横膈等部位,在可疑部位进行多点活检,抽取腹腔积液行细胞学检查。

4. 细胞学检查　抽取腹腔积液或腹腔冲洗液和胸腔积液,查找癌细胞。

（四）卵巢良性肿瘤分类

卵巢良性肿瘤分类见表 26-1。

表 26-1　卵巢良性肿瘤分类

项目	浆液性囊腺瘤	黏液性囊腺瘤	成熟畸胎瘤	卵泡膜细胞瘤	纤维瘤
位置	多为单侧	多为单侧	多为单侧	多为单侧	多为单侧
大小	直径＞1 cm	体积较大	中等大小	大小不一	中等大小
性质	囊性	囊性	囊性	实性	实性

项目	浆液性囊腺瘤	黏液性囊腺瘤	成熟畸胎瘤	卵泡膜细胞瘤	纤维瘤
内容物	淡黄色清亮液体	胶冻状黏液	油脂和毛发,有时可见牙齿或骨骼	灰白色	质硬
镜下	囊壁:纤维组织 内衬:浆液性单层柱状上皮	囊壁:纤维结缔组织 内衬:单层黏液柱状上皮	囊壁:内层为复层鳞状上皮	瘤细胞短梭形,胞质富含脂质	梭形瘤细胞

(五)卵巢恶性肿瘤分类

卵巢恶性肿瘤分类见表26-2。

表 26-2　卵巢恶性肿瘤分类

项目	浆液性癌	黏液性癌	腹膜假黏液瘤	子宫内膜样肿瘤	未成熟畸胎瘤	颗粒细胞瘤	卵巢转移性肿瘤
位置	双侧	单侧	多位于腹腔壁层、大网膜及肠壁浆膜面	多为单侧	多为单侧	多为单侧	双侧常见
大小	体积较大	瘤体巨大(18~22 cm)	—	较大(平均直径15 cm)	—	—	中等大小
性质	囊性、多房、囊实性或实性	多房或实性	假性腹水样	囊性或实性	实性,可有囊性区域	实性或部分囊性	实性,胶质样

续表

项目	浆液性癌	黏液性癌	腹膜假黏液瘤	子宫内膜样肿瘤	未成熟畸胎瘤	颗粒细胞瘤	卵巢转移性肿瘤
内容物	充满质脆乳头，内液清亮、混浊或血性	切面可有出血、坏死	胶质样	乳头生长，囊液多为血性	分化程度不同的未成熟胚胎组织，主要是原始神经组织	切面组织脆而软，伴出血坏死灶	胶质样
镜下	伴裂隙样空腔的实性生长为主	异型性黏液上皮排列成腺状或乳头状	大量黏液内见少许轻中度异型黏液性上皮	多为高分化腺癌，常伴鳞状分化	—	颗粒细胞环绕	黏液细胞

【鉴别诊断】

（一）肿瘤的良恶性鉴别

肿瘤的良恶性鉴别见表 26-3。

表 26-3　肿瘤的良恶性鉴别

项目	良性肿瘤	恶性肿瘤
病史	病程长，逐渐增大	病程短，迅速增大
体征	多为单侧，活动，囊性，表面光滑，常无腹腔积液	多为双侧，固定；实性或囊实性，表面不平，结节状；常有腹腔积液，多为血性，可查到癌细胞
一般情况	良好	恶病质
超声	为液性暗区，可有间隔光带，边缘清晰	液性暗区内有杂乱光团、光点，或囊实性，肿块边界不清

（二）良性卵巢肿瘤与妊娠子宫、子宫肌瘤、盆腔炎性包块、陈旧性宫外孕鉴别

良性卵巢肿瘤与妊娠子宫、子宫肌瘤、盆腔炎性包块、陈旧性宫外孕鉴别见表 26-4。

表 26-4 良性卵巢肿瘤与妊娠子宫、子宫肌瘤、盆腔炎性包块、陈旧性宫外孕鉴别

项目	卵巢肿瘤	妊娠子宫	子宫肌瘤	盆腔炎性包块	陈旧性宫外孕
月经	一般无变化	有停经史	常有月经改变,多见月经量多,经期延长	月经失调,量多,经期延长,痛经	多有停经史
肿块位置	多数为一侧,偶有双侧	下腹中央	位于腹中央	小腹部,一侧或双侧	下腹一侧
肿块大小	大小不一	子宫大小与停经月份相符	一般较小,超过脐者较少见	大小不一,活动差	一般较小,亦有较大者
肿块性质	囊性或实质性	质地较软,形态规则	多为实质性	囊性或实质性	质地较实,界限较清
妇科检查	肿块位于子宫旁,一般无压痛	宫颈软,紫蓝色,宫体软,大小与停经月份相符	子宫增大,质硬,或表面高低不平	脓性白带,宫颈举痛,宫体压痛,有时界限不清,宫旁组织增厚,压痛明显,附件可扪及包块,有压痛	宫颈举痛,宫旁可触及包块,压痛,其大小与停经月份无关

续表

项目	卵巢肿瘤	妊娠子宫	子宫肌瘤	盆腔炎性包块	陈旧性宫外孕
超声	或实性波或液性波	有胎心胎动波,羊水囊液平波	实质性肿块波,波形衰减	有粘连反射波,亦呈活跃的低小波	宫体无变化,宫旁可探及实质性波
病史	无特殊病史,常偶然发现	有停经史,多数有早孕反应	可有月经变化史,可有压迫症状	有慢性盆腔感染史,急性发作时伴高热、寒战	有停经史,不规则阴道出血史,腹痛、昏晕史
理化检查	一般无异常	轻度贫血,白细胞轻度增高,尿妊娠试验阳性	可有贫血	急性期白细胞增高明显	或有重度贫血,白细胞中度增高

【治疗】

(一) 中医治疗

中医药治疗癥瘕,在选择非手术治疗的癥瘕的适应范围后,以辨证为先。

1. 气滞血瘀证

主要证候:下腹包块质硬,下腹或胀或痛,经期延长,或经量多,经血色黯夹血块,经行小腹疼痛,精神抑郁,善太息,胸胁胀闷,乳房胀痛,面色晦暗,肌肤不润;舌质黯,边见瘀点或瘀斑,苔薄白,脉沉涩。

证候分析:气血瘀结,滞于冲任、胞宫、胞脉,积结日久,结为癥块;冲任气血瘀阻,故见经期延长,或经量多,经血色黯夹血块,经行小腹疼痛;精神抑郁,善太息,胸胁胀闷,乳房胀痛,面色晦暗,肌肤不润,舌质黯,边见瘀点或瘀斑;苔薄白,脉弦涩,均为气血瘀阻之征。

治法:行气活血,化瘀消癥。

方药:香棱丸。

2. 寒凝血瘀证

主要证候：下腹包块质硬，小腹冷痛，喜温，月经后期，量少，经行腹痛，色黯淡，有血块；面色晦暗，形寒肢冷，手足不温；舌质黯淡，边见瘀点或瘀斑，苔白，脉弦紧。

证候分析：寒凝血瘀，结于冲任、胞宫、胞脉，日久聚以成癥；冲任气血运行不畅，故见月经后期，量少，经行腹痛，经色黯淡，有血块；寒邪内盛，郁遏阳气，故面色晦暗，形寒肢冷，手足不温；舌质黯淡，边见瘀点或瘀斑，苔白，脉弦紧，均为寒凝血瘀之征。

治法：温经散寒，化瘀消癥。

方药：少腹逐瘀汤。

3. 痰湿瘀结证

主要证候：下腹包块触之不坚，小腹或胀或满，月经后期或闭经，经质黏稠、夹血块；体型肥胖，胸脘痞闷，肢体困倦，带下量多，色白质黏稠；舌黯淡，边见瘀斑或瘀点，苔白腻，脉弦滑或沉滑。

证候分析：痰湿内结，阻于胞宫、胞脉、冲任，积久成块，痰湿内聚，故其包块不坚；痰湿蕴塞，冲任气血运行不畅，故见月经后期或闭经，经质黏稠、夹血块；痰湿下聚，任带失约，故见带下量多，色白质黏稠；舌黯淡，边见瘀点或瘀斑，苔白腻，脉弦滑或沉滑，均为痰湿瘀阻之征。

治法：化痰除湿，活血消癥。

方药：苍附导痰丸合桂枝茯苓丸。

4. 气虚血瘀证

主要证候：下腹部结块，下腹空坠，月经量多，或经期延长，经色淡红，夹血块，经行或经后下腹痛；面色无华，气短懒言，语声低微，倦怠嗜卧，纳少便溏；舌质黯淡，舌边见瘀斑或瘀点，苔薄白，脉细涩。

证候分析：气虚运血无力，瘀血结于冲任、胞宫、胞脉，日久积块成癥；气虚冲任不固，经血失于制约，故见月经量多，或经期延长；气虚阳弱不能化血为赤，且血运无力，故见经色淡红，有血块；气虚下陷，故下腹空坠；面色无华，气短懒言，语声低微，倦怠嗜卧，纳少便溏等，均为气虚之征；舌黯淡，边见瘀点瘀斑，脉细涩，均为气虚血瘀之征。

治法:补气活血,化瘀消癥。

方药:四君子汤合桂枝茯苓丸。

5. 湿热瘀阻证

主要证候:下腹积块,小腹或胀或痛,带下量多色黄,月经量多,经期延长,经色黯,有血块,质黏稠,经行小腹疼痛;身热口渴,心烦不宁,大便秘结,小便黄赤;舌黯红,边见瘀点或瘀斑,苔黄腻,脉弦滑数。

证候分析:湿热之邪与瘀血搏结,瘀阻冲任、胞宫、胞脉,日久成癥;湿热下注,损伤带脉,则带下量多色黄;邪热留恋伤津,则身热口渴,心烦,便结;舌黯红,边见瘀点或瘀斑,苔黄腻,脉弦滑数,皆为湿热瘀结之征。

治法:清热利湿,化瘀消癥。

方药:大黄牡丹汤。

6. 肾虚血瘀证

主要证候:下腹积块,小腹或胀或痛,月经后期,量或多或少,经色紫黯,有血块,面色晦暗,婚久不孕,腰膝酸软,小便清长,夜尿多;舌质黯淡,边见瘀斑或瘀点,苔白润,脉沉涩。

证候分析:先天肾气不足或房劳多产伤肾,肾虚血瘀,阻于冲任、胞宫、胞脉,日久成癥;肾虚血瘀,冲任不畅,故见月经后期,量或多或少,经色紫黯,有血块;婚久不孕,腰膝酸软,小便清长,夜尿多,均为肾虚之象;舌质黯淡,边见瘀点或瘀斑,苔白润,脉沉涩,为肾虚血瘀之征。

治法:补肾活血,消癥散结。

方药:肾气丸合桂枝茯苓丸。

(二)西医治疗

良性肿瘤的治疗首选手术切除:囊肿直径大于 5 cm 者,或肿瘤直径虽小于 5 cm,但为实性肿瘤,应手术切除。手术目的:①明确诊断;②切除肿瘤;③恶性肿瘤进行手术病理分期;④解除并发症。术中应剖检肿瘤,必要时做冰冻切片组织学检查以明确诊断。良性肿瘤可在腹腔镜下手术,而恶性肿瘤多选择手术+放化疗方式进行治疗,恶性肿瘤患者术后应根据其组织学类型、细胞分化程度、手术病理分期和残余病灶大小决定是否接受辅助性治疗,化疗是主要的辅助治疗。恶性肿瘤易复发,应长期随访和监测。一般在治疗后第 1年,每 3 个月随访一次;第 2 年后每 4~6 个月随访一次;第 5 年后每年随访一次。随访内容包括询问病史、体格检查、肿瘤标志物监测和影像学检查。

【诊疗思路图】

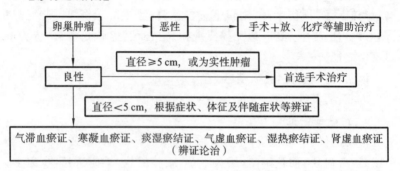

【名家经验】

沈仲理教授擅用消痰软坚、清热化痰法治疗卵巢囊肿。沈老认为,一旦确诊本病,应及时治疗,分为非经期和经期两个阶段。非经期治疗,以大剂量消痰软坚、清热化痰之品攻伐瘀滞癥积,即所谓"坚者削之"之意。方用黄药子、刘寄奴、红藤、赤芍、半枝莲、夏枯草、海藻、泽漆、鸡内金等。其中黄药子、刘寄奴几乎每方必用。沈老认为黄药子化痰散结,消肿解毒,为治瘤、瘰疬、癌肿之要药,实为卵巢囊肿必用之佳品;刘寄奴一药,《大明本草》记载其"通妇人经脉癥结",善于破血消散;更助以红藤清热解毒散结,泽漆化痰攻破,夏枯草、鸡内金有软坚之力,赤芍祛瘀活血,半枝莲善抗癌肿,海藻软坚消痰。全方配伍具有控制卵巢囊肿发展,进而消散囊肿之功效。同时,针对患者伴有的兼证可灵活处理,以改善患者的体质,调整阴阳气血平衡,为进一步消散囊肿创造有利条件。经期治疗,沈老根据患者体质之强弱,经量之多少,是否兼有合并症,经期以调理冲任为主。体质弱者,扶正固本,经量多者益气固摄或清热固经,量少者补气养血,合并子宫肌瘤、子宫增大者佐以消瘤缩宫之剂。在调理冲任的同时,不忘消散化癥,标本兼治。随证加入刘寄奴、半枝莲、黄药子、花蕊石等品软坚化瘀,逐步达到治疗目的。沈老认为卵巢囊肿如仅使用汤剂攻伐,一时难以奏效,且长期服用汤剂亦很难为患者所接受,故仿仲景鳖甲煎丸、抵当丸、大黄䗪虫丸和吴瑭回生丹之意,自制"卵巢囊肿丸"配合汤剂使用,临床证明其对消散卵巢囊肿有良好的疗效。具体用药如下:西党参 45 g、全当归 45 g、川芎 30 g、桃仁 45 g、石见穿 150 g、刘寄奴 150 g、黄药子 75 g、荆三棱 75 g、炒牵牛子 45 g、海藻 100 g、蛇床子 30 g、粉丹皮 30 g、半枝莲 100 g、天葵子 75 g、败酱草 75 g,上药共研细末,水泛为丸,绿豆大小,每次服 6 g,日服 2 次。

　　【附录】卵巢肿瘤蒂扭转、卵巢子宫内膜异位囊肿(巧克力囊肿)破裂。

卵巢肿瘤蒂扭转

　　卵巢肿瘤蒂扭转是妇科常见的急腹症,约 10% 的卵巢肿瘤会发生扭转。好发于瘤蒂较长、中等大小、活动度良好、重心偏于一侧的肿瘤。发生急性扭转后,若静脉回流受阻,则见瘤体迅速增大,若动脉血流受阻,则肿瘤可发生坏死、破裂及继发感染。本病属于妇科常见急腹症之一。

　　【诊断要点】

(一)病史

　　多有盆腔或附件包块病史,疾病发生前往往有剧烈活动史或体位骤变。

(二)症状

　　突发一侧下腹剧痛,常伴恶心、呕吐,甚至休克。部分患者的疼痛可随体位改变而加重或缓解。当扭转蒂部自然复位或肿瘤完全坏死时,腹痛可减轻。

(三)检查

1. 全身检查 表现为急性面容,体温初期无变化,当扭转时间过长合并感染后,体温多升高。下腹部压痛及肌紧张。

2. 妇科检查 宫颈有举痛或摇摆痛,子宫正常大小,一侧附件区扪及肿物,张力高,有压痛,以蒂部最明显。

3. 辅助检查 ①血常规:白细胞及中性粒细胞升高;②C反应蛋白升高;③超声、CT、MRI等影像学检查,能了解肿块的部位、大小、形态、血供及性质,对卵巢肿瘤的诊断及鉴别诊断有重要意义。

【治疗】

一经确诊,需要立即手术治疗。术时应在蒂根下方钳夹,将肿瘤和扭转的瘤蒂一并切除,钳夹前不可回复扭转,以防栓塞脱落。对于卵巢肿瘤蒂扭转,传统的治疗方法是行患侧附件切除术,不采取患侧附件松解、囊肿剥除是为了避免发生卵巢静脉血栓栓塞。

有学者认为本病可行保守手术,指征是良性囊肿直径 4～12 cm(平均 8 cm)、扭转度数在 360°且无卵巢坏死。

卵巢子宫内膜异位囊肿(巧克力囊肿)破裂

卵巢子宫内膜异位囊肿的囊壁质地松脆,在月经前或月经周期后半期,由于局部充血和出血,囊内压力升高,可以造成囊壁破裂,囊肿内所含的陈旧经血,通过破口流入腹腔,刺激腹膜,可引起急性腹痛。本病属于妇科常见急腹症之一。

【诊断要点】

(一)病史

多发生于月经前或月经周期后半期(黄体期)。

(二)症状

一般无停经或不规则阴道出血;突发下腹剧痛,开始于一侧,继之盆腔疼痛,并出现呕吐等消化道症状。

（三）检查

1. 全身检查 腹部有明显腹膜刺激症状,有明显压痛、反跳痛及肌紧张;囊液流出较多时有移动性浊音。

2. 妇科检查 于盆腔一侧或双侧可触及边界不清的包块,包块常与子宫后壁相连,与子宫紧贴,不活动,有触痛。

3. 辅助检查 ①CA125 及抗子宫内膜抗体（EMAb）可升高;②超声检查:可见附件区与子宫密切相连处有轮廓不规则囊腔,液性暗区中充满弥漫性杂乱细回声,或不均匀的片状回声,或直肠子宫陷凹有液性暗区;③盆腔 MRI 检查:完全出血性病灶,在 T1、T2 加权图像上为均一密度的高信号,T2 加权图像上信号升高;④后穹隆穿刺:可抽出巧克力样液体。

【治疗】

卵巢巧克力囊肿破裂诊断明确,囊肿不大,一般情况较好,或不愿意手术者,可以急诊留观,输液,进行预防感染治疗,根据病情能否缓解,决定是否需要进一步手术治疗。对症状重、生命体征不稳定者,则应确诊后立即手术。年轻未生育者在彻底冲洗溢入盆腔内的囊液后,做囊肿剥除术;对于年龄较大且已有子女、对侧卵巢正常、子宫无受累以及无生育要求者,可行患侧附件切除。

第二十七章 子宫肌瘤

子宫肌瘤是女性生殖器官最常见的良性肿瘤,由平滑肌及结缔组织组成。常见于30～50岁女性,20岁以下少见。

本病属中医学"癥瘕"范畴。

【诊断要点】

(一)临床表现

1. 经量增多及经期延长 子宫肌瘤最常见的症状。多见于大的肌壁间肌瘤及黏膜下肌瘤,肌瘤使宫腔增大,子宫内膜面积增加并影响子宫收缩,此外肌瘤可能使肿瘤附近的静脉受挤压,导致子宫内膜静脉丛充血与扩张,从而引起经量增多、经期延长。黏膜下肌瘤伴有坏死感染时,可有不规则阴道流血或血样脓性排液。长期经量增多可继发贫血,出现乏力、心悸等症状。

2. 下腹包块 肌瘤较小时在腹部摸不到肿块,当肌瘤逐渐增大使子宫超过3个月妊娠大时,可从腹部触及。较大的黏膜下肌瘤可脱出于阴道外,患者可因外阴脱出肿物就诊。

3. 白带增多 肌壁间肌瘤使宫腔面积增大,内膜腺体分泌增多,致使白带增多;子宫黏膜下肌瘤一旦感染,可有大量脓样白带。若有溃烂、坏死、出血,可有血性或脓血性伴有恶臭的阴道流液。

4. 压迫症状 子宫前壁下段肌瘤可压迫膀胱引起尿频;宫颈肌瘤可引起排尿困难、尿潴留;子宫后壁肌瘤可引起便秘等症状。阔韧带肌瘤或宫颈巨大肌瘤向侧方发展,嵌入盆腔内压迫输尿管使上泌尿道受阻,造成输尿管扩张甚至肾盂积水。

270

5. 其他 包括下腹坠胀、腰酸背痛。肌瘤红色样变时有急性下腹痛，伴呕吐、发热及肿瘤局部压痛；浆膜下肌瘤蒂扭转可有急性腹痛；子宫黏膜下肌瘤由宫腔向外排出时也可引起腹痛。黏膜下肌瘤和引起宫腔变形的肌壁间肌瘤可引起不孕或流产。

（二）相关检查

1. 妇科检查 扪及子宫增大，表面有不规则单个或多个突起。黏膜下肌瘤脱出于宫颈外口者，阴道窥阴器检查即可看到宫颈口处有肿物，粉红色，表面光滑，宫颈外口边缘清楚。

2. 超声检查 可显示肌瘤大小、部位、数量，可区分子宫肌瘤与其他盆腔肿块。

3. MRI 准确判断肌瘤大小、数量和位置。

4. 其他 还可选择宫腔镜、腹腔镜、子宫输卵管造影等协助诊断。

【鉴别诊断】

1. 妊娠子宫 肌瘤囊性变时质地较软，应注意与妊娠子宫相鉴别。妊娠者有停经史及早孕反应，子宫随停经月份增大变软，借助尿或血 HCG 测定、超声检查可确诊。

2. 卵巢肿瘤 多无月经改变，肿块多呈囊性，位于子宫一侧。注意实质性卵巢肿瘤与带蒂浆膜下肌瘤的鉴别以及肌瘤囊性变与卵巢囊肿的鉴别。注意肿块与子宫的关系，可借助超声检查协助诊断，必要时行腹腔镜检查，可明确诊断。

3. 子宫腺肌病 可有子宫增大、月经量增多等。局限性子宫腺肌病类似于子宫肌壁间肌瘤，质硬。但子宫腺肌病继发性痛经明显，子宫多呈均匀增大，较少超过 3 个月妊娠子宫大小。超声检查及外周血 CA125 检测有助于诊断，但有时两者可以并存。

4. 子宫恶性肿瘤

（1）子宫肉瘤：好发于老年女性，该瘤生长迅速，患者多有腹痛、腹部包块及不规则阴道流血，超声及磁共振检查有助于鉴别，但通常术前较难明确诊断。

（2）子宫内膜癌：以绝经后阴道流血为主要症状，好发于老年女性，子宫呈均匀增大或正常。应注意围绝经期子宫肌瘤可合并子宫内膜癌。诊刮或宫腔镜检查有助于鉴别。

（3）宫颈癌：有不规则阴道流血及白带增多或异常阴道排液等症状，外生型较易鉴别，内生型宫颈癌应与宫颈黏膜下肌瘤鉴别。可借助于超声检查、宫颈脱落细胞学检查、HPV 检测、宫颈活检、宫颈管搔刮等鉴别。

5. 其他 卵巢子宫内膜异位囊肿、盆腔炎性包块、子宫畸形等，可根据病史、体征及超声等影像学检查鉴别。

【治疗】

（一）中医治疗

1. 气滞血瘀证

主要证候：下腹包块质硬，下腹或胀或痛，经期延长，或经量多，经色黯夹血块，经行小腹疼痛；精神抑郁，善太息，胸胁胀闷，乳房胀痛，面色晦暗，肌肤不润；舌质黯，边见瘀点或瘀斑，苔薄白，脉弦涩。

证候分析：气血瘀结，滞于冲任、胞宫、胞脉，积结日久，结为癥块；冲任气血瘀阻，故见经期延长，或经量多，经血色黯夹血块，经行小腹疼痛；精神抑郁，善太息，胸胁胀闷，乳房胀痛，面色晦暗，肌肤不润；舌质黯，边见瘀点或瘀斑，苔薄白，脉弦涩，均为气血瘀阻之征。

治法：行气活血，化瘀消癥。

方药：香棱丸。

2. 寒凝血瘀证

主要证候：下腹包块质硬，小腹冷痛，喜温，月经后期，量少，经行腹痛，色黯淡，有血块；面色晦暗，形寒肢冷，手足不温；舌质黯淡，边见瘀点或瘀斑，苔白，脉弦紧。

证候分析：寒凝血瘀，结于冲任、胞宫、胞脉，日久聚以成癥；冲任气血运行不畅，故见月经后期，量少，经行腹痛，经色黯淡，有血块；寒邪内盛,郁遏阳气,故面色晦暗,形寒肢冷,手足不温;舌质黯淡,边见瘀点或瘀斑,苔白,脉弦紧,均为寒凝血瘀之征。

治法:温经散寒,祛瘀消癥。

方药:少腹逐瘀汤。

3. 痰湿瘀结证

主要证候:下腹包块按之不坚,小腹或胀或满,月经后期或闭经,经血黏稠、夹血块;体型肥胖,胸脘痞闷,肢体困倦,带下量多,色白质黏稠;舌黯淡,边见瘀点或瘀斑,苔白腻,脉弦滑或沉滑。

证候分析:痰湿内结,阻于胞宫、胞脉、冲任,积久成块,痰湿内聚,故其包块不坚;痰湿蕴寒,冲任气血运行不畅,故见月经后期或闭经,经质黏稠、夹血块;痰湿下聚,任带失约,故见带下量多,色白质黏稠;舌黯淡,边见瘀点或瘀斑,苔白腻,脉弦滑或沉滑,均为痰湿阻滞之征。

治法:化痰除湿,活血消癥。

方药:苍附导痰丸合桂枝茯苓丸。

4. 气虚血瘀证

主要证候:下腹部结块,下腹空坠,月经量多,或经期延长,经色淡红,有血块,经行或经后下腹痛;面色无华,气短懒言,语声低微,倦怠嗜卧,纳少便溏;舌质黯淡,舌边有瘀点或瘀斑,苔薄白,脉细涩。

证候分析:气虚运血无力,瘀血结于冲任、胞宫、胞脉,日久积块成癥。气虚冲任不固,经血失于制约,故见月经量多,或经期延长;气血阳弱不能化血为赤,且血运无力,故见经色淡红,有血块;气虚下陷,故下腹空坠;面色无华,气短懒言,语声低微,倦怠嗜卧,纳少便溏等,均为气虚之象;舌黯淡,边见瘀点瘀斑,脉细涩,均为气虚血瘀之征。

治法:补气活血,化瘀消癥。

方药:四君子汤合桂枝茯苓丸。

5. 肾虚血瘀证

主要证候:下腹部积块,下腹或胀或痛,月经后期,量或多或少,经色紫黯,有血块,面色晦暗,婚久不孕,腰膝酸软,小便清长,夜尿多;舌质黯淡,边见瘀点或瘀斑,苔白润,脉沉涩。

证候分析:先天肾气不足或房劳多产伤肾,肾虚血瘀,阻于冲任、胞宫、胞脉,日久成癥;肾虚血瘀,冲任不畅,故见月经后期,量或多或少,经色紫黯,有血块;婚久不孕,腰膝酸软,小便清长,夜尿多,均为肾虚之象;舌质黯淡,边见瘀点或瘀斑,苔白润,脉沉涩,为肾虚血瘀之征。

治法:补肾活血,消癥散结。

方药:肾气丸合桂枝茯苓丸。

6. 湿热瘀阻证

主要证候:下腹积块,小腹或胀或痛,带下量多色黄,月经量多,经期延长,经色黯,有血块,质黏稠,经行小腹疼痛;身热口渴,心烦不宁,大便秘结,小便黄赤;舌黯红,边见瘀点或瘀斑,苔黄腻,脉弦滑数。

证候分析:湿热之邪与瘀血搏结,瘀阻冲任、胞宫、胞脉,日久成癥;湿热下注,损伤带脉,则带下量多色黄;邪热留恋伤津,则身热口渴,心烦,便结;舌黯红,边见瘀点或瘀斑,苔黄腻,脉弦滑数,皆为湿热瘀结之征。

治法:清利湿热,化瘀消癥。

方药:大黄牡丹汤。

(二) 西医治疗

治疗应根据患者年龄、症状和生育要求,以及肌瘤的类型、大小、数目全面考虑。

1. 观察 每3～6个月随访一次。

2. 药物治疗 适用于症状轻、近绝经年龄或全身情况不宜手术者。

(1) 促性腺激素释放激素类似物:采用大剂量连续或长期非脉冲式给药,可抑制 FSH 和 LH 分泌,降低雌激素至绝经后水平,以缓解症状并抑制肌瘤生长使其萎缩,但停药后又逐渐增大。用药后可引起绝经综合征,长期使用可引起骨质疏松等副作用,故不推荐长期用药。应用指征:①缩小肌瘤以利于妊娠;②术前用药控制症状、纠正贫血;③术前用药缩小肌瘤,降低手术难度,或使经阴道或腹腔镜手术成为可能;④对近绝经女性,提前过渡到自然绝经,避免手术。一般应用长效制剂,每月 1 次。

(2) 其他药物:米非司酮,每天 10 mg 或 12.5 mg 口服,可作为术前用药或提前绝经时使用。但不宜长期使用,因其拮抗孕激素后,子宫内膜长期受雌激素刺激,增加了子宫内膜发生病变的风险。

3. 手术治疗

(1) 肌瘤切除术:适用于希望保留生育功能的患者,包括肌瘤经腹剔除术,黏膜下肌瘤和突向宫腔的肌壁间肌瘤宫腔镜下切除术,突入阴道的黏膜下肌瘤阴道内摘除术。术后有残留或复发可能。

(2) 子宫切除术:不要求保留生育功能或疑有恶变者,可行子宫切除术,包括全子宫切除术和次全子宫切除术。术前应行宫颈细胞学检查,排除宫颈鳞状上皮内病变或宫颈癌。发生于围绝经期的子宫肌瘤要注意排除合并子宫内膜癌。手术可经腹、经阴道或经宫腔镜及腹腔镜进行。

4. 其他治疗 为非主流治疗方法,主要适用于不能耐受或不愿手术者。

(1) 子宫动脉栓塞术:通过阻断子宫动脉及其分支,减少肌瘤的血供,从而延缓肌瘤的生长,缓解症状。但该方法可能引起卵巢功能减退并增加妊娠并发症的发生风险,对有生育要求的女性一般不建议使用。

(2) 高能聚焦超声:使肌瘤组织坏死,逐渐吸收或瘢痕化,但存在肌瘤残留、复发的可能,并需要排除恶性病变。类似治疗方法还有微波消融等。

(3) 子宫内膜切除术:经宫腔镜切除子宫内膜,以减少月经量或造成闭经。

【诊疗思路图】

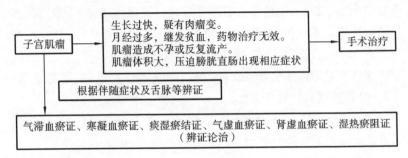

【名家经验】

钱伯煊教授治疗子宫肌瘤,分三个阶段进行治疗。第一阶段:每次月经干净后 3 周左右,主要控制月经,勿使其先期或量多,治疗方法当以健脾补肾为主,基本方:党参 12 g,白术 9 g,茯苓 12 g,山药 12 g,熟地黄 12 g,白芍 9 g,生牡蛎 15 g,阿胶 12 g。第二阶段:行经期间,如月经量多,下腹不痛,或隐隐微痛,治疗方法当以补气养血为主,兼固冲任。基本方:太子参 12 g,黄芪 12 g,熟地黄 12 g,白芍 9 g,艾炭 3 g,阿胶 12 g,玉竹 12 g。第三阶段:月经净后,主要目的是缩小软化子宫肌瘤,治疗方法当以养阴软坚为主。基本方:生牡蛎 15 g,生鳖甲 15 g,生龟板 15 g,昆布 12 g,海藻 12 g,贯众 12 g,土贝母 15 g,夏枯草 12 g。

第二十八章 宫颈癌

宫颈癌是最常见的妇科恶性肿瘤。好发年龄为 50～55 岁。本病属中医学"带下""癥瘕""崩漏"范畴。

【诊断要点】

（一）临床表现

1. 阴道流血 常表现为接触性出血,即性生活或妇科检查后阴道流血。也可表现为不规则阴道流血,或经期延长、经量增多。老年患者常表现为绝经后不规则阴道流血。出血量多少根据病灶大小、侵及间质内血管情况而不同,若侵蚀大血管可引起大出血。

2. 阴道排液 多数患者有白色或血性、稀薄如水样或米泔状、有腥臭味的阴道排液。晚期患者因癌组织坏死伴感染,可有大量米泔样或脓性恶臭白带。

3. 晚期症状 根据癌灶累及范围出现不同的继发性症状。如尿频、尿急、便秘、下肢肿痛等;癌肿压迫或累及输尿管时,可引起输尿管梗阻、肾盂积水及尿毒症;晚期可有贫血、恶病质等全身衰竭症状。

（二）相关检查

1. 妇科检查 微小浸润癌可无明显病灶,宫颈光滑或有糜烂样改变。随病情进展,外生型宫颈癌可见息肉状、菜花状赘生物,常伴感染,质脆易出血,内生型表现为宫颈肥大、质硬、宫颈管膨大;晚期癌组织坏死脱落,形成溃疡或空洞伴恶臭。阴道壁受累时,可见赘生物生长或阴道壁变硬;宫旁组织受累时,双合诊、三合诊检查可扪及宫颈旁组织增厚、呈结节状、质硬或形成冰冻骨盆状。

2. 相关检查 早期病例的诊断应采用宫颈细胞学检查和(或)HPV 检测、阴道镜检查、宫颈活检的"三阶梯"程序,确诊依据为组织学诊断。对宫颈活检为 HSIL 但不能排除浸润癌者,或活检为可疑微小浸润癌需要测量肿瘤范围或排除进展期浸润癌者,需行宫颈锥切术。确诊后根据具体情况选择胸部 X 线或 CT 平扫、静脉肾盂造影、膀胱镜检查、直肠镜检查、超声检查及盆腔或腹腔增强 CT 或磁共振、PET-CT 等影像学检查。

【鉴别诊断】

主要依据宫颈活组织病理检查,与有类似临床症状或体征的各种宫颈病变鉴别。包括宫颈良性病变:宫颈柱状上皮异位、宫颈息肉、宫颈子宫内膜异位症和宫颈结核性溃疡等;宫颈良性肿瘤:宫颈管肌瘤、宫颈乳头瘤等;宫颈转移性癌等。

【治疗】

(一) 中医治疗

1. 肝郁气滞,冲任失调证

主要证候:白带量多,偶带血丝,小腹胀痛,月经失调,情志郁闷,心烦易怒,胸胁胀闷不适;舌苔薄白,脉弦。

治法:疏肝理气,调理冲任。

方药:逍遥散合二仙汤加减。

2. 肝经湿热,毒蕴下焦证

主要证候:白带量多,色如米泔或浊黄,气味秽臭,下腹腰骶酸胀疼痛,伴见口干口苦,大便秘结,小便黄赤;舌质红,苔黄或腻,脉滑数。

治法:清热利湿解毒。

方药:龙胆泻肝汤合椿树根丸加减。

3. 肝肾阴虚,癥毒内蕴证

主要证候:白带量多,色黄或杂色,有腥臭味,阴道时呈不规则出血,头晕耳鸣,手足心热,颧红盗汗,腰背酸痛,下肢酸软乏力,大便秘结,小便涩痛;舌质红绛,苔少,脉细数。

治法:滋阴清热,化癥解毒。

方药:知柏地黄汤合固经丸加减。

4. 脾肾阳虚,癥毒下注证

主要证候:白带量多,伴有腥臭味,崩中漏下,精神疲惫,面色苍白,颜目浮肿,腰酸背痛,四肢不温,纳少乏味,大便溏薄,小便清长;舌淡胖,苔薄白,脉沉细无力。

治法:健脾温肾,化湿解毒。

方药:完带汤加减。

(二)西医治疗

根据临床分期、患者年龄、生育要求、全身情况、医疗技术水平及设备条件等,综合考虑制订适当的个体化治疗方案。采用手术和放疗为主、化疗为辅的综合治疗。

1. 手术治疗 手术的优点是年轻患者可保留卵巢及阴道功能。主要用于早期宫颈癌(ⅠA～ⅡA 期)患者。

(1)ⅠA1 期:无淋巴脉管间隙浸润者行筋膜外全子宫切除术,有淋巴脉管间隙浸润者按ⅠA2 期处理。

(2)ⅠA2 期:行改良广泛性子宫切除术及盆腔淋巴结切除术或考虑前哨淋巴结绘图活检。

(3)ⅠB1 期、ⅠB2 期和ⅡA1 期:行广泛性子宫切除术及盆腔淋巴结切除术或考虑前哨淋巴结绘图活检,必要时行腹主动脉旁淋巴取样。

(4)部分ⅠB3 期和ⅡA2 期:行广泛性子宫切除术及盆腔淋巴结切除术和选择性腹主动脉旁淋巴结取样;或同期放、化疗后行全子宫切除术;也可采用新辅助化疗后行广泛性子宫切除术及盆腔淋巴结切除术和选择性腹主动脉旁淋巴结取样。

未绝经、小于 45 岁的鳞癌患者可保留卵巢。要求保留生育功能的年轻患者，ⅠA1 期无淋巴脉管间隙浸润者可行宫颈锥形切除术（至少 3 mm 阴性切缘）；ⅠA1 期有淋巴脉管间隙浸润和ⅠA2 期可行宫颈锥形切除术加盆腔淋巴结切除术或考虑前哨淋巴结绘图活检，或与ⅠB1 期处理相同；一般推荐ⅠB1 期行广泛性宫颈切除术及盆腔淋巴结切除术，或考虑前哨淋巴结绘图活检，但若经腹或腹腔镜途径手术，手术指征也可扩展至ⅠB2 期。

2. 放射治疗

（1）根治性放疗：适用于部分ⅠB3 期和ⅡA2 期和ⅡB～ⅣA 期患者和全身情况不适宜手术的ⅠA1～ⅠB2/ⅡA1 期患者。

（2）辅助放疗：适用于手术后病理检查发现有中、高危因素者。

（3）姑息性放疗：适用于晚期患者局部放疗或对转移病灶姑息性放疗。

3. 全身治疗　包括全身化疗和靶向治疗、免疫治疗。化疗主要用于晚期、复发转移患者，也可用于手术前后的辅助治疗。

【诊疗思路图】

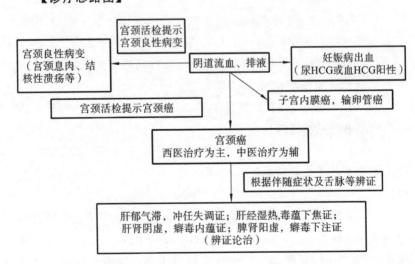

【名家经验】

刘嘉湘教授认为宫颈癌的发生以肝肾阴虚、精血亏耗为本，以肝肾阴虚尤为常见。本病常见的病理因素为湿、毒、瘀，临床上三者常胶结为患。治疗上始终以"补益肝肾，调补冲任"为大法，临床上常用六味地黄丸、肾气丸等为主，如果出现阴虚内热之证，则知柏地黄丸为首选，如果出现阴虚及阳的兼证，则喜用淫羊藿、仙茅、木馒头、菟丝子、巴戟天等温肾之药；若出现精血亏耗之证，则非鹿角霜、龟板、鳖甲、阿胶等血肉有情之品无以建功；如果以脾肾两虚、中气下陷见证时，则采用先后天并补之法，合补中益气汤增损。清热化湿药物常用黄柏、八月扎、苦参、土茯苓、白英、半枝莲等品，活血化瘀则常用地鳖、当归、赤芍、没药、莪术；抗癌解毒则常用白花蛇舌草、蚤休、天龙、猫爪草、山慈菇、龙葵、干蟾皮、红豆杉等。

第二十九章　计划生育

计划生育是女性生殖健康的重要内容,做好避孕方法的选择是计划生育优质服务的主要内容。本章节主要介绍女性避孕及节育的各种方法以及避孕失败后的补救措施。

【避孕措施选择】

（一）新婚期（未生育）

1. **原则**　以使用方便、不影响生育为主。

2. **宜用方法**　首选复方短效避孕药,也可选用外用避孕栓、薄膜等。男性可用阴茎套。

3. **不宜用**　安全期、体外排精、长效避孕药及宫内节育器。

（二）哺乳期

1. **原则**　以不影响乳汁质量及婴儿健康为主。

2. **宜用方法**　最佳避孕方式为男性使用阴茎套,也可选用单孕激素制剂长效避孕针或皮下埋植剂及宫内节育器。

3. **不宜用**　避孕药膜,雌、孕激素复合避孕药、避孕针以及安全期避孕。

（三）生育后期

1. **原则**　以长效、可逆、安全、可靠及减少非意愿妊娠进行手术带来的痛苦及并发症为主。

2. **宜用方法**　各种避孕方法（宫内节育器、皮下埋植剂、复方口服避孕药、避孕针、阴茎套等),已无生育要求者可采用绝育术。

3. 不宜用 对以上避孕方法有禁忌证者,则不用此种方法。

(四)绝经过渡期

1. 原则 以外用避孕为主。

2. 宜用方法 可采用阴茎套,也可选用避孕栓、凝胶剂。原来使用的宫内节育器无不良反应可继续使用,至绝经后半年内取出。

3. 不宜用 避孕药膜、复方避孕药及安全期避孕。

【避孕方法】

目前常用的避孕方法有工具避孕、药物避孕及其他避孕等。

(一)工具避孕

工具避孕是一种可逆的避孕措施,可分为女性及男性的工具避孕。

1. 女性避孕

(1) 宫内节育器:

①含铜宫内节育器:带铜 T 形宫内节育器(TCu-IUD)呈 T 字形,放置时间为 5~7 年,有尾丝,便于检查及取出,为目前临床常用的宫内节育器;带铜 V 形宫内节育器(VCu-IUD)呈 V 形,放置时间为 5~7 年,有尾丝;母体乐(MLCu-375)呈伞状,放置时间为 5~8 年,具有可塑性;宫铜宫内节育器似宫腔形状,分大、中、小号,放置时间为 20 年左右,无尾丝;含铜无支架宫内节育器(吉妮环)放置时间为 10 年,不易脱落;爱母功能型宫内节育器呈开放型弓状,分 S-30、M-32、L-34,可终身带器,中途无须更换。

②含药宫内节育器:含孕激素(左炔诺孕酮)宫内节育器分两种剂型,一种内含左炔诺孕酮 52 mg,每日释放 20 μg,放置时间为 5 年。另一种内含左炔诺孕酮 13.5 mg,每日释放 8~12 μg,放置时间为 3 年,适宜月经量过多、有子宫肌瘤及子宫腺肌症的女性,有效率达 99% 以上,副作用为月经变化,表现为点滴出血,经量减少甚至闭经,取器后恢复正常;含吲哚美辛宫内节育器,有活性 γ 型宫内节育

器、宫型和元宫型药铜宫内节育器。

宫内节育器放置术及取出术略(详见临床技能上环术、取环术)。其常见副作用为不规则阴道流血,表现为经量增多、经期延长或少量点滴出血,一般 3~6 个月可恢复。少数患者可见白带增多、下腹胀痛。并发症有节育器异位;嵌顿或断裂;下移或脱落。

(2)阴道套:目前我国尚无供应。

2. 男性避孕 阴茎套也称避孕套,筒状优质薄型乳胶制品,顶端呈小囊状,容量为 1.8 mL。分为 29 mm、31 mm、33 mm、35 mm 四种规格。使用方法:选择大小适宜者,先吹气检查有无漏孔,排去小囊内空气,射精后在阴茎尚未软缩时,即捏紧套口将它和阴茎一起从阴道中抽出,每次性交时均应全程使用,不可反复使用。

(二)药物避孕

药物避孕即甾体激素避孕,是一种高效避孕方法。甾体激素避孕药的激素成分是雌激素和孕激素。

1. 作用机制

(1)抑制排卵。

(2)改变宫颈黏液性状。

(3)改变子宫内膜形态与功能。

(4)改变输卵管的功能。

2. 分类 甾体激素避孕药根据药物作用时间分为短效、长效、速效和缓释类。按照给药途径可分为口服、注射、经皮肤、经阴道及经宫腔(宫内节育系统)。

(1)口服避孕药:包括复方短效口服避孕药及复方长效口服避孕药。长效避孕制剂中激素含量高,副作用大,现已渐趋淘汰,故下面仅列举复方短效口服避孕药的种类,正确使用避孕药的有效率接近 100%。

①复方炔诺酮片(避孕片 1 号)、复方甲地孕酮片(避孕片 2 号):经期第 5 天开始服第 1 片,连服药 22 天,于撤药性出血第 5 天开始继续服用第 2 周期。

②复方去氧孕烯片、屈螺酮炔雌醇片和炔雌醇环丙孕酮片:月经第 1 天服药,连服 21 天,停药 7 天后服用第 2 周期的药物。

③屈螺酮炔雌醇片(Ⅱ):月经第 1 天开始服活性片,服完 24 片后服不含药的空白片 4 片,服完 28 天无须停药接着服下一周期。注意:若有漏服应及早补服,且警惕有妊娠可能。若漏服 2 片,补服后要同时加用其他避孕措施;漏服 3 片应停药,待出血后开始服用下一周期药物。

④炔雌醇三相片:第一相(1~6 片),第二相(7~11 片),第三相(12~21 片)。单相片在整个周期中雌、孕激素含量是固定的。三相片中每一相雌、孕激素的含量,是根据女性生理周期而设定的,药盒内的每一相药物颜色不同,每片药旁标有日期,提醒服药者按箭头所示顺序服药。三相片的服用方法为每天 1 片,连服 21 天。

(2)肌内注射:肌内注射的为长效避孕针,分为单孕激素制剂和雌、孕激素复合制剂。有效率达 98% 以上。适用于对口服避孕药有明显胃肠道反应者及哺乳期女性。主要包括以下几种。

①单孕激素制剂:醋酸甲羟孕酮避孕针每隔 3 个月注射 1 针;庚炔诺酮避孕针每隔 2 个月肌内注射 1 次。

②雌、孕激素复合制剂(很少用):肌内注射 1 次,可避孕 1 个月。开始在月经周期第 5 天和第 12 天各肌内注射 1 支,以后在每次月经周期第 10~12 天肌内注射 1 支,注射后 12~16 天月经来潮。

(3)皮下埋植:皮下埋植剂是一种缓释系统的避孕剂,内含孕激素,月经周期开始的 7 天内在左上臂内侧皮下埋入硅胶棒。副作用有点滴出血或不规则流血,少数女性出现闭经,还可出现功能性卵巢囊肿、情绪变化、头痛等。其包括以下几种:①左炔诺孕酮硅胶棒 Ⅰ型:每根硅胶棒含左炔诺孕酮 36 mg,共 6 根,使用年限 5~7 年;②左炔诺孕酮硅胶棒 Ⅱ型:每根含左炔诺孕酮 75 mg,共 2 根,使用年限 3~5 年;③含依托孕烯单根埋植剂,内含依托孕烯 68 mg,共 1 根,使用年限 3 年。

(4)阴道放置缓释阴道避孕环(内含激素的阴道环):主要有以下几种。①甲地孕酮硅胶环:含甲地孕酮 200 mg 或 250 mg,每天释放 100 μg,一次放置,避孕 1 年,经期不需取出,副作用与单孕激素制剂基本相同;②依托孕烯炔雌醇阴道避孕环:含依托孕烯 11.7 mg 及炔雌醇 2.7 mg,月经第 1 天放置,3 周后取出,停用 1 周后再放下一个。

（5）皮肤吸收避孕贴片:即放在特殊贴片内,粘贴在皮肤上,每天释放一定剂量的避孕药。用法:每周 1 片,连用 3 周,停用 1 周,每月共用 3 片。

（6）宫内放置(略,详见宫内节育器)。

3. 禁忌证及慎用情况

（1）严重心血管疾病、血栓性疾病患者不宜应用,如高血压、冠心病、静脉栓塞等患者。

（2）急、慢性肝炎或肾炎。

（3）部分恶性肿瘤、癌前病变。

（4）内分泌疾病:如糖尿病、甲状腺功能亢进。

（5）哺乳期不宜使用复方口服避孕药。

（6）年龄大于 35 岁的吸烟女性服用避孕药,会增加心血管疾病发生率,不宜长期服用。

（7）精神疾病患者。

（8）有严重偏头痛,反复发作者。

4. 副作用及处理

（1）类早孕反应。处理:一般不需特殊处理,坚持服药数个周期后自然消失;严重者更换制剂或停药改用其他措施。

（2）不规则阴道流血。处理:点滴出血者不用处理;流血偏多者,同时加服雌激素直至停药;流血似月经量或流血时间已近月经期,则停止服药,作为 1 次月经来潮,于下一周期再开始服用药物或更换避孕药。

（3）闭经。处理:对原有月经不规则者,谨慎使用避孕药;停药后月经不来潮,排除妊娠,停药 7 天后可继续服药;若连续停经 3 个月,停药观察。

（4）体重及皮肤变化。

（5）其他（如头痛、复视、乳房胀痛等）。处理：可对症处理，必要时停药做进一步检查。

（三）其他避孕

1. 紧急避孕 紧急避孕是无保护性性生活后或避孕失败后几小时或几天内，为防止非意愿性妊娠采用的方法，不能替代常规避孕。可分为放置含铜宫内节育器和口服紧急避孕药。

（1）适应证：①避孕失败，包括阴茎套破裂、滑脱；未能做到体外排精；错误计算安全期；漏服短效口服避孕药；宫内节育器脱落。②性生活时未使用任何避孕措施。③遭受性暴力。

（2）方法：①在无保护性生活后 5 天（120 小时）之内放入宫内节育器，有效率达 95% 以上。②口服紧急避孕药，如在无保护性生活后 72 小时内即服复方左炔诺孕酮片 4 片，12 小时再服 4 片；或者在无保护性生活后 72 小时内服左炔诺孕酮片 1 片，12 小时重复 1 片；或者在无保护性生活后 120 小时之内服用米非司酮片 10 mg。

（3）副作用：可能出现恶心、呕吐、不规则阴道流血及月经紊乱，一般不需处理。若月经延迟 1 周以上，需排除妊娠。

2. 外用杀精剂 外用杀精剂是性交前置入阴道、具有灭活精子作用的一类化学避孕制剂。分为避孕栓剂、片剂、胶冻剂、凝胶剂及避孕薄膜等。壬苯醇醚有强烈的杀精作用，能破坏精子细胞膜使精子失去活性。基质可使杀精剂扩散覆盖宫口，提高杀精效果。应用注意：每次性交前均需使用；片剂、栓剂和薄膜置入阴道后，需等待 5~10 分钟，溶解后才能起效而后性生活，若置入 30 分钟尚未性交，必须再次放置；绝经过渡期女性最好选用胶冻剂或凝胶剂。

3. 安全期避孕 安全期避孕是根据女性生殖生理的知识推测排卵日期，在判断周期中的易受孕期进行禁欲而达到避孕目的。包括日历表法、基础体温法、宫颈黏液观察法。日历表法适用于周期规则女性，排卵通常发生在下次月经前 14 天左右，据此推算出排卵前后 4~5 天为易受孕期，其余时间视为安全期。基础体温法和宫颈黏液观察法可分别根据基础体温和宫颈黏液判断排卵日期，基础体温的曲线变化与排卵时间的关系并不恒定,宫颈黏液观察需要经过培训才能掌握。因此安全期避孕法(自然避孕法)并不十分可靠,不宜推广。

4. 其他避孕药物　黄体生成素释放激素类似物避孕、抗生育疫苗等目前正在研究中。

【计划生育相关的输卵管手术】

阻断精子与卵子相遇而达到绝育目的的输卵管结扎手术,称为输卵管绝育术。输卵管绝育术是一种安全、永久性节育措施,绝育方式可经腹、经腹腔镜或经阴道操作。目前常用方法为经腹输卵管结扎或腹腔镜下输卵管绝育。

(一)经腹输卵管结扎术

1. 适应证　要求接受绝育手术且无禁忌证者;患严重全身疾病不宜生育者。

2. 禁忌证　24 小时内两次体温达 37.5 ℃或以上;全身状况不佳,如心力衰竭、血液病等,不能胜任手术;患严重的神经官能症;各种疾病急性期;腹部皮肤有感染灶或患有急、慢性盆腔炎。

3. 术前准备　非孕女性在月经干净后 3～4 天,人工流产或分娩后宜在 48 小时内施术,哺乳期或闭经女性应排除早孕后再行绝育术;解除受术者思想顾虑,做好解释和咨询工作;详细询问病史,完善相关术前检查;按妇科腹部手术前常规准备。麻醉方式采用局部浸润麻醉或硬膜外麻醉。

4. 手术步骤　嘱患者排空膀胱,取仰卧位,留置导尿管,暴露手术野并按常规消毒;取下腹正中耻骨联合上两横指(3～4 cm)作 2 cm 长纵切口,产后在宫底下 2～3 cm 作纵切口;采用卵圆钳取管法、指板取管法或吊钩取管法寻找提取输卵管,找到输卵管伞端证实为输卵管,术中须同时检查卵巢有无异常;确认输卵管后用两把鼠齿钳夹持输卵管,于输卵管峡部浆膜下注入利多卡因使浆膜膨胀,切开膨胀的浆膜层,用蚊氏钳游离输卵管,剪除输卵管约 1 cm 长,结扎输卵管两侧断端,然后缝合浆膜层,将近端包埋于输卵管系膜内,远端留于系膜外;同法处理对侧输卵管。

5. 术后并发症　出血或血肿;局部感染或全身感染;膀胱、肠管损伤;输卵管再通。

6. 术后处理　局部浸润麻醉,不需禁食,及早下床活动。注意观察生命体征。术后 2 周内禁止性交。若为流产或产后绝育,应按流产后或产后注意事项处理。

(二)经腹腔镜输卵管绝育术

1. 禁忌证　腹腔粘连、心肺功能不全、膈疝等,余同经腹输卵管结扎术。

2. 术前准备　同经腹输卵管结扎术,受术者应取头低臀高仰卧位。

3. 手术步骤　脐孔下缘作 1 cm 小切口,先用气腹针插入腹腔,充入 CO_2 2~3 L,然后插入套管针放置腹腔镜;在腹腔镜直视下将弹簧夹或硅胶环置于输卵管峡部,以阻断输卵管通道;也可采用双极电凝法烧灼输卵管峡部 1~2 cm。

4. 术后处理　静卧 4~6 小时后可下床活动。观察生命体征有无改变。

【避孕失败的补救措施】

人工流产指因意外妊娠、疾病等原因而采用人工方法终止妊娠,是避孕失败的补救方法。避免或减少意外妊娠是计划生育工作的真正目的。终止早期妊娠的人工流产方法包括手术流产和药物流产。

(一)手术流产

手术流产是采用手术方法终止妊娠,包括负压吸引术和钳刮术(详见临床技能人工流产)。

(二)药物流产

药物流产是用药物而非手术终止早孕的一种避孕失败的补救措施。目前临床应用的药物为米非司酮和米索前列醇。两者配伍应用终止早孕完全流产率达 90% 以上。

1. 适应证

(1) 早期妊娠≤49 天可门诊行药物流产;妊娠>49 天应酌情考虑,必要时住院流产。

(2) 本人自愿,血或尿 HCG 阳性,超声确诊为宫内妊娠。

(3) 有人工流产术高危因素(如瘢痕子宫、哺乳期、宫颈发育不良或严重骨盆畸形)者。

(4) 多次人工流产术史,对手术流产有恐惧和顾虑心理者。

2. 禁忌证

(1) 有使用米非司酮禁忌证,如肾上腺及其他内分泌疾病、妊娠期皮肤瘙痒史、血液病、血管栓塞等。

(2) 有使用前列腺素药物禁忌证,如心血管疾病、青光眼、哮喘、癫痫、结肠炎等。

(3) 带器妊娠、异位妊娠。

(4) 其他:过敏体质,妊娠剧吐,长期服用抗结核、抗癫痫、抗抑郁、抗前列腺素药物等。

3. 用药方法　米非司酮分顿服法和分服法。

顿服法:米非司酮 1 次 200 mg,口服。

分服法:米非司酮分两天服用,第 1 天晨服 50 mg,8～12 小时再服 25 mg;第 2 天早晚各服米非司酮 25 mg;第 3 天上午 7 时再服 25 mg。每次服药前后至少空腹 1 小时。

两种方法均于服药的第 3 天早上口服米索前列醇 0.6 mg,前后空腹 1 小时;或阴道后穹隆放置米索前列醇 0.2～0.4 mg。服药后可出现恶心、呕吐、腹痛、腹泻等胃肠道症状。

4. 注意事项

(1) 药物流产必须在有正规抢救条件的医疗机构进行。

(2) 必须在医护人员监护下使用,严密观察出血及副作用的发生情况。

(3) 注意鉴别异位妊娠、葡萄胎等疾病,防止漏诊或误诊。

（4）出血时间长、出血多是药物流产的主要副作用。极少数人出现大量出血而需急诊刮宫终止妊娠。

（5）药物流产后需落实避孕措施，可立即服用复方短效口服避孕药。

附篇

方剂索引

下乳涌泉散（《清太医院配方》）柴胡、青皮、当归、白芍、川芎、生地黄、天花粉、白芷、穿山甲、王不留行、漏芦、通草、桔梗、甘草。

四画

五味消毒饮（《医宗金鉴》）蒲公英、金银花、野菊花、紫花地丁、天葵子。

开郁种玉汤（《傅青主女科》）当归、白芍、牡丹皮、香附、白术、茯苓、天花粉。

少腹逐瘀汤（《医林改错》）小茴香、干姜、延胡索、没药、当归、川芎、肉桂、赤芍、蒲黄、五灵脂。

止带方（《世补斋医书》）猪苓、茯苓、车前子、茵陈、赤芍、牡丹皮、黄柏、栀子、牛膝、泽泻。

内补丸（《女科切要》）鹿茸、菟丝子、潼蒺藜、黄芪、肉桂、桑螵蛸、肉苁蓉、制附片、白蒺藜、紫菀。

六味地黄丸（《小儿药证直诀》）熟地黄、山药、山茱萸、茯苓、牡丹皮、泽泻。

丹溪治湿痰方（《丹溪心法》）苍术、白术、半夏、茯苓、滑石、香附、川芎、当归。

丹栀逍遥散（《内科摘要》）牡丹皮、栀子、当归、白芍、柴胡、白术、茯苓、煨姜、薄荷、炙甘草。

天王补心丹（《摄生秘剖》）生地黄、当归、丹参、人参、茯苓、天冬、麦冬、玄参、五味子、远志、酸枣仁、柏子仁、朱砂、桔梗。

五画

龙胆泻肝汤（《医方集解》）龙胆草、黄芩、柴胡、栀子、车前子、木通、泽泻、生地黄、当归、甘草。

仙方活命饮（《校注妇人良方》）金银花、防风、白芷、当归、陈皮、赤芍、穿山甲、天花粉、贝母、乳香、没药、皂角刺、甘草。

四物汤（《仙授理伤续断秘方》）当归、熟地黄、川芎、白芍。

圣愈汤（《医宗金鉴》）人参、黄芪、熟地黄、白芍、当归、川芎。

生化汤（《傅青主女科》）当归、川芎、桃仁、炮姜、炙甘草。

加减苁蓉菟丝子丸（《中医妇科临床手册》）肉苁蓉、菟丝子、淫羊藿、桑寄生、枸杞子、熟地黄、覆盆子、党参、紫河车。

加减一阴煎(《景岳全书》)生地黄、白芍、麦冬、熟地黄、炙甘草、知母、地骨皮。

四君子汤(《太平惠民和剂局方》)人参、白术、茯苓、炙甘草。

四二五合方(《刘奉五妇科经验》)当归、川芎、白芍、熟地黄、覆盆子、菟丝子、枸杞子、车前子、五味子、仙茅、淫羊藿、牛膝。

左归丸(《景岳全书》)熟地黄、山药、枸杞子、山茱萸、川牛膝、菟丝子、鹿角胶、龟甲胶。

加味温胆汤(《医宗金鉴》)陈皮、制半夏、茯苓、甘草、枳实、竹茹、黄芩、黄连、麦冬、芦根、生姜。

生脉散(《内外伤辨惑论》)人参、麦冬、五味子。

四妙丸(《成方便读》)苍术、牛膝、黄柏、薏苡仁。

右归丸(《景岳全书》)肉桂、附子、山药、枸杞子、熟地黄、山茱萸、杜仲、当归、菟丝子、鹿角胶。

健固汤(《傅青主女科》)人参、白术、茯苓、薏苡仁、巴戟天。

四草汤(《实用中医妇科方剂》)鹿衔草、马鞭草、茜草炭、益母草。

归肾丸(《景岳全书》)熟地黄、山药、山茱萸、茯苓、当归、枸杞子、杜仲、菟丝子。

半夏白术天麻汤(《医学心悟》)半夏、白术、天麻、茯苓、陈皮、甘草、生姜、大枣、蔓荆子。

六画

阳和汤(《外科全生集》)熟地黄、鹿角胶、炮姜炭、肉桂、麻黄、白芥子、生甘草。

托里消毒散(《外科正宗》)人参、川芎、白芍、黄芪、当归、白术、茯苓、金银花、白芷、甘草、皂角刺、桔梗。

当归散(《金匮要略》)当归、白芍、黄芩、白术、川芎。

血府逐瘀汤(《医林改错》)桃仁、红花、当归、生地黄、川牛膝、川芎、桔梗、赤芍、枳壳、柴胡、甘草。

安冲汤(《医学衷中参西录》)黄芪、白术、生地黄、白芍、续断、海螵蛸、茜草、龙骨、牡蛎。

当归饮子(《外科正宗》)当归、川芎、白芍、生地黄、防风、荆芥、黄芪、甘草、白蒺藜、何首乌。

七画

苍附导痰丸(《叶氏女科证治》)茯苓、半夏、苍术、陈皮、甘草、香附、胆南星、枳壳、生姜、神曲。

寿胎丸(《医学衷中参西录》)菟丝子、桑寄生、续断、阿胶。

阿胶汤(《医宗金鉴》)栀子、侧柏叶、黄芩、白芍、熟地黄、阿胶、当归、川芎。

完带汤(《傅青主女科》)白术、山药、人参、白芍、苍术、甘草、陈皮、黑芥穗、柴胡、车前子。

补中益气汤(《脾胃论》)人参、黄芪、白术、当归、陈皮、升麻、柴胡、甘草。

补肾地黄汤(《陈素庵妇科补解》)熟地黄、麦冬、知母、黄柏、泽泻、山药、远志、茯神、牡丹皮、酸枣仁、玄参、桑螵蛸、山茱萸、竹叶、龟甲。

补肾固冲丸(《中医学新编》)菟丝子、续断、巴戟天、杜仲、当归、熟地黄、鹿角霜、枸杞子、阿胶、党参、白术、大枣、砂仁。

杞菊地黄丸(《医级》)熟地黄、山茱萸、山药、泽泻、茯苓、牡丹皮、枸杞子、菊花。

八画

知柏地黄丸(《医宗金鉴》)知母、黄柏、牡丹皮、熟地黄、山茱萸、怀山药、泽泻、茯苓。

肾气丸(《金匮要略》)熟地黄、山药、山茱萸、泽泻、茯苓、桂枝、附子、牡丹皮。

参苓白术散(《太平惠民和剂局方》)人参、白术、茯苓、白扁豆、甘草、山药、莲子肉、桔梗、薏苡仁、砂仁。

苓桂术甘汤(《伤寒论》)茯苓、白术、桂枝、甘草。

青竹茹汤(《济阴纲目》)鲜竹茹、陈皮、白茯苓、半夏、生姜。

固经丸(《医学入门》)龟甲、白芍、黄芩、椿根皮、黄柏、香附。

苦参汤(《实用妇产科学》)苦参、蛇床子、白芷、金银花、黄柏、地肤子、石菖蒲。

九画

养精种玉汤(《傅青主女科》)当归、白芍、熟地黄、山茱萸。

宫外孕Ⅰ号方(山西中医学院第一附属医院经验方)丹参、赤芍、桃仁。

宫外孕Ⅱ号方(山西中医学院第一附属医院经验方)丹参、赤芍、桃仁、三棱、莪术。

胎元饮(《景岳全书》)人参、白术、当归、白芍、熟地黄、杜仲、陈皮、炙甘草。

保阴煎(《景岳全书》)生地黄、熟地黄、白芍、黄芩、黄柏、山药、续断、甘草。

荆穗四物汤(《医宗金鉴》)荆芥穗、防风、川芎、当归、白芍、熟地黄。

柏子仁丸(《妇人大全良方》)柏子仁、牛膝、卷柏、泽兰叶、续断、熟地黄。

香棱丸(《严氏济生方》)木香、丁香、三棱、枳壳、青皮、川楝子、小茴香、莪术。

香砂六君子汤(《名医方论》)人参、白术、茯苓、甘草、半夏、陈皮、木香、砂仁、生姜、大枣。

举元煎(《景岳全书》)人参、黄芪、白术、升麻、炙甘草。

珍珠散(《中医妇科学》1979)珍珠、青黛、雄黄、黄柏、儿茶、冰片。

十画

益肾调经汤(《中医妇科治疗学》)巴戟天、杜仲、续断、乌药、艾叶、当归、熟地黄、白芍、益母草。

桂枝茯苓丸(《金匮要略》)桂枝、赤芍、桃仁、牡丹皮、茯苓。

调肝汤(《傅青主女科》)当归、白芍、山茱萸、巴戟天、阿胶、山药、甘草。

调经一号方(《刘云鹏妇科常用验方》)柴胡、当归、白芍、白术、茯苓、甘草、香附、郁金、川芎、益母草。

通乳丹(《傅青主女科》)人参、黄芪、当归、麦冬、木通、桔梗。

泰山磐石散(《景岳全书》)人参、黄芪、当归、续断、黄芩、川芎、白芍、熟地黄、白术、炙甘草、砂仁、糯米。

逍遥散(《太平惠民和剂局方》)柴胡、白术、茯苓、当归、白芍、薄荷、煨姜、甘草。

健固汤(《傅青主女科》)人参、白术、茯苓、薏苡仁、巴戟天。

十一画

银翘红酱解毒汤(《中医妇科临床手册》)忍冬藤、连翘、红藤、败酱草、牡丹皮、栀子、赤芍、桃仁、薏苡仁、延胡索、乳香、没药、川楝子。

清热调血汤(《古今医鉴》)当归、川芎、白芍、生地黄、黄连、香附、桃仁、红花、延胡索、牡丹皮、莪术。

银翘散(《温病条辨》)金银花、连翘、竹叶、荆芥穗、牛蒡子、薄荷、桔梗、淡豆豉、甘草。

草薢渗湿汤(《疡科心得集》)草薢、薏苡仁、黄柏、赤茯苓、牡丹皮、泽泻、通草、滑石。

黄芪建中汤(《金匮要略》)黄芪、桂枝、芍药、生姜、甘草、大枣、饴糖。

清热固经汤(《简明中医妇科学》)生黄芩、焦栀子、生地黄、地骨皮、地榆、阿胶、生藕节、陈棕炭、炙龟甲、牡蛎粉、生甘草。

蛇床子洗方(《疡医大全》)蛇床子、川椒、白矾。

十二画

温胞饮(《傅青主女科》)巴戟天、补骨脂、菟丝子、肉桂、附子、杜仲、白术、山药、芡实、人参。

温经汤(《金匮要略》)当归、吴茱萸、桂枝、白芍、川芎、生姜、牡丹皮、法半夏、麦冬、人参、阿胶、甘草。

十三画

解毒活血汤(《医林改错》)连翘、葛根、柴胡、枳壳、当归、赤芍、生地黄、红花、桃仁、甘草。

椿树根丸(《金匮钩玄》)青黛、海石、黄柏。

十四画

毓麟珠(《景岳全书》)当归、熟地黄、白芍、川芎、人参、白术、茯苓、炙甘草、菟丝子、杜仲、鹿角霜、川椒。

膈下逐瘀汤(《医林改错》)五灵脂、当归、川芎、桃仁、牡丹皮、赤芍、乌药、延胡索、甘草、香附、红花、枳壳。

十五画

增液汤(《湿病条辨》)玄参、麦冬、生地黄。

主要参考书目

[1] 谈勇.中医妇科学[M].北京:中国中医药出版社,2016.

[2] 罗颂平,谈勇.中医妇科学[M].北京:人民卫生出版社,2015.

[3] 谢幸,孔北华,段涛.妇产科学[M].9版.北京:人民卫生出版社,2018.

[4] 李冀,连建伟.方剂学[M].北京:中国中医药出版社,2016.

[5] 丛春雨.近现代25位中医名家妇科经验[M].2版.北京:中国中医药出版社,2019.

[6] 陆勤.妇科常见病外治疗法[M].北京:中国中医药出版社,2017.

[7] 王小云,黄健玲.妇科专病中医临床诊治[M].3版.北京:人民卫生出版社,2013.

[8] 张琳.图解常见病中药外治疗法[M].北京:化学工业出版社,2017.

[9] 陈红.中国医学生临床技能操作指南[M].2版.北京:人民卫生出版社,2015.

[10] 肖承悰,吴熙.中医妇科名家经验心悟[M].北京:人民卫生出版社,2009.

[11] 丁丽仙.丁启后妇科经验[M].北京:中国中医药出版社,2014.